SEINEM

HOCHVEREHRTEN LEHRER UND FREUNDE

HERMANN WILBRAND

IN DANKBARKEIT GEWIDMET

VOM VERFASSER

Vorwort.

Seit mehr als 10 Jahren hat das Gebiet der Pupillarbewegung, abgesehen von der Wilbrand-Saengerschen Neurologie des Auges, keine systematische und zusammenfassende Bearbeitung mehr erfahren, trotzdem auch auf ihm in diesem Zeitraum nicht unwesentliche Fortschritte erzielt und manche Wandlungen in unseren Anschauungen eingetreten sind. Wenn ich es jetzt als Ophthalmologe unternommen habe, dieses ausgesprochene Grenzgebiet zwischen der Ophthalmologie und der Neurologie neu zu bearbeiten, so tat ich es nicht nur, um meine in mehr als 15 jähriger Arbeit gemeinsam mit hervorragenden Neurologen gewonnenen Erfahrungen zu verwerten, sondern vor allem aus der Überzeugung heraus, daß zu dieser Aufgabe mehr noch als ein reiner Neurologe ein neurologisch eingestellter Ophthalmologe berufen ist. Nur dieser kann den zahlreichen, im Auge selbst liegenden Ursachen einer Pupillenstörung denjenigen Grad der Berücksichtigung zuteil werden lassen, den sie zur Vermeidung schwerwiegender diagnostischer Irrtümer unbedingt verlangen.

Das Schwergewicht meiner Ausführungen habe ich auf das Gebiet der typischen Pupillenstörungen gelegt, um so mehr, als bei ihnen auch heute nicht hinsichtlich der genaueren Begriffsbestimmung und der Nomenklatur diejenige Allgemeingültigkeit besteht, deren die wissenschaftliche Arbeit dringend bedarf. Dennoch glaube ich, auch den rein psychiatrisch-neurologisch eingestellten Teil der Pupillenlehre trotz der notwendigen Kürze einigermaßen erschöpfend zur Darstellung gebracht zu haben, so daß ich hoffen darf, daß dieses kleine Buch über den Kreis der Ophthalmologen hinaus auch bei Internen, Neurologen und Psychiatern Interesse finden wird.

Hamburg, im Februar 1924.

Der Verfasser.

Inhaltsverzeichnis.

Seite

C. Die Pathologie der Pupillenbewegung.

I. Die amaurotische Starre.

II. Die hemianopische Starre.

III. Die reflektorische Starre.

IV. Die isolierte Aufhebung der Naheinstellungsreaktion bei normaler Lichtreaktion und Konvergenz. (Isolierte Konvergenzstarre.)

V. Die absolute (totale) Pupillenstarre.

VI. Die Ophthalmoplegia interna.

Einleitung.

Die Weite und die Bewegung der Pupille sind der sinnfällige Ausdruck für das Verhältnis des Tonus zweier antagonistisch wirkender Muskeln: des Sphinkter- und des Dilatatormuskels der Iris, bzw. ihrer Nerven, des dem kranialautonomen System angehörigen und dem Okulomotorius angegliederten Verengerers und des aus dem Sympathikus stammenden Erweiterers.

Die Pupillenbewegung wird also ausschließlich durch das vegetative Nervensystem geleitet.

So einfach sich nun auch diese periphere Mechanik und Innervation der Pupillarbewegung darstellt, um so komplizierter wird sie durch ungemein zahlreiche Verbindungen mit höher und tiefer gelegenen sensorischen, motorischen, sensiblen und sympathischen Bahnen und Zentren, so daß es fast keine nervöse Funktion gibt, die nicht unter Umständen auf die Innervation der Pupille einwirken kann. Es resultiert daraus eine kaum zu übersehende Mannigfaltigkeit von bewegungsauslösenden Ursachen, die es verschuldet, daß unsere Kenntnisse der Pupillenbewegung und ihrer Störungen auch heute noch eine volle Klarheit und Durchsichtigkeit vermissen lassen.

Die Physiologie der Pupillenbewegung wird nun dadurch noch komplizierter, daß die Mehrzahl dieser zahlreichen nervösen Impulse nicht nur eine aktive Innervation des einen, sondern zugleich auch eine Tonusverminderung bzw. eine Hemmung des antagonistisch wirkenden Muskels im Gefolge hat.

Jede Pupillarbewegung stellt also einen komplexen Innervationsvorgang dar.

Diese Tatsache darf man nicht aus den Augen lassen, wenn man, wie üblich, bei der Darstellung und Erklärung der einzelnen Reaktionen im Interesse der Übersichtlichkeit lediglich die aktive Innervation herausgreift und die sich gleichzeitig abspielenden Vorgänge im Antagonisten vernachlässigt.

A. Die anatomischen Grundlagen der Pupillenbewegungen.

I. Die Bahn des Lichtreflexes.

§ 1. Im allgemeinen löst eine plötzliche Belichtung der Netzhaut nicht allein eine Lichtempfindung, sondern zugleich, wenn auch etwas später beginnend, eine Pupillenverengerung aus. Es handelt sich bei der letzteren also um einen Reflexvorgang, dessen anatomische Grundlage wir jetzt im einzelnen zu besprechen haben. Bei der Belichtung eines Auges verengt sich nicht nur die gleichseitige, sondern auch die gegenüberliegende Pupille des nicht gereizten Auges.

§ 2. **Die Empfangsorgane in der Netzhaut.** Durch die Untersuchungen von v. Hess (1908) kann die Frage im wesentlichen als geklärt bezeichnet werden, in welcher Schicht und durch welche Elemente der Netzhaut die Umwandlung der rein mechanischen Energie der Ätherschwingungen in die spezifische, nervös-pupillomotorische Erregung vor sich geht.

An dunkeladaptierten Tagvögeln, bei welchen an der Grenze zwischen Innen- und Außengliedern der Zapfen rot- und gelbgefärbte Ölkugeln eingelagert sind, konnte v. Hess nachweisen, daß das Maximum der Kurve der pupillomotorischen Valenzen der einzelnen spektralen Lichter in der Gegend des Rotgelb bis Gelb gelegen ist, ferner daß die Kurve nach dem langwelligen Ende zu langsamer, nach dem kurzwelligen Ende des Spektrums zu ziemlich steil abfällt, während bei dunkeladaptierten Nachtvögeln, die keine gefärbten Ölkugeln besitzen, das Maximum ins Hellgrüne rückt und die Kurve nach dem kurzwelligen Ende zu allmählich, nach dem langwelligen Ende zu ziemlich steil abfällt. Diese Kurve gleicht derjenigen des dunkeladaptierten Menschenauges bei geringer Stärke des Reizlichtes (Hering, Sachs). Durch Vorsetzen eines passenden gelbroten Glases vor das Nachtvogelauge konnte v. Hess die Kurve der pupillomotorischen Valenzen derjenigen der Tagvögel ähnlich machen.

Diese Untersuchungen weisen also darauf hin, daß die Außenglieder der Zapfen nicht nur die visuellen, sondern auch die pupillomotorischen Aufnahmeorgane darstellen.

Zu einer andern Auffassung war Schirmer (1894) auf Grund klinischer Beobachtungen gekommen. Daraus, daß der Lichtreflex bei Affektionen der äußeren Netzhautschichten (Amotio, Pigmentdegeneration, Aderhauterkrankungen) vielfach weniger geschädigt ist als die visuellen Funktionen, während er bei Erkrankungen der inneren Schichten hochgradig beeinträchtigt zu sein pflegt, glaubte Schirmer in der inneren Körnerschicht, und hier besonders in den amakrinen Zellen die Empfangsorgane des Lichtreflexes annehmen zu können. Mit dieser Anschauung steht aber im Widerspruch

(v. Hippel 1904), daß diese Zellen gerade an der Stelle der größten pupillomotorischen Erregbarkeit, in der Fovea centralis, fehlen. Durch die v. Hessschen Befunde dürfte sie definitiv widerlegt sein. Die an sich richtigen klinischen Beobachtungen Schirmers lassen, wie wir sehen werden, eine andere Deutung zu.

§ 3. **Ausdehnung des pupillomotorisch wirksamen Bezirkes der Netzhaut.** Die Tatsache, daß die Fovea auch in pupillomotorischer Hinsicht ein gewaltiges Übergewicht über die extrafovealen Partien der Netzhaut besitzt, hat die Frage entstehen lassen, ob die ganze Netzhaut bis zur Ora serrata (Aubert 1876, Bach 1901, Abelsdorff und Feilchenfeld 1904, Wolff 1904 u. a.) oder ob ausschließlich ihr zentraler Teil (Heddaeus 1904, v. Hess 1907, 1908 u. a.) pupillomotorisch erregbar ist.

Wolff nimmt an, daß in der Netzhaut drei konzentrisch umeinander und um die Fovea gelegene Zonen bestehen, von denen drei charakteristische, von innen nach außen sukzessiv schwächer werdende Lichtreaktionen auslösbar sind.

Diese Annahme ist jedoch weder anatomisch noch experimentell begründet. Da die pupillomotorische Funktion quantitativ recht weitgehend parallel verläuft mit der visuellen, steht sie übrigens auch im Widerspruch mit der Tatsache, daß die visuelle Funktion in den verschiedenen Bezirken des intermediären Gesichtsfeldes ziemlich gleichwertig ist. Direkt widerlegt wird sie durch die Untersuchungen von v. Hess und Schlesinger.

v. Hess fand, daß die motorische Erregbarkeit von der Foveamitte nicht gleichmäßig nach allen Seiten, sondern nach temporal wesentlich rascher als nach nasal hin abnimmt. Die Grenzen des pupillomotorisch wirksamen Bezirks laufen, ins Gesichtsfeld projiziert, den Farbgrenzen parallel. Schon in einem Abstande von weniger als 0,3 bis 0,4 mm von der Foveamitte ist die Netzhaut im senkrechten und im wagerechten Durchmesser motorisch deutlich weniger erregbar. Die Erregbarkeit nimmt allmählich ab. Für die von v. Hess verwendeten, relativ geringen Lichtstärken zeigte sich die Netzhautperipherie pupillomotorisch blind. Der Durchmesser des pupillomotorisch wirksamen zirkumfovealen Bezirkes hat nach v. Hess nur eine Größe von höchstens 6 mm. Mittels einer andern Methode fand Schlesinger (1912/13) einen Durchschnittswert von mindestens 5 mm. Diese Werte haben aber, wie auch v. Hess hervorhebt, nur Bedeutung für die bei den Untersuchungen verwendeten relativ geringen Lichtstärken. Eine absolute Unerregbarkeit der Netzhautperipherie ist durch v. Hess nicht behauptet worden. Wohl aber sind seine Ausführungen vielfach so gedeutet worden, wahrscheinlich veranlaßt durch einen von ihm veröffentlichten Fall (1908), in welchem die Lichtreaktion bei einem absoluten zentralen Skotom und freiem peripheren Gesichtsfeld nahezu erloschen war.

Demgegenüber zeigen aber Beobachtungen von Marx (1908), Best (1908), Behr (1909) u. a., die unter den gleichen Bedingungen und Vorsichtsmaßnahmen vorgenommen sind, daß trotz eines absoluten Ausfalls der zentralen und intermediären Gesichtsfeldpartien eine prompte Lichtreaktion eintreten kann, wenn die noch funktionstüchtigen peripheren Netzhautinseln belichtet werden, während bei Belichtung der blinden Netzhautteile keine Pupillenverengerung auftritt.

Diese Beobachtungen beweisen, daß auch die Netzhautperipherie pupillomotorisch erregbar ist, wenn nur genügend starke Lichtreize zur Verwendung kommen, und vor allem dann erregbar ist, wenn die foveale pupillomotorische Erregbarkeit ausgeschaltet ist.

Zu dem gleichen Resultat gelangte auch Hesse (1909) beim Normalen, aber nur dann, wenn er vorher die pupillomotorische Erregbarkeit der Fovea centralis durch Blendung ausgeschaltet hatte. Die gesamte Netzhautperipherie bis etwa zum 50° erwies sich dann pupillomotorisch erregbar durch Lichtstärken, die für das geblendete Zentrum unterschwellig waren.

Es ergibt sich daraus die wichtige Folgerung, daß unter physiologischen Verhältnissen die pupillomotorische Erregbarkeit der Fovea centralis diejenige der Peripherie so sehr übertrifft, daß bei gleichzeitiger Reizung durch eine stärkere Belichtung der Peripherie eine Pupillenreaktion nicht ausgelöst wird. Mit anderen Worten steht physiologischerweise die Netzhautperipherie pupillomotorisch unter einer Hemmung, die vom Netzhautzentrum ausgeht.

Die Lichtreaktion ist eine dem Sehakt untergeordnete Funktion. Ihre Aufgabe besteht darin, stärkere Schwankungen in der Helligkeit der aufeinanderfolgenden Netzhautbilder zu verhindern. Nur unter dieser Voraussetzung kann sich die fortlaufende Bildentwicklung in der Fovea centralis bei der bei geöffnetem Auge dauernd vor sich gehenden Umsetzung der rein physikalischen Energie der elektromagnetischen Schwingungen in spezifisch-nervöse Energie optimal und ohne Störung vollziehen. Angesichts der überragenden Stellung, welche die Fovea centralis beim gewöhnlichen Sehakt einnimmt, ist daher die überwiegende Abhängigkeit der Lichtreaktion von der Fovea centralis durchaus verständlich.

§ 4. Die zentripetale Bahn des Reflexbogens. Ob der pupillomotorische Reiz von der Netzhaut durch besondere Pupillenfasern (v. Gudden 1889, Key und Retzius, Westphal, Bernheimer 1899, Schirmer 1902, Bach 1904, v. Hippel 1904, v. Monakow 1905, Liebrecht 1907, Marx 1908, Abelsdorff 1919 u. a.) oder in den visuellen Fasern (v. Hess l. c., Best 1908 u. a.) zentral geleitet wird, ist noch unentschieden. Der Umstand,

daß der Sehnerv zwei verschieden dicke Faserarten führt, veranlaßte
v. GUDDEN zu der Annahme einer funktionellen Differenzierung, wobei er
den an Zahl bedeutend geringeren dicken Fasern die pupillomotorische
Reizleitung zusprach. Zur Stütze dieser Annahme wurde die klinische
Erfahrungstatsache herangezogen, daß bei Erkrankungen des Sehnerven-
stammes die Störungen der visuellen und pupillomotorischen Funktion nicht
immer parallel verlaufen: also einmal das Vorhandensein einer prompten
Lichtreaktion bei vollkommener Amaurose (LIEBRECHT 1907, SCHIRMER l. c.,
GOLDFLAM 1912, ROTHMANN 1894, HENSCHEN 1894, MANDELSTAMM 1908, BEHR
1909 u. a.), andererseits das Fehlen des Lichtreflexes bei normaler zentraler
Sehschärfe (HEDDAEUS 1880, LOHMANN 1914, ABELSDORFF 1919). Ferner die
Fälle von akuter Erblindung und amaurotischer Starre, in welchen sich im
Stadium decrementi zuerst die Lichtreaktion und erst einige Tage später
das Sehvermögen wiederherstellte (LAQUEUR 1908). Besonders schien aber
für die GUDDENsche Auffassung ein anatomischer Befund von REICHARDT zu
sprechen, der in einem Fall von Optikusatrophie mit Amaurose und erhaltener
Lichtreaktion eine ausgedehnte Degeneration der feineren Sehnervenfasern
feststellen konnte, während die gröberen zum größten Teil erhalten waren.
Ich möchte jedoch die Eindeutigkeit solcher Befunde anzweifeln, da auch
in völlig atrophischen Nerven (z. B. nach vollkommener, längere Zeit be-
stehender Netzhautablösung) anatomisch noch gut erhaltene dicke, offenbar
aber deszendierende Nervenfasern nachweisbar sind.

Wenn nach v. HESS die visuellen und pupillomotorischen Empfangsorgane identisch sind, dann dürfte es wohl am wahrscheinlichsten sein,
daß beide Reizqualitäten zunächst auch in denselben Fasern zentralgeleitet
werden.

Diese Annahme verlangt aber, daß eine einzige zentripetale Bahn zwei
ganz verschiedene Funktionen, die allerdings zeitlich ziemlich parallel verlaufen, ausübt. Diese Annahme hat weiter zur Voraussetzung, daß die
zentripetalleitenden Nervenfasern sich an irgendeiner Stelle teilen, um das
periphere Empfangsorgan mit den beiden heterogenen, weit auseinander-
liegenden Kerngebieten in Verbindung zu setzen. Die großen Schwierigkeiten, welche sich diesen beiden Annahmen entgegenstellen, lassen sich
aber ohne Zwang beseitigen, wenn man unter Berücksichtigung der anatomischen Tatsache, daß die einzelnen Achsenzylinder des Sehnerven aus
mehreren Fibrillen zusammengesetzt sind, diesen Fibrillen eine funktionelle
Selbständigkeit zuspricht, wodurch sich dann von selbst die Möglichkeit
einer funktionellen Differenzierung der einzelnen Fibrillen
innerhalb einer Nervenfaser ergibt. Ein Teil der Fibrillen eines
Achsenzylinders würde dann der visuellen, ein anderer Teil, und
zwar der relativ widerstandsfähigere, der pupillomotorischen
Reizleitung dienen.

Mit dieser Annahme würden sich auch die oben für die GUDDENsche Auffassung angeführten klinischen Erfahrungen in Einklang bringen lassen. Sie erklärt auch, warum wir, wenigstens mit unseren heutigen Hilfsmitteln, nicht imstande sind, diese Frage anatomisch zu lösen.

§ 5. An welcher Stelle der basalen optischen Leitungsbahn die Trennung der Pupillenfibrillen von den visuellen erfolgt, ist noch unbekannt.

Klinische und experimentelle Untersuchungen lassen es als sichergestellt erscheinen, daß im Chiasma und in den vorderen Hälften der Tractus optici noch beide Fibrillensysteme neben- oder miteinander verlaufen. Dafür sprechen nicht allein die mit einwandsfreien Methoden untersuchten Fälle von hemianopischer Pupillenstarre bei bitemporaler und homonymer Hemianopsie, sondern auch die experimentellen Untersuchungen von BRACHET, BECHTEREW (1883), BERN-HEIMER (1898), sowie diejenigen von BUMKE und TRENDELENBURG (1911), die nach doppelseitiger Traktusdurchschneidung doppelseitige, nach einseitiger Durchschneidung halbseitige Lichtstarre im Sinne der entsprechenden hemianopischen Starre eintreten sahen, ferner die Untersuchungen von KARPLUS und KREIDL (1912), welche mittels faradischer Reizung des frei-gelegten Traktus eine Pupillenverengerung erzielten. Dafür spricht schließ-lich auch die Tatsache, daß bei Tieren mit Totalkreuzung der Sehnerven-fasern im Chiasma die indirekte Lichtreaktion fehlt. Die Pupillenfasern müssen hier also ebenfalls total gekreuzt sein (STEINACH 1890 u. a.).

Damit ist die Anschauung widerlegt, nach der die Pupillenfasern bereits im Chiasma aus der visuellen Bahn austreten und durch das Höhlengrau des dritten Ventrikels zum Okulomotoriuskerngebiet in die Höhe steigen (v. BECHTEREW 1883), bzw. vom Chiasma zum Ganglion habenulae ziehen (MENDEL 1889). Die experimentelle Ablösung des Chiasmas von der Hirn-basis bedingt darum auch keine Änderung der Pupillenerregbarkeit (TREN-DELENBURG und BUMKE 1911).

Nach HENSCHEN (1890, 1892, 1894) haben die Pupillenfasern im Traktus eine dorso-mediale Lage nahe der GUDDENschen Kommissur. Demnach dürfte bei Läsionen der unteren Hälfte des Traktus, also bei oberen Quadranten-hemianopsien, eine hemianopische Pupillenstarre n i c h t vorkommen. Ich habe nun aber einen derartigen Fall von oberer Quadrantenhemianopsie beobachtet, in welchem bei Belichtung der funktionsuntüchtigen unteren homonymen Netzhautquadranten eine deutliche halbseitige Lichtstarre be-stand, durch Belichtung der visuell fast normal funktionierenden oberen Hälften dagegen eine prompte Lichtreaktion auszulösen war. Wir müssen demnach wohl in Übereinstimmung mit der Fibrillentheorie annehmen, daß die Pupillenbahnen im Traktus noch mit den visuellen Bahnen vermengt sind, und zwar so, daß ihre topographische Anordnung im Querschnitt des Traktus ebenso wie die der visuellen Fasern der Anordnung ihrer zugehörigen Empfangsorgane in der Retina angenähert entspricht.

Vor ihrer Abzweigung von der visuellen Bahn müssen sich aber die Pupillenfasern zu einem Bündel vereinigen, wenn sie als geschlossene Bahn zum Sphinkterkern hinziehen wollen.

Auf Grund experimenteller Untersuchungen an Affen mittels der Marchischen Methode glaubte Bernheimer (1898) vom Traktus zum Vierhügel und von dort unter das Niveau des Aquaeductus Sylvii und bis zum Sphinkterkern ziehende Fasern nachgewiesen zu haben, die er als zentrale Pupillenbahn ansprach. Seine Befunde wurden aber von Dimmer (1899), Bach (1900), Bumke (1911) angezweifelt.

Nach Bumke und Trendelenburg (1911) kann es sich eigentlich nur um einen Verlauf handeln, bei dem die Pupillenfasern den Hirnschenkel durchbrechen oder ihn umgreifen, um dann zwischen beiden Hirnschenkeln zum zentralen Höhlengrau zu ziehen (Tractus peduncularis transversus).

Karplus und Kreidl (1913) beobachteten nach Durchschneidung der vorderen Vierhügelarme Lichtstarre mit erhaltener Konvergenzreaktion. Nach ihnen ziehen die Pupillenfasern unter Umgehung der Kniehöcker zum anterior-lateralen Rand der Vierhügel, von wo aus dann die Einstrahlung in das Kerngebiet erfolgt. Während bei der Katze einseitige Durchschneidung. eines vorderen Vierhügelarmes zu einer außerordentlich hochgradigen Herabsetzung der Lichtreaktion auf dem kontralateralen Auge führt, wobei die erhaltene geringe Lichtreaktion hemikinetischen Charakter zeigt, ruft bei Affen die gleiche experimentelle Schädigung keine wesentliche Störung der Lichtreaktion hervor. Andererseits bedingt aber auch bei Affen die elektrische Reizung eines Traktus und eines vorderen Vierhügelarmes eine doppelseitige Pupillenverengerung. Die Reaktion bleibt aus, wenn der vordere Vierhügelarm durchschnitten ist.

Diese Untersuchungen dürften den Schluß rechtfertigen, daß die Pupillenfasern vom Tractus optici in den vorderen Vierhügelarm einstrahlen.

Ob aber der weiter von Karplus und Kreidl gezogene Schluß zulässig ist, daß sie von hier zum vorderen Vierhügel ziehen, erscheint mir zunächst noch zweifelhaft angesichts der widersprechenden experimentellen Untersuchungen v. Guddens und Levinsohns, die nach Absaugung bzw. Abtragung der vorderen Vierhügel bis in die Ebene des Aquäduktes keine Änderung der Lichtreaktion eintreten sahen.

Die Schwierigkeit der anatomischen Lösung dieses Problems liegt offenbar darin, daß aller Wahrscheinlichkeit nach nicht ein in sich geschlossener Faserzug, sondern mehrere aneinandergereihte Neurone die Verbindung zwischen Optikus und Okulomotoriuskern vermitteln (v. Kölliker 1896, Ramon y Cajal 1899, v. Monakow 1905), so daß eine aufsteigende Degeneration nicht das Kerngebiet erreicht (MOELI 1905, v. MONAKOW l. c., v. GUDDEN, GANSER, PERLIA 1889).

Wenn wir jetzt noch einmal kurz zusammenfassend die vorliegenden experimentellen Befunde überblicken, so scheint erwiesen, daß die von den

Fig. 1.

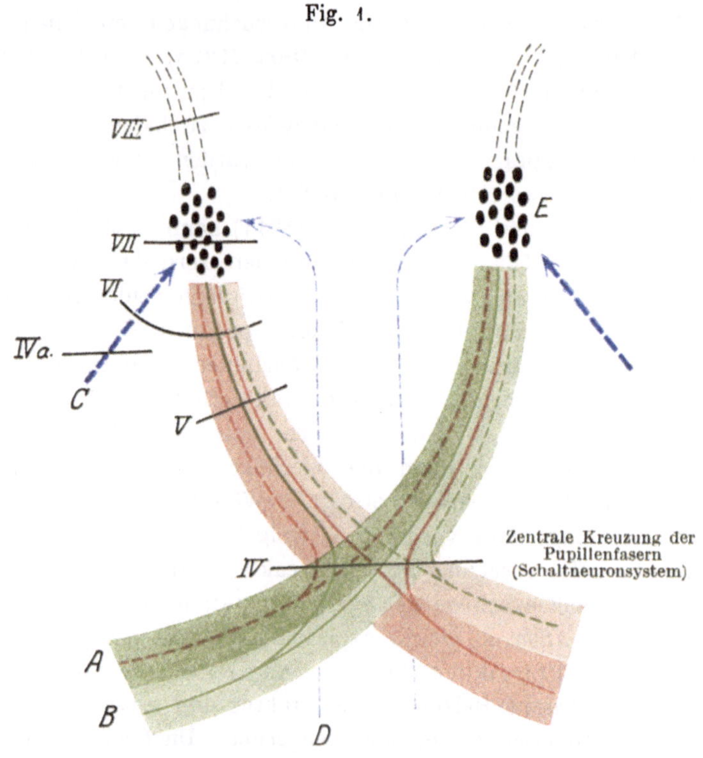

Gebiet des Sphinkterkerns nach BEHR.

Grün-rot: Afferente Bahn des Lichtreflexes. Gestrichelt rot-grün (A): Gekreuzte, und ausgezogen rot-grün (B): Ungekreuzte makulare afferente Bahnen. Blau dick gestrichelt (C): Afferente Bahn der Naheinstellung (Konvergenzreaktion). Blau zart gestrichelt (D): Afferente Bahn der Lidschlußreaktion. Schwarz gepunktet (E): Sphinkterkern. Schwarz gestrichelt: Efferente Sphinkterbahn im Okulomotorius. Herd bei IV (Gegend der zentralen Kreuzung mit der makularen Doppelversorgung): Doppelseitige reflektorische Starre (Aufhebung der Lichtreaktion beiderseits, Erhaltensein der Konvergenzreaktion und der Lidschlußreaktion). Herd bei V: Linksseitige reflektorische Starre (Aufhebung der direkten und indirekten Lichtreaktion links, bei erhaltener direkter und indirekter Reaktion rechts, und normaler Konvergenz- und Lidschlußreaktion beiderseits). Herd bei IVa: Isolierter Ausfall der Konvergenzreaktion bei erhaltenem Lichtreflex. Herd VII und bei VIII: Absolute Pupillenstarre links (Aufhebung der direkten und indirekten Lichtreaktion, der Konvergenz- und der Lidschlußreaktion bei normaler rechter Pupille). Herd bei VI: Supranukleär bedingte absolute Starre (Aufhebung der direkten und indirekten Lichtreaktion und der Konvergenzreaktion bei erhaltener Lidschlußreaktion links und normaler rechter Pupille).

beiden homonymen Netzhauthälften ausgehenden Pupillenfasern nach einer Halbkreuzung im Chiasma in den gleichseitigen Traktus eintreten und in dessen zwei vorderen Dritteln noch mit den visuellen Fasern vermengt sind, daß sie sich dann im hinteren Drittel zu einem besonderen Bündel zusammenschließen, sich von den visuellen Fasern loslösen und in den vorderen Vierhügelarm eintreten.

Über den weiteren Weg bis zu dem Kerngebiet können wir nur Vermutungen äußern. Es bestehen theoretisch drei Möglichkeiten: Entweder strahlen diese Bahnen aus dem vorderen Vierhügelarm in das gleichseitige Kernzentrum ein (BERNHEIMER 1898 u. a.). Jedes Kernzentrum tritt dann mit den gleichseitigen Netzhauthälften beider Augen in Verbindung. Oder die Traktusbahnen teilen sich in zwei Gruppen, von denen die eine mit dem gleichseitigen, die andere mit dem gegenüberliegenden Kernzentrum in Verbindung tritt (BACH, BUMKE, LEWANDOWSKI). Oder drittens, und das erscheint mir der Wirklichkeit am nächsten zu kommen, ziehen die Bahnen geschlossen durch eine zentrale Kreuzung zum Kernzentrum der gegenüberliegenden Seite (LEVINSOHN 1904, BEHR 1911), wie es bei den Tieren mit Totalkreuzung der Pupillenbahnen im Chiasma nachgewiesen ist (Fehlen der indirekten Reaktion). Nach BEHR machen hier aber die makularen Fasern eine Ausnahme insofern, als sie durch eine Teilung mit **beiden** Kerngebieten in Verbindung treten. Jede Makula wäre demnach auf jedes Kernzentrum pupillomotorisch in toto projiziert (pupillomotorische Doppelversorgung der Makula, s. Fig. 1).

Die Pupillenbahnen ziehen nun nicht, wie schon hervorgehoben, in ununterbrochenem Verlauf von der Basis in das Sphinkterzentrum, sondern es müssen zentral noch ein oder mehrere Schaltneurone eingeschaltet sein (v. MONAKOW 1905), da die aufsteigende Degeneration die Kerne nicht erreicht (BERNHEIMER l. c. u. a.).

BERNHEIMER (1898) glaubt, daß zwischen den Kernzentren beider Seiten internukleare Verbindungen bestehen, die den Reiz von einer Seite auf die andere Seite hinüberleiten. Dieses »Postulat« steht jedoch im Widerspruch zu der Erfahrung, daß eine einseitige Erregbarkeit eines Kerns unter physiologischen Verhältnissen möglich ist, wie sie z. B. das Lidschlußphänomen zeigt.

§ 6. Sphinkterzentrum. Durch die Arbeiten von BERNHEIMER (1900, 1902), LEVINSOHN (1909), TSCHUCHIDA (1906), BUMKE und TRENDELENBURG l. c., KARPLUS und KREIDL l. c. (um nur die neueren Autoren zu nennen) kann es heute wohl als sichergestellt gelten, daß das Sphinkterzentrum im Kerngebiet des Okulomotorius, und zwar in dessen vorderen Teilen lokalisiert ist. Zur Diskussion steht eigentlich nur noch die Frage, ob es im kleinzelligen paarigen Mediankern EDINGER-WESTPHAL (BERNHEIMER, LEVINSOHN) oder in dem kleinzelligen frontalen Polkern der beiden seitlichen Hauptkerne des Okulomotorius (TSCHUCHIDA, v. MONAKOW 1905) gelegen ist. Da beide Kerngebiete einander unmittelbar benachbart sind, dürfte die experimentelle Entscheidung der

Frage, welches von diesen Kerngebieten das Sphinkterzentrum darstellt, auf schwer zu überwindende Schwierigkeiten stoßen.

Der von SIEMERLING (1897), BÖDEKER (1897), CASSIRER und SCHIFF (1896) gegen die Sphinkternatur des EDINGER-WESTPHALSchen Kerns erhobene Einwand, daß dieser gelegentlich trotz klinisch festgestellter Pupillenstarre anatomisch intakt gefunden wird, läßt sich nach den Untersuchungen von BEHR (1920) nicht mehr aufrecht erhalten. Trotz eines vollkommenen oder fast vollkommenen Ausfalls der Licht- und Konvergenzreaktion kann, gar nicht einmal selten (nach den BEHRschen Untersuchungen etwa in 70 % der Fälle), eine vollkommen normale Pupillenreaktion noch durch den Lidschluß ausgelöst werden. Solche Beobachtungen lassen doch wohl nur den einen Schluß zu, daß die absolute Pupillenstarre in diesen Fällen nicht durch einen Herd im Sphinkterkern oder in der deszendierenden Sphinkterbahn, sondern durch einen supranuklearen, dem Kernzentrum etwa kappenartig aufliegenden Herd zustande gekommen ist, der alle in das Zentrum einziehenden reizafferenten Bahnen bis auf die Bahn der Lidschlußreaktion (Fazialiskern — Sphinkterkern) unterbrochen hat (s. S. 36). Daß in diesen Fällen der Sphinkterkern anatomisch intakt gefunden wird, ist also nicht besonders auffallend.

Nach LEVINSOHN besteht der Sphinkterkern aus zwei räumlich und funktionell voneinander getrennten Zellgruppen, je einer für den Lichtreflex und einer zweiten für die Konvergenzreaktion. Diese Anschauung läßt sich aber weder anatomisch noch klinisch begründen (s. S. 124). Ebensowenig die Ansicht MAJANOS (1903), nach welcher die zentrale Pupillenbahn unter Umgehung des Okulomotoriuskerns mittels eines Schaltneurons durch die MEYNERTsche Haubenkreuzung zu den Wurzelfasern des Okulomotorius ziehen und sich hier mit dem deszendierenden Teil des Reflexbogens verbinden soll. (Nuklearlähmungen!)

Nur kurz zu erwähnen ist die durch die experimentellen Untersuchungen von BUMKE und TRENDELENBURG widerlegte Ansicht REICHARDTS, welche die Gegend des Calamus scriptorius zusammen mit ihren Verbindungen zum Centrum ciliospinale und den vorderen Zweihügeln mit dem Lichtreflex in Beziehung bringt (s. S. 77).

§ 7. **Pupillenzentrum in der Medulla oblongata.** Auf Grund experimenteller Untersuchungen an Katzen kamen BACH und MEYER (1903, 1904) zu der Ansicht, daß am spinalen Ende der Rautengrube, nahe der Mittellinie und dem Atemzentrum, ein Hemmungszentrum für den Sphinkter liegt. Bei einseitiger Durchschneidung der Medulla oblongata am spinalen Ende der Rautengrube trat Miose und Lichtstarre der gekreuzten Pupille auf, die aber durch einen zweiten Schnitt in der Mitte oder am oberen Ende der Rautengrube in eine außerordentlich prompte Reaktion umgewandelt werden konnte. LEVINSOHN (1904) sah in Wiederholung der BACH-MEYERschen

Untersuchungen bei Kaninchen ebenfalls eine Miose, aber ohne vollkommene Lichtstarre eintreten. Dagegen beobachtete Lewandowsky (1907) die Symptome einer Sympathikusparese bei Durchschneidungen der Medulla oblongata, niemals jedoch eine Lichtstarre. Trendelenburg und Bumke (1907) vermißten ebenfalls die Lichtstarre, sie sahen aber auch keine Miose. Bei ihren am Leben gehaltenen Tieren bestand nur eine geringe Pupillendifferenz. Wahrscheinlich erklären sich die Befunde Meyers und Bachs durch Verletzung der später von Karplus und Kreidl nachgewiesenen zentralen Sympathikusbahn einerseits und durch eine Reizung des absteigenden Trigeminuskernes andererseits, die eine vorübergehende Miose zur Folge hat (Levinsohn).

Trotz der widersprechenden Befunde von Lewandowsky, von Trendelenburg und Bumke können aber die Beobachtungen von Bach und Meyer nicht einfach als Irrtümer hingestellt werden, um so weniger, als auch klinisch bei Halsmarkverletzungen Miose und reflektorische Starre von einwandfreien Beobachtern festgestellt wurde (s. S. 77 ff.).

Das Problem dürfte doch wohl etwas verwickelter sein, als es die negativen Ergebnisse darzubieten scheinen. Der Organismus leistet seine Arbeit, wenigstens innerhalb der physiologischen Breite, mit einem Minimum von Kraftaufwand. Wird ein Muskel innerviert, so arbeitet er nicht etwa gegen den Tonus seines Antagonisten an, sondern dessen Tonus vermindert sich entsprechend. So müssen wir wohl auch bei dem antagonistischen System Sphinkter-Dilatator eine gegenseitige Beeinflussung in dem Sinne annehmen, daß die Erhöhung des Tonus in einem Muskel bzw. in seinem zentralen Leitungsapparat zugleich eine Herabsetzung des Tonus im Antagonisten und in dem zugehörigen nervösen Apparat bewirkt.

Umgekehrt, wenn der Tonus eines Agonisten, in diesem Falle also derjenige der zentralen Sympathikusbahn fortfällt, so gewinnt der Tonus des Antagonisten das Übergewicht. (Miose.)

Immerhin dürften aber die Dinge weit komplizierter liegen, wie schon die Levinsohnschen Untersuchungen andeuten, nach welchen eine Resektion des Sympathikus eine geringere Miose verursacht als eine Exstirpation des Ganglion cervicale supremum (s. S. 14). Jedenfalls erscheinen mir Nachuntersuchungen der Meyer-Bachschen Experimente auf breiterer Basis dringend geboten.

§ 8. **Deszendierende Bahn.** Vom Kerngebiet ziehen die Pupillenfasern im Nervus Okulomotorius zum Auge. Nach dem Eintritt in die Orbita teilt sich dieser in einen Ramus superior und einen Ramus inferior. Der letztere führt die Pupillenfasern und teilt sich dann weiter in mehrere Zweige, in einen unter dem Optikus zum Rectus medialis, einen zweiten kürzeren zum Rectus inferior, einen längeren dritten zum Obliquus inferior ziehenden Ast, von dem ein kurzer dicker Ast als Radix brevis mit dem hinteren unteren Abschnitt des Ganglion ciliare in Verbindung tritt. Im Sinus cavernosus empfängt der Okulomotorius sympathische Fasern vom Plexus caroticus und anastomosiert in der Fissura orbitalis superior mit dem ersten Ast des Trigeminus.

BERNHEIMER nimmt eine axiale Lage der Pupillenfasern im Okulomotoriusstamm an, wofür auch das nicht seltene Verschontbleiben der inneren Augenmuskeln bei basalen Lähmungen des Okulomotorius spricht (FUCHS 1907).

Wenn wir aller Wahrscheinlichkeit nach nur einen Sphinkterkern anzunehmen haben, der allerdings supranukleär (von der motorischen Peripherie aus gesehen) mit zahlreichen andern Hirnbahnen und Zentren verbunden ist und infolgedessen durch ebenso viele verschiedene nervöse Vorgänge in Erregung versetzt wird, so dürfen wir weiter auch annehmen, daß der pupillomotorische Reiz, gleichgültig durch welche supranukleären Vorgänge er auch ausgelöst sein mag, auf einer einzigen Bahn vom Zentrum zur Peripherie geleitet wird (UHTHOFF 1885, BUMKE 1911 u. a.).

Die nicht selten zur Beobachtung kommende Dissoziation der Störungen des Lichtreflexes und der Naheinstellungsreaktion bei Okulomotoriuserkrankungen hat allerdings zu der Annahme geführt, daß für beide Funktionen gesondert zentrifugale Nervenbahnen im Stamm des Nerven(HEDDAEUS 1904, CASPAR 1906, COSMETTATOS 1904) oder wenigstens in den hinteren Ziliarnerven (LAQUEUR 1908) bestehen. Da eine solche Dissoziation aber auch bei einer durch Bulbuskontusion, also rein muskulär bedingten Iridoplegie vorkommt, dürfte diese Annahme kaum zutreffen. Wie wir noch genauer auszuführen haben, läßt sich diese Dissoziation viel einfacher und ungezwungener durch Unterschiede in der Reizvalenz erklären.

§ 9. Entsprechend dem autonomen Charakter der Sphinkterbahn ist in sie vor ihrer Einstrahlung in die muskuläre Peripherie noch ein Ganglion, das Ganglion ciliare eingeschaltet, von dem aus ein neues Neuron beginnt.

Während BERNHEIMER (1897), BUMM (1899, 1901), MARINA (1907), BACH (1908) u. a. durch Degenerationsversuche dazu gelangten, das Ganglion ciliare den Spinalganglien gleichzustellen, konnten MÜLLER und DAHL (1910) durch ihre histologischen Untersuchungen mit Bestimmtheit ausschließen, daß spinale Zellelemente in ihm enthalten sind. Nach ihnen erscheint die ausschließlich sympathische Natur des Ganglions erwiesen. Hinsichtlich der sympathischen Ganglienzellen, aus denen sich das Ciliarganglion zusammensetzt, scheinen nach Form und Anordnung der Dendriten zweierlei Arten von Zellen vorzukommen: Zellen mit außerordentlich zarten Dendriten rings um die Ganglienzellen, und Zellen mit viel dickeren und sich knorrig verästelnden Fortsätzen meist an der Breitseite der Zellen. Auffallenderweise fehlen die in den Ganglien des Grenzstranges und der prävertebralen Ganglien der Bauchhöhle stets vorhandenen langen, die Kapsel durchbrechenden, oft hirschgeweihähnlich sich verästelnden Fortsätze. Ob freilich aus dieser

Verschiedenheit der Zellen auch auf eine verschiedene Funktion dieser verschiedenen Ganglien geschlossen werden darf, läßt sich nach Müller und Dahl zurzeit noch nicht entscheiden.

Wie schon erwähnt, werden dem Ganglion ciliare die motorischen Impulse durch die descendierende Bahn zum Sphincter pupillae und zum Ziliarmuskel als Radix brevis zugeleitet. Der sensible Anteil ist, durch den N. nasociliaris des ersten Trigeminusastes (Radix longa) und der sympathische, wie schon erwähnt, durch Fasern aus dem Plexus der Carotis interna im Sinus cavernosus als Radix sympathica gegeben. Ihre physiologische Bedeutung ist jedoch bis jetzt noch unbekannt. Mit der Sensibilität des Auges hat das Ganglion ciliare jedoch nichts zu tun.

Möglicherweise wird durch die sympathischen Fasern eine direkte Verbindung zwischen dem pupillo-dilatatorischen Halssympathikus und dem Verengerungssystem im Interesse einer exakten Abstufung der gegenläufigen Bewegungen geschaffen. Andererseits ist es aber auch möglich, daß umgekehrt Reize vom Ganglion ciliare aus zentralwärts durch das Carotisgeflecht dem Halsstrang zugeführt werden, um diesen über die Vorgänge im Sphinktermuskel zu orientieren.

Die postganglionären Fasern, die N. ciliares breves, unterscheiden sich insofern von andern postganglionären Fasern des autonomen Systems, als sie markhaltig sind. Sie treten mit 4—10 kurzen Stämmchen an das Auge heran, sich durch Teilung vorher stark vermehrend (bis auf 20). In der Umgebung des Optikus durchbohren sie in schrägem Verlauf die Sklera und gelangen in der Suprachorioidea, sich weiter in zahlreiche Ästchen teilend und in kleine Ausbuchtungen der Innenfläche der Sklera eingebettet, nach vorn. Beim Eintritt in den Ziliarmuskel verbinden sie sich mit Ganglienzellen von rundlicher oder polygonaler Form und strahlen dann in den Musc. sphincter pupillae ein.

Dieser setzt sich nach Münch (1912) aus 70—80 Segmenten zusammen, deren Länge dem eines anatomischen Muskelelementes entspricht, und von denen jedes einzelne an eine besondere Nervenfaser angeschlossen ist. Reizung sämtlicher N. ciliares breves führt zu konzentrischer, Reizung einzelner Fasern, zu partieller Sphinkterbewegung und damit zur Entrundung der Pupille (Piltz 1903, Braunstein 1894, Jegorow.)

Die Exkursionen des Sphinkters sind kolossal. Der Muskel vermag sich bis auf $^1/_9$ seiner Länge zu verkürzen.

II. Die Bahnen der Naheinstellungs- (Konvergenz-) Reaktion und der Lidschlußreaktion.

§ 10. In dem vorhergehenden Abschnitt haben wir uns der Ansicht angeschlossen, daß es nur ein Sphinkterzentrum und eine zentrifugale Sphinkterbahn gibt. Der Sphinkterkern steht nun mit verschiedenartigen

Bahnen und Zentren in Verbindung. Es ergeben sich daraus ebenso viele verschiedene Ursachen für eine Erregung des Kerns.

Neben der aszendierenden Bahn des Lichtreflexes kommen hier vor allem die vom Naheinstellungszentrum und vom Orbikularisanteil im Fazialiskerngebiet ausgehenden Bahnen in Betracht. Über diese Bahnen wissen wir aber bis jetzt anatomisch noch gar nichts. Auf ihren hypothetischen Verlauf werde ich im zweiten Teil einzugehen haben.

III. Die aktive Erweiterungsbahn.

§ 11. Ebenso wie an den anderen Stellen des vegetativen Nervensystems sehen wir auch an der Pupille das autonome und das sympathische System in antagonistischer Gegenstellung. Das dem Sphinkterkern antagonistische Zentrum ist schon seit langem bekannt und liegt im Rückenmark an der Grenze zwischen Zervikal- und Thorakalmark im Bereich des ersten und zweiten Thorakalsegmentes (Centrum ciliospinale, BUDGE 1855). Dem Ganglion ciliare des Sphinktersystems entspricht das Ganglion cervicale supremum, zu dem die Rami communicantes albi praeganglionares (vordere Wurzeln der siebenten, achten Hals- und ersten und zweiten Brustnerven [BRAUNSTEIN, LANGLEY u. a.]) vom Rückenmark durch das Ganglion cervicale III (Ganglion stellatum) und II gelangen. Im Ganglion cervicale supremum, das dicht unterhalb der Schädelbasis vor den Querfortsätzen des zweiten bis vierten Halswirbels gelegen ist und eine Länge von etwa 2 cm, eine Breite von 5—8 mm aufweist, beginnt das neue postganglionäre Neuron (LEVINSOHN 1902) zunächst mit einem kräftigen Fortsatz, dem N. caroticus internus, der sich jedoch bald in einen die Carotis interna umspinnenden Plexus auflöst und mit dieser Arterie in die Schädelhöhle zieht. Die Pupillenfasern treten hier in Verbindung mit dem Ganglion Gasseri, von dem aus sie durch den ersten Trigeminusast in die Orbita geleitet werden, um hier in den N. nasociliaris überzutreten. Als N. ciliares longi treten sie dann unter Umgehung des Ganglion ciliare in den Bulbus ein und ziehen zum M. dilatator.

Exstirpation des obersten Halsganglions ruft eine stärkere Miose hervor als die Resektion des Halssympathikus (LANGENDORF 1900, LEVINSOHN 1902). Das Ganglion besitzt also einen besonderen tonisierenden Einfluß auf die Pupille, der mir vorwiegend in einer Hemmung des Sphinktertonus zu liegen scheint.

§ 12. Bei dem Dilatatormuskel handelt es sich um ein lange Zeit hindurch hartnäckig umkämpftes Problem, dessen chronologische Entwicklung darzustellen nicht die Aufgabe dieses Bandes sein kann (GRUNERT 1898, v. SZILY 1902). Klinische und anatomische Forschungen haben das Vorhandensein eines in der BRUCHschen Membran lokalisierten Pupillenerweiterers sichergestellt, wobei die Frage offen gelassen werden soll, ob es sich bei ihm um muskuläre Elemente im anatomischen Sinne oder um kontraktile Fasern handelt.

Die Zellen des Dilatators bestehen aus langgestreckten Fasern, deren querovaler Kern in einer Vorstülpung der Kernmembran scheinbar auf der Faseroberfläche gelegen und von feineren Pigmentkörnchen umsäumt ist. Sie liegen in einer Reihe auf der pigmentierten Epithelschicht und täuschen so eine Verdopplung dieser Schicht vor (Hetta, v. Szily).

Daß der M. dilatator tatsächlich kontraktile Eigenschaften besitzt und nicht einfach passiv als gespannte elastische Membran Tonusherabsetzungen des Sphinkters in eine Pupillenerweiterung übersetzt, beweisen die Experimente Wesselys (1920) an ausgeschnittenen Irisstücken von Kaninchen und Katzen. Ein Irissektor wurde in der Weise zwischen zwei feine Klammern gespannt, daß einerseits der Sphinkterteil, andererseits der basale Rand breit gefaßt wurde. Das Präparat wurde dann in ein Myographion eingespannt und in ein auswechselbares Gefäß mit Flüssigkeit eingetaucht. Die Bewegungen wurden durch den Schreibhebel an der berußten Trommel des Kymographion aufgeschrieben. Beim Eintauchen in eine Kochsalz-Suprareninlösung zeigte das Präparat jedesmal eine merkliche Kontraktion. Die Kurve ergab das typische Bild der Kontraktion glatter Muskelzellen. Das gleiche zeigte die herausgeschnittene Iris, bei welcher der Sphinkterteil entfernt war. Auch durch faradische Reizung war eine deutliche Kontraktion auszulösen.

Von Münch (1905) ist die Ansicht vertreten, daß auch die Stromazellen der Iris kontraktile Eigenschaften besitzen und die Wirkung des Dilatators unterstützen. Gegen diese Auffassung läßt sich ins Feld führen, daß bei umschriebenen hinteren Synechien der Pupillarsaum an den nicht adhärenten Stellen durch Kokainwirkung unter dem Irisstroma verschwindet (s. auch Laqueur 1908). Nach Alt (1907) und Parsons (1906) sollen an den Pupillenbewegungen auch die Muskeln der Irisgefäße teilnehmen, deren Nerven ebenfalls aus dem Halssympathikus stammen. Die Irisgefäße besitzen aber keine eigentlichen Muskelfasern, sondern neben dem Endothel nur eine dicke Hülle aus verfilzten Fasern.

Metzner und Wölfflin (1914) fanden nach Ausräumung des Mittelohrs bei Kaninchen Verengerung der gleichseitigen Pupille, so daß wenigstens bei diesem Tier pupillodilatatorische Fasern auch durch das Mittelohr ziehen dürften.

IV. Supranukleare Bahnen und Zentren.

§ 13. Auf diesem verhältnismäßig einfachen anatomischen Gerüst der peripheren Pupilleninnervation ruht der noch wenig durchforschte Bau der supranuklearen Innervation: Einmal die zu postulierenden Verbindungen zwischen den beiden antagonistischen Zentren, welche erst die feine Abstufung der Pupillenbewegung und ihre Exaktheit ermöglicht, und zwar muß die Verbindung in doppelter Richtung ausgebaut sein, einmal vom Sphinkterkern zum Centrum ciliospinale bzw. zum Ganglion cervicale supremum und zweitens umgekehrt von dem letzteren zum Sphinkterkern. Andererseits Verbindungen, vor allem des Sphinkterkerns mit kortikalen, subkortikalen und tiefer gelegenen Zentren (Naheinstellungszentrum, Fazialis-, Trigeminuskern usw.).

Das jedes psychische Geschehen begleitende Pupillenspiel weist darauf hin, daß die Hirnrinde in irgendeiner Weise mit den Pupillenzentren verknüpft sein muß. Zahlreiche Reizversuche ergaben mit Regelmäßigkeit immer nur eine Pupillenerweiterung (Hitzig 1874, Ferrier 1876, Bochefontaine 1876, Schäfer 1888, H. Munk 1890, Braunstein 1894, Parsons 1901, Piltz 1899, v. Bechterew 1904, Levinsohn 1902, Trendelenburg und Bumke 1912, Karplus und Kreidl 1909). Nur Piltz (1899, 1908) und v. Bechterew (1904) sahen auch eine Pupillenverengerung bei Reizung gewisser Hirnrindenpartien (des vorderen Randes des Okzipitallappens) auftreten. Ihre Angaben konnten jedoch von andern Autoren nicht bestätigt werden (L. Müller und Dahl 1910, Levinsohn 1902).

Ein kortikales Sphinkterzentrum dürfte demnach nicht vorhanden sein.

Ebenso scheint auch ein kortikales Zentrum für die Pupillenerweiterung zu fehlen (s. S. 45f.). Denn eine Exstirpation selbst derjenigen Teile der Hirnoberfläche des Affen, die experimentell eine besonders große pupillenerweiternde Empfindlichkeit aufweisen (nach Levinsohn 1902 Sehsphäre, Augengefühls- und Nackensphäre), führt nur selten, und dann auch nur ganz flüchtig zu einer Verengerung der Pupille. Wenn demnach in der Hirnrinde auch keine eigentlichen Zentren der Pupillenbewegung bestehen, so müssen doch zahlreiche Teile derselben durch Faserzüge mit den subkortikalen Pupillenzentren verbunden sein. Denn bei vollständiger Entfernung einer Hemisphäre tritt eine Verengerung der gleichseitigen Pupille ein (Trendelenburg und Bumke l. c.).

Diese Einwirkung der Hirnrinde auf die Pupillenzentren erfolgt jedoch nicht in dem Sinne, daß sie dauernd den Tonus einer oder beider Muskeln mitbestimmt oder beeinflußt. Sie ist vielmehr eine potentielle, insofern als sie erst dann wirksam wird, wenn die Hirnrinde oder Teile von ihr sich im Zustand einer bestimmten Erregung befinden.

Die Frage ist lange Gegenstand eingehender Erörterungen und Untersuchungen gewesen, ob die bei Hirnrindenreizung beobachtete Pupillenerweiterung allein durch Hemmung des Sphinktertonus (Braunstein 1904, Bochefontaine, Parsons u. a.) zustande kommt oder ob sie mehr auf einer Tonussteigerung des Sympathikus beruht (Tschirkowsky 1906, Anderson 1903 u. a.). Exstirpation des Ganglion cervicale supremum hebt die Pupillenerweiterung bei Hirnrindenreizung nicht auf, sondern schwächt sie nur ab im Vergleich zur andern Seite. Dagegen macht Durchschneidung des Okulomotorius die Reizung unwirksam. Die aktive Mitwirkung des Sympathikus wird andererseits durch andere Symptome (Klaffen der Lidspalte, Retraktion der Lider u. dergl.) bewiesen.

Klinische Erfahrungen (s. S. 45 f.) machen es wahrscheinlich, daß sich unter physiologischen Erregungsbedingungen der Hirnrindeneinfluß auf die Pupille lediglich in Form einer Hemmung des

Sphinktertonus vollzieht, erst bei abnormer Steigerung der kortikalen Erregung, z. B. im Affekt, schlägt er auf die Sympathikusbahn über und führt dann auch zu einer aktiven Innervation des Dilatators.

Die Bahnen, auf denen die Reizübertragung vor sich geht, sind bislang ebensowenig erforscht wie die Bahnen der Naheinstellungsreaktion, der Lidschlußreaktion, des Okulopupillar- und anderer Reflexe.

§ 14. Dagegen sind unsere Kenntnisse über die zentralen Bahnen des Sympathikus in den letzten Jahren durch TRENDELENBURG und BUMKE (1909), vor allem aber durch KARPLUS und KREIDL (1909, 1911) ganz wesentlich gefördert. Letzteren ist es durch Reiz- und Exstirpationsversuche gelungen, an der Basis des Zwischenhirns dicht neben den Tractus optici im medialen und frontalen Teil des Hypothalamus ein subkortikales Augensympathikuszentrum nachzuweisen, dessen abwärtsziehende Bahnen nach Durchlaufen der Pedunculi cerebri sich teilweise kreuzen und so mit beiden Halssympathici in Verbindung treten. Es handelt sich hier nach KARPLUS und KREIDL um ein einwandfreies Zentrum und nicht etwa um eine näher an die Basis tretende und daher leichter reiz- und verletzbare kortikonukleare Bahn. Dieses subkortikale Zentrum ist allerdings in eine kortikonukleare Bahn eingeschaltet, die vom Frontalhirn zum Halssympathikus verläuft.

KARPLUS und KREIDL konnten ferner nachweisen, daß die Schmerzmydriasis durch Reizübertragung in diesem hypothalamischen Zentrum zustande kommt unabhängig von der Hirnrinde.

B. Die Physiologie der Pupillenbewegungen.

§ 15. Die Iris beherbergt das am exaktesten und reibungslosesten arbeitende muskulär-antagonistische System des ganzen Körpers. Nicht nur gewährleistet die äußere Form und der anatomische Bau der beiden Muskeln die denkbar feinste Abstufung ihrer Kontraktionen, sondern es vollzieht sich nirgendwo sonst im Körper die Bewegung der Muskeln selbst und des sie umschließenden, von ihnen mitbewegten Gewebes unter so geringen äußeren und inneren Widerständen wie hier, wo die sie bergende dünne elastische Gewebsplatte in einem überall unter dem gleichen Drucke stehenden Flüssigkeitssee ausgespannt ist, der sich jeder Gestaltsänderung ohne wesentliche Reibung anpaßt. Unter diesen Bedingungen ist es verständlich, wenn bereits minimale Änderungen des Muskeltonus einen erkennbaren motorischen Effekt, an der Pupillenweite gemessen, haben müssen. Dazu kommt die Kürze der einzelnen Muskelelemente des Sphinkters. Eine geringe, kaum meßbare Verkürzung eines jeden der normalerweise gleichmäßig innervierten 70—80 einzelnen Segmente muß sich zu einem unverhältnismäßig großen Bewegungsausschlag im ganzen addieren.

Da die Pupille in den komplexen Bau des sympathischen Systems eingeschaltet ist und da andererseits der Sphinktertonus, ganz abgesehen von den gröberen Reizen des Lichtreflexes u. a. durch Vorgänge in der Hirnrinde beeinflußt wird, kann dieser auf jeden Reiz so leicht ansprechende Apparat während des Wachzustandes kaum jemals zur Ruhe kommen. Es ist daher begreiflich, wenn man die Pupille das feinste »seelische Ästhesiometer« genannt hat (Schiff 1875).

Die innigen Beziehungen des Pupillenspiels zu so verschiedenartigen inneren und äußeren Vorgängen verleiten im Verein mit der großen Bedeutung der Pupillenstörungen für die Diagnose der wichtigsten zerebrospinalen Erkrankungen leicht dazu, die Bewegung der Pupille und ihre Innervation als etwas Selbständiges, in sich Abgeschlossenes, fast möchte ich sagen, als Selbstzweck zu betrachten und sie von den übrigen optischen Funktionen zu trennen. Und doch ist sie im Grunde ihres Wesens nur ein Hilfsmittel bei der Aufgabe, den Sehakt möglichst vollkommen zu gestalten durch zweckentsprechende Beeinflussung der Bildentwicklung und der Helligkeit.

Den eigentlichen Sinn der Pupillenbewegung und ihrer verschiedenartigen Ursachen wird man darum nur dann richtig erfassen, wenn man sie im Rahmen des Sehaktes als einen der mannigfachen unterstützenden physiologischen Vorgänge betrachtet.

Aller Wahrscheinlichkeit nach ist nun aber das Zustandekommen der Pupillenbewegungen in ihren einzelnen Formen kein einheitliches. Theoretisch sind sie auf dreierlei Weise zu erklären: Erstens durch gleichzeitige Beeinflussung beider Muskeln (Tonussteigerung des Agonisten und entsprechende Tonushemmung des Antagonisten). Zweitens durch einseitige Innervation des einen Muskels, ohne daß sich der Tonus des andern ändert. Die Bewegung vollzieht sich unter Überwindung des passiven elastischen Widerstandes des Antagonisten. Drittens durch einseitige Tonusherabsetzung des einen Muskels. In diesem Fall gewinnt der unbeeinflußte Tonus des Antagonisten ohne aktive Innervation das Übergewicht. Wie wir sehen werden, führen in der Tat alle drei Möglichkeiten zu Pupillenbewegungen. Welche von ihnen in den einzelnen Fällen die Bewegung bestimmt, ist ausschließlich abhängig von der die Pupillenbewegung auslösenden Ursache, also von supranukleären Vorgängen. Und zwar kommt der Lichtreflex aller Wahrscheinlichkeit nach durch die erste Möglichkeit, durch aktive Innervation des Sphinkters und gleichzeitige, dem Grade nach genau abgestufte Tonushemmung des Dilatators, zustande.

Der Beweis wird durch das Verhalten der Lichtreaktion bei einseitiger Sympathikusparese erbracht. Die Pupillenverengerung erfolgt auf der nicht gelähmten Seite genau so prompt wie auf der gelähmten, was nur durch eine der Sphinkterkontraktion unmittelbar vorhergehende Tonusverminderung auf dem nicht gelähmten Auge möglich ist, die den Widerstand des Antagonisten ebenso ausschaltet wie auf der gelähmten Seite. Wäre dieses nicht der Fall, dann müßte ein Teil der den beiden Augen in gleicher Stärke zufließenden Innervationsenergie auf dem nicht gelähmten Auge zur Überwindung des Widerstands im Antagonisten verbraucht werden und dadurch ein Unterschied in der Bewegung der beiden Pupillen zu ungunsten des normalen Auges entstehen.

Bei den in Form von Mitbewegungen sich vollziehenden Bewegungen handelt es sich wahrscheinlich vorwiegend um eine Sphinkterinnervation und passive Dehnung des Dilatators, während bei der sogenannten Pupillenunruhe die Hemmung des Sphinktertonus die Hauptrolle zu spielen scheint.

I. Die pupillenverengenden Reaktionen.

§ 16. Unter physiologischen Bedingungen liegt einer Pupillenverengerung immer ein nervöser Vorgang zugrunde, der ausgelöst sein kann auf zweierlei Weise: einmal in Form einer Reflexbewegung (Lichtreflex, Trigeminusreflex), zweitens in Form einer Mitbewegung (Naheinstellungsreaktion, Lidschlußreaktion).

1. Der Lichtreflex.

§ 17. Eine Pupillenverengerung tritt ein, wenn die im Dunkeln gehaltene Netzhaut plötzlich belichtet wird, oder wenn die Belichtung der Netzhaut plötzlich um einen bestimmten Betrag gesteigert wird.

Es handelt sich hierbei um einen ausgesprochenen Reflex, um eine dem Willen entzogene Bewegung, die mit Regelmäßigkeit und in gleichem Ablauf durch einen bestimmten Reiz ausgelöst wird. Gegenüber dem gewöhnlichen Reflex besteht aber insofern ein grundlegender Unterschied, als im allgemeinen keine festen quantitativen Beziehungen zwischen der Größe des Reizes einerseits und des Ausschlags der reflektorischen Bewegung andererseits bestehen. Vielmehr kann der gleiche Lichtreiz, je nach den Bedingungen, unter denen die Netzhaut gerade steht, einmal eine Pupilllenverengerung, das andere Mal eine Erweiterung hervorrufen. Die eintretende Bewegung ist allein davon abhängig, ob der neue Reiz stärker oder schwächer ist als der ihm unmittelbar vorangehende.

Es ergibt sich also, daß der eigentliche bewegungsauslösende und -bestimmende Reiz nicht nur durch die Größe des Lichtreizes selbst, sondern vor allem durch den Unterschied zweier in unmittelbarer zeitlicher Folge auf die Netzhaut einwirkender Reize gegeben ist. Das wesentliche Moment liegt demnach in einer Änderung des Zustandes der Netzhaut.

Der Lichtreflex wird also bestimmt einmal durch den Lichtreiz selbst, zweitens durch den augenblicklichen Zustand der Netzhaut, die sogenannte pupillomotorische Adaptation (Schirmer 1894), dazu tritt drittens der Ort und die Ausdehnung der vom Licht getroffenen Netzhautteile (vgl. S. 3).

§ 18. Der Lichtreflex ruft eine durchaus charakteristische Pupillenbewegung hervor. Sie beginnt nicht gleichzeitig mit dem Reiz, sondern erst einige Zeit später. Es besteht also eine ausgesprochene Reizlatenz (Arlt 1869), während welcher sich die sensible Erregung in den motorischen Effekt umsetzt. Die Dauer dieses Latenzstadiums wird von den einzelnen Untersuchern verschieden angegeben; Arlt bestimmte sie auf 0,49, Piltz auf 0,2—0,3, Garten und Fuchs auf 0,5, Albrecht auf 0,29, endlich Weiler auf 0,2 Sekunden. Ob diese doch recht erheblichen Differenzen allein auf die angewandte Methodik oder auf individuelle Unterschiede zurückzuführen sind, ist noch unentschieden. Möglicherweise ist hier das jeweilige Verhalten des Sympathikus, dessen Tonus durch so zahlreiche innere und äußere Faktoren bestimmt wird und nur schwierig bei den verschiedenartigen Methoden auf den gleichen Nenner gebracht werden kann, von Bedeutung. Die Frage ist ebenfalls noch offen, worauf die im Vergleich zu andern Reflexen ungewöhnlich lange Dauer der Reizlatenz zurückzuführen ist. (Nach Weiler beträgt die Reizlatenz des Patellarreflexes im Mittel nur 0,06 Sekunden.) Die Schnelligkeit der Reizleitung im Nerven beträgt etwa 33 m, nach den neueren Untersuchungen Pipers sogar mehr als 120 m in der Sekunde. Die Zeitabsorption kann also nicht allein durch die Nervenleitung, sondern wohl mehr durch die Umschaltung des Reizes in der Retina oder im Kernzentrum zustande kommen. Die Reizumschaltung in den Empfangsorganen, die Überführung des physikalischen Reizes in sensible Erregung, bedarf aber nach allen unseren Erfahrungen über das Sehen nur einer minimalen, kaum meßbaren Zeit. Es bleibt demnach nur das Kerngebiet übrig, wo die Zeit der Reizlatenz für die Neueinstellung des antagonistischen Gleichgewichts verbraucht wird. Interessant ist, daß auch bei direkter Reizung des Halssympathikus unterhalb des oberen Halsknotens nach Albrecht (1897) ein gleich langes Stadium der Reizlatenz von 0,3 Sekunden Dauer besteht.

Auch diese auffallende Übereinstimmung in der Dauer der Reizlatenz bei aktiver Reizung beider Kerngebiete — des Sphinkterkerns und des Ganglion cervicale supremum — deutet darauf hin, daß die Pupillenbewegungen — wenigstens soweit es sich bei ihnen um aktive Verengerungs- oder um aktive Erweiterungsreaktionen handelt — nicht durch eine einfache Tonussteigerung nur eines Muskels, sondern durch eine zentrale Tonusregulierung beider Muskeln zustande kommt. Der Lichtreflex wirkt also nicht nur tonussteigernd im Gebiet des Sphinkters, sondern zugleich auch tonushemmend im Gebiet des Sympathikus. In gleicher Weise bedingt eine Reizung des Ganglion cervicale supremum nicht nur eine Tonussteigerung im Gebiet des Sympathikus, sondern zugleich auch eine Tonushemmung im Gebiet des Sphinkters.

§ 19. Nach dem Latenzstadium verengt sich die Pupille zunächst rasch und ausgiebig, sodann langsamer und erreicht nach einer bestimmten Zeit ein Maximum, an das sich eine kurz dauernde geringe Erweiterung (die sogenannte sekundäre Erweiterung) anschließt, nach der sich die Pupille wieder verengt und zwar etwas stärker als vorher.

Darauf folgt ein allmählich abklingendes Hin- und Herschwanken des Irissaumes (Nachzittern), das allmählich bei gleichbleibender Lichteinwirknng in eine Pupillenerweiterung und schließlich in die physiologische Pupillenweite überleitet. Eine absolute Ruhigstellung des Irissaumes kommt, solange das Auge belichtet wird, unter normalen Bedingungen nicht vor.

Eine zufriedenstellende Erklärung für die sekundäre Erweiterung ist bis jetzt noch nicht gefunden. Nach WEILER kommt entweder ein Gegenzug des Dilatators oder eine auf das Sphinkterzentrum von der Hirnrinde her wirkende Hemmung als Antwort auf die Lichtempfindung in Frage.

Die Zeit von dem Beginn des Reizes bis zum Erreichen des Kontraktionsmaximums, die sogenannte Reflexzeit, wurde durch PILTZ mit 0,9, durch FUCHS mit 0,7 bis 1,24, durch WEILER im Mittel mit 0,87 Sekunden (0,76—1,08) bestimmt.

Die Dauer der ansteigenden Pupillenverengerung, die sogenannte Kontraktionszeit, beträgt bei Zugrundelegen der von WEILER angegebenen Werte 0,67 Sekunden.

Von prinzipieller Bedeutung ist, daß sowohl die Verengerung wie die sekundäre Erweiterung der Pupille streng konzentrisch erfolgt (HUMMELSHEIM 1907), ebenso wie auch der Beginn und der Schluß der Bewegung an allen Stellen der Pupillenzirkumferenz zu gleicher Zeit einsetzt.

Bei zentraler Reizung und gleichem Adaptationszustand ist der Grad des pupillomotorischen Effektes allein abhängig von der Intensität der Belichtung. Nach OVIO (1903, 1905), ist die Änderung der Pupillenweite der Quadratwurzel der Lichtintensität umgekehrt und damit also der Entfernung der Lichtquelle direkt proportional.

Häufige Wiederholungen des Lichtreizes führen zu einer Ermüdung des Reflexes, die sich vor allem in einer Zunahme der Reflexzeit zeigt (SCHLESINGER). Sie macht sich allerdings nur bemerkbar, wenn immer nur genau die gleiche Stelle der Retina im gleichen räumlichen Umfang und gleicher Stärke gereizt wird, und das Reizlicht jedesmal die gleiche Wellenlänge besitzt.

Daß die Netzhaut nicht in allen ihren Teilen gleichmäßig pupillomotorisch erregbar ist, sondern daß diese Eigenschaft von der Fovea nach der Peripherie zu sehr rasch abnimmt, habe ich bereits im ersten Teil genauer ausgeführt.

§ 20. Läßt man das Reizlicht, welches einen Lichtreflex ausgelöst hat, längere Zeit unter gleichen Bedingungen einwirken, so verändert sich die Pupillenweite. Es tritt eine ganz allmähliche Erweiterung ein. Die pupillomotorische Valenz des Reizlichtes schwächt sich durch Adaptation der Netzhaut ab. Und zwar erweitert sich die Pupille bis zu einer Größe, die im Bereich der unter physiologischen Bedingungen einwirkenden Lichtstärken für jeden Menschen konstant und von SCHIRMER (1894) als physiologische Pupillenweite bezeichnet ist. Die Zeit, die bis zum Erreichen des neuen Gleichgewichtszustandes verstreicht, ist verschieden lang, je nachdem sich die Netzhaut an eine schwächere oder an eine stärkere Belichtung hat anpassen müssen. Mit Sicherheit kann eine volle pupillomotorische Adaptation erst 15 Minuten nach Beginn des neuen konstanten Lichtreizes angenommen werden, SCHIRMER, GARTEN (1897), LANS (1900). Die betreffenden Lichtstärken, deren Dauereinwirkung eine physiologische Pupillenweite zur Folge hat, liegen zwischen 100 und 1100 Meterkerzen. Die Grenzwerte der physiologischen Pupillenweite liegen nach SCHIRMER bei 3,25 und 4 mm, nach SILBERKUHL (1896) bei 2,75 und 4,75 mm. Nach SILBERKUHL hat auf sie auch das Lebensalter einen gewissen Einfluß, insofern als die physiologische Weite in den jüngeren Jahren größer ist, als in den mittleren und späteren. Zwischen 15—20 Jahren beträgt sie im Mittel 3,1 mm, zwischen 20 und 50 Jahren 3,6 bis 3,0 mm, jenseits des 50. Jahres 3 mm. Pigmentierung des Auges ist ohne Einfluß. Von Bedeutung ist die Feststellung, daß die Pupillenweite bei einem und demselben Individuum nach Adaptation an das gewöhnliche Tageslicht längere Jahre hindurch konstant bleibt.

In der relativ raschen Anpassungsfähigkeit der Netzhaut liegt es auch begründet, daß eine ganz allmähliche Steigerung der Reizintensität ohne motorischen Effekt bleibt, wenigstens innerhalb der für die physiologische Pupillenweite in Betracht kommenden Lichtstärken.

Über das Verhalten der Pupillen nach Verdunkelung des Auges, also über das Gegenstück der Lichtreaktion, orientieren uns die Untersuchungen von GARTEN (1897) und WEILER (1910). Nach Beginn des Dunkelaufenthaltes erweitert sich die Pupille anfangs rasch, später bedeutend langsamer, um schließlich die nach einer Viertelstunde d. h. nach vollendeter motorischer Adaptation gewonnene Weite, die nach LANS (1900) 7,5, nach DU BOIS-REYMOND (1888) 7,59, nach GARTEN (l. c.) 7,59, nach WEILER (l. c.) 7,4 mm beträgt, fast unverändert beizubehalten.

In der folgenden Tabelle sind die Werte der Pupillenweite im zeitlichen Verlauf der Dunkeladaptation nach GARTEN und nach WEILER angegeben:

Pupillenweite zu Beginn nach GARTEN 4,76 mm, nach WEILER 3,8 mm

Nach	5 Sekunden Dunkelaufenthalt	7,36 »	5,8 »
»	30 »	7,30 »	6,4 »
»	15 Minuten	7,59 »	7,4 »
»	8 Stunden	7,99 »	

Nach CHAUVEAU (1888), verstreicht ebenfalls eine meßbare Zeit zwischen dem Augenblick der Ausschaltung des Reizes und dem Beginn der Erweiterung, deren Größe derjenigen der Reizlatenz des Lichtreflexes gleicht.

Offenbar erlischt also, wie es auch die Befunde GARTENS und WEILERS zeigen, die pupillomotorische Wirksamkeit des Lichtreizes nicht zugleich mit dem Reiz, sondern bleibt noch eine Zeitlang erhalten. Auch hier liegt also ein Adaptationsvorgang zugrunde.

§ 21. Wenn wir mit HERING die retinalen Vorgänge beim Sehakt und damit auch bei der Lichtreaktion als ein Spiel assimilatorischer und dissimilatorischer Kräfte auffassen, dann liegt die Annahme am nächsten, daß der pupillenverengernde Reiz in einer plötzlich entstehenden Dissimilation gegeben ist, deren Größe direkt proportional der Reizintensität sein muß. Jede Dissimilation löst automatisch assimilatorische Vorgänge aus, die sich allmählich verstärken und der Dissimilation das Gleichgewicht zu halten suchen. Bleibt der Lichtreiz konstant, so braucht die Netzhaut eine gewisse Zeit, um dieses Gleichgewicht herzustellen, wodurch sich der pupillomotorische Effekt, der allein abhängig ist von dem Überschuß an Dissimilation, allmählich verringert. Die Pupille erweitert sich langsam. Das Gleichgewicht zwischen Abbau und Aufbau der Sehsubstanzen hat einen bestimmten pupillomotorischen Wert, der in weiten Grenzen unabhängig ist von der Quantität der in der Zeiteinheit zersetzten und wieder zusammengeschlossenen Sehsubstanzen. Es entspricht der Vollendung der pupillomotorischen Adaptation. So erklärt sich nach Eintritt derselben trotz großer Differenzen in der Stärke des jeweiligen Reizlichtes die Gleichheit des Pupillendurchmessers.

Daß aber in jedem einzelnen Fall der Zustand der Netzhaut trotz des gleichen pupillomotorischen (sich in der physiologischen Pupillenweite darstellenden) Effekts entsprechend der Differenz der Reizlichter ein ganz verschiedener ist, ergibt sich aus dem Verhalten gegenüber einem quantitativ genauer bestimmten Wechsel des Reizlichtes. Setzt man z. B. bei einer pupillomotorischen Adaptation auf 1000 Meterkerzen die Helligkeit plötzlich um die Hälfte herab, so bleibt nicht etwa die Pupillenweite die gleiche, sondern es tritt eine deutliche Erweiterung auf. Das Gleichgewicht zwischen Dissimilation und Assimilation ist zugunsten der letzteren gestört. Es muß sich wieder ein neues Gleichgewicht herstellen durch entsprechende Verminderung der Assimilation. Ist dieses erreicht, so hat sich die Pupille wieder auf ihre physiologische Weite eingestellt. Setzt man die Helligkeit dann wieder plötzlich auf 1000 Meterkerzen herauf, so tritt eine Verengerung auf infolge Störung des Gleichgewichts nach der andern Seite, die erst durch eine Steigerung der Assimilation ausgeglichen werden kann. Dieser Vorgang vollzieht sich jedoch langsamer als die Verminderung der Assimilation, wodurch sich erklärt, daß die physiologische Weite eher erreicht wird, wenn die Helligkeit sich plötzlich vermindert, als umgekehrt. Wenn also die physiologische Pupillenweite in weiten Grenzen unabhängig ist von der Stärke des konstanten Reizlichtes, so ist doch der pupillomotorische Zustand der Netzhaut je nach der Helligkeit der Belichtung ein verschiedener. Jede Helligkeit zwischen den physiologischen Grenzen 100 und 1100 Meterkerzen bedingt nach vollendeter Adaptation einen neuen Nullpunkt in der quantitativen Skala der Reizlichter. Sie verliert durch die Adaptation die pupillenbewegende und gewinnt dafür eine pupillostatische Eigenschaft durch Herstellung eines ganz bestimmten Gleichgewichtszustandes zwischen Sphinkter- und Dilatatortonus.

Die Skala der Reizlichter zerfällt also durch die Adaptation in einen positiven pupillenverengernden und einen negativen pupillenerweiternden Teil. Je stärker das Reizlicht ist, an das sich die Netzhaut pupillomotorisch adaptiert hat, um so größer wird der negative Anteil und umgekehrt.

Treffen das Auge Lichtreize, die geringer als 100 oder stärker als 1100 Meterkerzen sind, so vermag das Auge kein Gleichgewicht zwischen pupillenverengernden und pupillenerweiternden Reizen herzustellen. Im ersten Fall ist der dissimilatorische Reiz so gering, daß das Auge mit einer stärkeren Assimilation antwortet, im zweiten Fall so erheblich, daß die Assimilation nicht folgen kann. Die Pupille bleibt im ersten Fall dauernd weiter, im zweiten dauernd enger als wie es ihrer physiologischen Weite entspricht. Die Zweckmäßigkeit dieser Einrichtung für den Sehakt bedarf keiner weiteren Begründung.

Unterbricht man den Reiz, an den sich die Netzhaut adaptiert hat, durch Verdecken des Auges, so beginnt sofort die Adaptation an den verminderten Reiz oder an die Dunkelheit, wodurch sich der Nullpunkt der Reizskala sofort senkt. Es ergibt sich bei einer erneuten Änderung der Belichtung eine Fülle von Möglichkeiten der Pupillenbewegung, die abhängi ist von der Intensität und Dauer der vorausgegangenen Belichtung, von dem Grad der Helligkeitsherabsetzung und von der Dauer dieses intermediären Intervalls zwischen Herabsetzung bzw. Aufhebung der Belichtung und zwischen dem Einsetzen des neuen Reizes und von dessen Stärke.

Man kann nur ganz allgemein das Gesetz aufstellen, daß, je intensiver der primäre Reiz ist, um so länger die intermediäre Erholungszeit sein muß, um die Retina wieder für schwächere Reize pupillomotorisch empfindlich zu machen.

Dieses Gesetz ist zu beachten, wenn man schwerwiegende Fehler vermeiden will. Führt man z. B. einen intensiv helladaptierten Patienten in ein Dunkelzimmer, dann kann die Pupille infolge unzureichender Adaptation in den ersten Augenblicken für das Licht einer Taschenlampe zunächst ganz oder fast ganz lichtstarr erscheinen (OPPENHEIM, BARTELS u. a.)

§ 22. Nach SACHS (1892) erweisen sich im helladaptierten Auge farbige Flächen von gleicher Helligkeit motorisch als äquivalent. Ebenso fand ABELSDORFF (1899) bei wechselnder Einwirkung der verschiedenen Spektralfarben, daß Farben, die bei Reizung derselben Netzhautstelle gleich hell erscheinen, auch pupillomotorich gleich wirksam sind. Steigert sich die Helligkeitsempfindung, so geht mit ihr eine gleichsinnige Änderung der pupillomotorischen Wirksamkeit Hand in Hand. Die Kurve der motorischen Valenzen der einzelnen spektralen Lichter zeigt im Stadium der Helladaptation ihr Maximum an der gleichen Stelle im Gelbgrünen wie die Kurve der Helligkeitsvalenzen. POLIMATI (1906) kam zu dem gleichen Ergebnis, indem er bestimmte Netzhautteile abwechselnd mit dem zu untersuchenden Spektrallicht und einem weißen Vergleichslicht reizte. Dagegen fand BASLER (1905), daß, wenn bei dem Übergang von einer Farbe zu einer andern eine Verengerung eintritt, umgekehrt nicht immer eine Erweiterung, sondern zuweilen wieder eine Verengerung auftritt. Er beobachtete also auch eine Verengerung beim Übergang auf die dunklere Farbe.

SACHS bemerkte nicht selten vor der Erweiterung eine mehr oder minder ausgesprochene Verengerung: »eine Art Vorschlag vor der Erweiterung«, der fehlte bei einfachen Helligkeitsschwankungen ohne Änderung der Qualität der Belichtung und der demgemäß auch beim Totalfarbenblinden nicht auftrat.

Durch SACHS, ABELSDORFF, v. HESS ist ferner erwiesen, daß die Dunkeladaptation auch die motorischen Valenzen der spektralen Lichter in gleicher Weise verschiebt wie die der Helligkeitsvalenzen. Das Maximum der pupillomotorischen Valenzen wandert aus dem gelbgrünen zum grünen. ABELSDORFF zeigte auch, daß die als PURKINJEsches Phänomen bezeichneten adaptativen Helligkeitsveränderungen in entsprechenden adaptativen Änderungen des Pupillenspieles zum Ausdruck kommen. Es besteht also in jedem Adaptationszustand der Netzhaut ein weitgehender Parallelismus zwischen der Helligkeitsempfindung und der motorischen Valenz der einzelnen farbigen Lichter.

Mit der vergleichenden Pupillenmessung bei der Einwirkung der verschiedenen Spektralfarben haben wir also ein Mittel in die Hand bekommen,

Störungen des Farbensinnes objektiv nachzuweisen (Sachs, Abelsdorff, v. Hess).

Insbesondere sind wir durch das v. Hesssche Differentialpupilloskop jetzt imstande, die pupillomotorischen Reizwerte verschiedenfarbiger Lichter messend zu erfassen und haben so auch die Möglichkeit eines zahlenmäßigen Vergleiches bei den einzelnen Typen der Farbenblindheit gewonnen. Beim Totalfarbenblinden findet sich auch im Stadium der Helladaptation das Maximum der Kurve der pupillomotorischen Valenzen nach dem kurzwelligen Ende zu verschoben. Für Rot sind sie beträchtlich kleiner als beim Normalen und selbst beim Rotblinden, für Blau dagegen beträchtlich größer. Der relativ blausichtige Protanope oder Rotblinde unterscheidet sich vom Normalen durch einen verhältnismäßig kleinen Reizwert des roten Lichtes, während die Werte für Blau nicht wesentlich von denen der Normalen verschieden sind. Beim relativ gelbsichtigen Deuteranopen oder Grünblinden bestehen anscheinend keine wesentlichen Abweichungen vom Normalen (v. Hess).

Die Protanomalen und mehr noch die Protanopen bilden also hinsichtlich der pupillomotorischen Valenz der einzelnen Farben gleichsam den Übergang von dem normalen Verhalten zu dem der Totalfarbenblinden. Engelking (1920) bestätigte diese Befunde. Er fand überdies, daß sich die Pupille des total Farbenblinden nach vorausgegangener Dunkeladaptation bei starker Belichtung ebenso ausgiebig, aber vielleicht etwas langsamer zusammenzieht als die normale. Ferner, daß die Pupille sich nach ausgiebiger Helladaptation und darauf einsetzender Verdunkelung bedeutend langsamer erweitert als die Pupille der Normalen und aller partiell Farbenblinden. Die pupillomotorische Unterschiedsempfindlichkeit ist bei starker Helladaptation ebenfalls herabgesetzt. Jedoch verhalten sich hier die einzelnen total Farbenblinden in quantitativer Hinsicht nicht genau gleich.

§ 23. Der Einfluß der Ausdehnung der gereizten Netzhautfläche auf den Lichtreflex ist durch Abelsdorff und Feilchenfeld (1904) erforscht. Sie fanden, daß jede Zunahme in der Größe der leuchtenden Reizfläche zu einer Zunahme der Pupillenverengerung führt, vor allem dann, wenn zentrale oder dem Zentrum der Netzhaut benachbarte Teile gereizt werden. Findet eine Miterregung mehr peripher gelegener Teile statt, so macht sich die Größenzunahme des Reizobjektes zwar auch noch in einer Steigerung der pupillomotorischen Wirkung geltend, diese steht aber hinter derjenigen an den zentralen Netzhautpartien weit zurück. Auch dieser Befund spricht dafür, daß auch die peripheren Netzhautbezirke pupillomotorisch nicht ganz unwirksam sind.

Das dunkeladaptierte Auge verhält sich in dieser Beziehung etwas anders. In ihm nimmt die Steigerung der Reflexerregbarkeit infolge Größenzunahme des gereizten Netzhautbezirkes nach der Peripherie zu langsamer und in geringerem Maße ab als im helladaptierten Auge. (Auch diese Befunde sprechen für die Identität der visuellen und pupillomotorischen Empfänger.) Mittels der von ihm angegebenen Methode der Wechselbelichtung fand Hess (1907), daß durch Dunkeladaptation die motorische Erregbarkeit in der Fovea bei relativ langsamem Anstieg sehr viel weniger zunimmt, als in den benachbarten stäbchenhaltigen Teilen, wo sie schließlich, vor allem für kurzwellige Lichter, deutlich größer ist als im stäbchenfreien Bezirk.

Vervoort (1900) behauptete, daß gleiche Lichtmengen unabhängig von dem Umfang der gereizten Netzhautfläche, mit anderen Worten, daß ein konstantes Produkt aus Lichtintensität und Objektgröße immer dieselbe Wirkung auf die Pupille ausübt. Nach Abelsdorff und Feilchenfeld (1904), Ovio (1903, 1905) hat dagegen die kleine, aber intensiv belichtete Reizfläche einen größeren pupillomotorischen Effekt als bei gleicher Gesamtintensität des Reizlichtes eine größere, aber schwächer belichtete.

§ 24. Neben der Lichtintensität und der pupillomotorischen Adaptation ist der motorische Effekt einer Belichtung noch davon abhängig, ob nur ein Auge oder ob gleichzeitig beide Augen durch den neuen stärkeren Lichtreiz getroffen werden (Vergrößerung der gereizten Netzhautfläche, bzw. Summation des binokularen Reizes). Diese Reizsummation offenbart sich umgekehrt auch in einer Pupillenerweiterung, die sich einstellt, wenn nach vorausgegangener Belichtung beider Augen das eine Auge plötzlich verdeckt wird. Läßt man dieses dann frei, so verengt sich die Pupille des anderen Auges wieder auf die frühere Größe (sekundäre Reaktion nach Weiler).

Der Ausschlag der Pupillenverengerung bei binokularer Belichtung stimmt in seiner Größe bei den verschiedenen Individuen auch unter den gleichen Bedingungen nicht immer überein, so daß es kaum angeht, aus dem Grade der Verengerung (Ausschlagsgröße) abzulesen, wann eine Lichtreaktion noch normal, und wann sie bereits pathologisch ist. Weiler hat mit seiner photographischen Methode gefunden, daß die Größe des geringsten Bewegungsausschlages bei Normalen nach beiderseitiger Reizung mit starkem Licht (276 Meterkerzen bei Adaptation auf 5,8 Meterkerzen) nicht geringer ist als 1,2 mm.

Über die Schwellenwerte des Lichtreflexes liegen bis jetzt nur Untersuchungen von Schlesinger (1912), Engelking (1919) und Groethuysen (1920) vor. Schlesinger bestimmte mit seinem Pupillometer (wie er annimmt), die Reizschwelle. In der Tat handelte es sich aber bei seinen Untersuchungen nicht um die Reiz- sondern um die Unterschiedsschwelle, da er das untersuchte Auge erst 10 Minuten lang einer seitlichen Belichtung aussetzte, ehe er das Reizlicht öffnete. Er fand, daß 0,7 Meterkerzen eine noch eben wahrnehmbare Pupillenverengerung bei erwachsenen Personen bis zum 35. Lebensjahr auszulösen vermögen. Bei Kindern ist der Schwellenwert niedriger, bei älteren Personen höher. Bei Personen gleichen Alters ist er gleich. GROETHUYSEN bestimmte mit dem Differentialpupilloskop die Unterschiedsschwelle. Nach ihm verhalten sich die kleinsten Differenzen in der Stärke zweier unmittelbar einander folgender Lichtreize, deren Wechsel eine wahrnehmbare Lichtreaktion auslöst, wie 95:100. Diese sogenannte »pupillomotorische Unterschiedsschwelle« ist in weiten Grenzen unabhängig von der absoluten Lichtstärke, so daß man bei Belichtung mehr oder weniger weit exzentrisch gelegener Netzhautpartien im allgemeinen ähnliche oder die gleichen Werte erhält, wie bei direkter Belichtung des Netzhautzentrums mit dem starken Reizlicht selbst (v. HESS 1916). Die motorische Unterschiedsempfindlichkeit stimmt mit der visuellen überein.

ENGELKING bestimmte die Reizschwelle nach vollendeter motorischer und weit vorgeschrittener sensorischer Dunkeladaptation. Er fand die ersten angedeuteten Verengerungen bei etwa 0,001 Meterkerzen (abortive Reaktion). Bei 0,025 bis 0,04 Meterkerzen stellte sich regelmäßig eine deutliche Pupillenverengerung ein (Vollreaktion). Oberhalb dieser Schwelle nahm die Reaktion alsbald beträchtlich zu. Bei 0,025 Meterkerzen betrug die Pupillenverengerung etwa $^1/_2$ mm, bei 0,08 Meterkerzen mehr als 1 mm, bei 0,3 Meterkerzen fast $1^1/_2$ mm. Bemerkenswert ist, daß der Schwellenwert der Vollreaktion der Pupille mit dem der sensorischen Reizschwelle der Fovea centralis beim Menschen zusammenfällt. Diese beträgt nach v. KRIES ebenfalls $^1/_{40}$ bis $^1/_{20}$ Meterkerzen.

§ 25. Der Lichtreflex wird nur durch den adäquaten Reiz, durch die Einwirkungen elektromagnetischer Schwingungen bestimmter Wellenlänge auf die Retina ausgelöst. Die subjektiv oder auf andere Weise entstandenen Lichtempfindungen (positive und negative Nachbilder, Druckphosphene, Eigenlicht der Netzhaut während des Dunkelaufenthaltes, Flimmerskotom, galvanische Lichtempfindung, Röntgenlicht u. dgl. O. E. MÜLLER, GARTEN, NAGEL, BLACKWENN u. a.) rufen keine Pupillenbewegungen hervor. Beim galvanischen Lichtreflex (BUMKE) ist an die Möglichkeit einer direkten Reizung der pupillomotorischen Bahnen in der Netzhaut, Papille oder im Sehnerven zu denken, ähnlich wie ihn KARPLUS und KREIDL bei direkter galvanischer Reizung des Chiasmas und des Tractus optici nachweisen konnten.

§ 25 a. Nach MICHAELOW (1911) ist der Lichtreflex bei Tieren, die mit offenen Augen geboren werden, wie die Meerschweinchen, schon gleich nach der Geburt nachweisbar, während er bei neugeborenen, mit geschlossenen Augen zur Welt kommenden Säugetieren erst einige Tage nach der Geburt auslösbar ist. Beim Menschen ist er ebenfalls schon frühzeitig vorhanden. EULENburg (1882) vermißte ihn bei Kindern von einem Monat niemals und Magitot (1909) hat ihn bei lebenden Frühgeburten schon vor dem sechsten Monat nachweisen können.

§ 26. Durch Untersuchungen von Hertel (1907) hat sich erneut herausgestellt, daß die von allen ihren nervösen Verbindungen abgelöste Iris bei Kaninchen, Katzen und auch beim Menschen auf eine direkte intensive Belichtung mit einer Pupillenverengerung antwortet, daß also der Sphinktermuskel allein oder durch Vermittlung der in die Iris eingelagerten Ganglienzellen unmittelbar durch Belichtung zur Kontraktion gebracht werden kann. Hertel führt dieses Phänomen auf die Einwirkung der kurzwelligen Strahlen zurück. Gleiche Beobachtungen waren schon früher von Marenghi (1902) und Tschirkowsky (1904, 1906) nach intrakranieller Optikusdurchschneidung gemacht. Ersterer erklärt die Erscheinung, wie früher schon Budge (1855) durch eine direkte nervöse Verbindung zwischen Retina und Iris, letzterer durch eine Tonusverminderung des Sympathikus. Abelsdorff sah dagegen bei der gleichen Versuchsanordnung nur Lichtstarre und Mydriasis eintreten. Ebenso konnten Nepveu (1907), Guth (1904), Steinach und Magnus (1892) dieses Phänomen nicht bei Säugern, wohl aber bei anderen Tierklassen nachweisen. Gross (1906) sah demgegenüber eine langsame Pupillenverengerung nur dann auftreten, wenn der Lichtreizung ein längerer Dunkelaufenthalt der Tiere vorausgegangen war (Erholungsreaktion?). Möglicherweise erklären sich dadurch die negativen Befunde. Andererseits ist von Schreiber (1905) auf eine Fehlerquelle hingewiesen, die beim Kaninchen in dem Vorhandensein eines Ohr-Pupillenreflexes (s. S. 44) gegeben ist, durch den beim Kneifen und Festhalten der Ohren eine Pupillenverengerung ausgelöst werden kann. Ich selbst habe mehrfach Patienten mit einseitiger Amaurose, gleichseitiger amaurotischer Pupillenstarre und prompter Konvergenzreaktion längere Zeit hindurch mit dem Licht einer großen Bogenlampe bestrahlt, ohne daß ich dabei eine Änderung der Pupillenweite feststellen konnte. Jedenfalls scheint mir für die menschliche Pathologie der Pupillenbewegung, auch angesichts der widersprechenden experimentellen Befunde, der Schluß gerechtfertigt, daß diese direkte Lichtwirkung, wenn sie überhaupt vorhanden ist, kaum jemals zu einer Fehlerquelle bei der Beurteilung einer Störung der Pupillenbewegung werden kann.

§ 27. Indirekte (konsensuelle) Lichtreaktion. Da die Netzhaut eines jeden Auges mit beiden Sphinkterkernen in Verbindung steht, muß die Belichtung eines Auges auch zu einer Pupillenverengerung des anderen, nicht belichteten Auges führen. Im Prinzip ist also die Kernerregung auf beiden Seiten eine direkte, und damit die Pupillenverengerung auch auf dem nichtbelichteten Auge eine unmittelbare, direkte Folge der einseitigen Belichtung. Aus praktischen Gründen hat man jedoch die Reaktion der beiden Augen aus ihrem Zusammenhang gelöst und die der belichteten Seite als direkte, diejenige der unbelichteten als indirekte oder konsensuelle Reaktion bezeichnet. Letztere beginnt in dem gleichen Augenblick wie die direkte, sie läuft nur etwas träger ab als diese (Fuchs 1904), erreicht aber die gleiche Größe. Doch gibt es Ausnahmen (Weiler 1910), die bereits den Entdeckern der indirekten Reaktion (Whyth 1751 und Porterfield 1754 zit. bei Abelsdorff und Träger 1885) bekannt waren. Bei ihnen bleibt die konsensuelle Reaktion deutlich hinter der direkten zurück (Fuchs). Durch den Einfluß von E. H. Weber (1851) wurde jedoch die Anschauung herrschend, daß »auch bei greller Belichtung des einen und gleichzeitiger Verdunkelung des andern Auges beide Pupillen gleich weit sind«. Heddaeus (1904), Pick (1900), Bach (1900, 1904), Hochе u. a. sahen dann später bei länger anhaltender oder intensiverer Belichtung des einen Auges eine Pupillendifferenz mit der engeren Pupille auf der belichteten Seite entstehen, eine Beobachtung, die durch photographische Aufnahmen von Abelsdorff und Piper (1905) objektiv bewiesen wurde. Nach ihnen führt jede dauernde einseitige Belichtung zu einer Pupillendifferenz in dem genannten Sinne, die in weiten Grenzen unabhängig ist von der Intensität der Belichtung. Die in den einzelnen Versuchen schwankende Differenz betrug bis zu 35 % des Flächeninhalts beider Pupillen. (Absolute Differenz der Durchmesser 0,6 mm.)

Im Widerspruch zu diesen Befunden stehen die ebenfalls mittels photographischer Methode vorgenommenen Untersuchungen Weilers, der nur in 6 % der Fälle die Pupille des unbelichteten Auges etwas größer fand als die des andern Auges. Eine Erklärung dieser widersprechenden Befunde ergibt sich wahrscheinlich aus einer dabei nicht vermiedenen ungleichen Belichtung der beiden Netzhauthälften.

Bei Tieren mit einer Totalkreuzung der Sehnervenfasern im Chiasma fehlt die indirekte Reaktion (Steinach 1887, Bach 1908).

Hat man nur ein Auge belichtet und belichtet man darauf auch das andere mit der gleichen Lichtmenge, so tritt eine doppelseitige weitere Verengerung ein. Die Pupillen verharren dann in der erreichten Größe (sekundäre Lichtreaktion nach Weiler). Diese Reaktion kann wohl kaum anders als durch eine Reizsummation im Kernzentrum erklärt werden. Sie begegnet uns ja auch, wenn wir beide Augen gleichzeitig belichten. Der Ausschlag der Verengerung ist dann merklich größer, als wenn wir nur ein Auge mit der gleichen Lichtintensität reizen. Nach Weiler beträgt der Ausschlag der sekundären Reaktion im Durchschnitt 0,4—0,5 mm. Umgekehrt tritt eine Erweiterung der Pupillen (nach Silberkuhl um $1/4$ bis $1/3$ mm) ein, wenn das eine der beiden vorher gleichmäßig belichteten Augen verschlossen wird.

Die indirekte motorische Unterschiedsempfindlichkeit ist nach GROETHUYSEN (1920) ebenso groß wie die direkte. Auch diese, mittels objektiver Methodik gewonnene Feststellung beweist, daß bei einseitiger Belichtung primär durch zentrale Belichtung der Makula beide Kerngebiete gleichmäßig in Erregung versetzt werden. Die trotzdem sich einstellende Anisokorie verlangt demnach eine besondere Erklärung (s. S. 129 f.).

2. Die Naheinstellungsreaktion (Konvergenzreaktion).

§ 28. Stellen sich die Augen auf einen nahe gelegenen Punkt ein, so verengern sich beide Pupillen (Konvergenzmiose, Akkommodationsmiose), und zwar in der Regel auf beiden Augen mit gleichem Bewegungsablauf und konzentrisch. Umgekehrt tritt beim Übergang von der Nahfixation in das Fernsehen eine auf beiden Augen gleichmäßig verlaufende konzentrische Erweiterung ein.

Unter normalen Verhältnissen und im akkommodationsfähigen Alter ist diese Naheinstellungsverengerung der Pupille immer vergesellschaftet mit einer Konvergenzbewegung und mit einer Akkommodation. Auch diese beiden Bewegungen verlaufen unter normalen Bedingungen auf beiden Augen vollkommen gleichmäßig (WEILER 1910). Beide stehen quantitativ untereinander in einem geraden Verhältnis. Die Pupillenverengerung ist dagegen mit ihnen lockerer verbunden. Sie beginnt erst, wenn Konvergenz und Akkommodation bereits eine gewisse Größe erreicht haben: in der Jugend bei einer Naheinstellung auf etwa 40, im mittleren und höheren Alter auf 30 cm. In näherer Entfernung (15—20 cm) tritt sie stärker in die Erscheinung und nimmt von hier an langsam weiter zu bis zu einer Naheinstellung auf 10 cm und weniger. Bei langsamer Annäherung des Fixationsobjektes erfolgt sie in der Regel zunächst ganz allmählich, kaum meßbar, um dann, oft ziemlich plötzlich und vielfach zusammen mit einem stärkeren Konvergenzimpuls deutlicher zu werden. Der Grad der Verengerung beträgt normalerweise $^1/_4$—$^3/_4$ mm (BACH). Er ist jedoch abhängig von der Ausgangsweite der Pupille, so daß u. U. die Verkürzung des Durchmessers mehrere Millimeter betragen kann. Nach WEILER entspricht die Größe der Konvergenzverengerung derjenigen bei Belichtung mit starkem Licht. Der Ablauf der Konvergenzreaktion ist jedoch deutlich langsamer als beim Lichtreflex (ARLT 1869).

Wird nur ein Auge auf die Nähe eingestellt, so verengt sich die Pupille des verdeckten Auges ebenso wie die des fixierenden. Besteht auf dem einen Auge eine Amblyopie, so konvergiert auch dieses zunächst mit, und beide Pupillen verengern sich gleichmäßig. Überschreitet jedoch die Naheinstellung eine gewisse Größe, dann weicht plötzlich das amblyopische Auge nach außen ab, womit eine leichte Erweiterung beider Pupillen Hand in Hand geht.

Bei Einäugigen beginnt die Verengerung erst bei größerer Annäherung des Fixationsobjektes als bei Doppeläugigen. Ihr maximaler Grad ist jedoch schließlich in beiden Fällen gleich. Refraktionsanomalien und Anisometropie haben auf den Grad und den Ablauf der Verengerung keinen Einfluß. Eine Anisokorie bleibt auch während der Konvergenzmiose, wenn auch meist in verringertem Maße bestehen, gelegentlich wird sie jedoch durch die Naheinstellungsreaktion ausgeglichen.

In der Konvergenzmiose verschiebt sich das Pupillenzentrum etwas nasalwärts (v. HELMHOLTZ 1867, KNAPP 1860, ADAMÜCK und WOINOW 1871).

In der Jugend bis zum dreißigsten Jahr ist der Lichtreflex bei starken Lichtreizen stärker als die Konvergenzreaktion, später überwiegt umgekehrt die Konvergenzreaktion (KANNGIESSER 1909).

Im Gegensatz zu dem Lichtreflex fehlt bei der Konvergenzreaktion das reizlose Intervall, was sich unschwer aus dem Charakter dieser Pupillenverengerung als Mitbewegung erklärt.

HÜGH und später TSCHERNING (zit. bei HESS) haben angegeben, daß die Irisbewegung bei der Naheinstellungsreaktion anders erfolge, als beim Lichtreflex. Beim Lichtreflex soll sich nur der Pupillenteil der Iris bewegen, während bei der Konvergenzreaktion auch die peripheren Iristeile eine zentralgerichtete Bewegung zeigen. v. HESS konnte nachweisen, daß bei der Naheinstellung auch die mittleren Iristeile etwas zentralwärts rücken, während die peripheren unbeweglich bleiben. Bei diesen Untersuchungen muß man jedoch in Betracht ziehen, daß bei der Naheinstellung mit der Irisbewegung zugleich eine mehr oder weniger große Gestaltsveränderung der Linse Hand in Hand geht, die auf die Form der Vorderkammer und damit auch auf diejenige der mittleren und seitlichen Teile der Regenbogenhaut nicht ohne Einfluß ist. Da die Verengerung bei beiden Reaktionen durch den M. sphinkter erfolgt, ist kein Grund einzusehen, warum die Pupillenbewegung abgesehen von dem genannten Grunde bei der Naheinstellung prinzipiell anders erfolgen soll als beim Lichtreflex. Ich selbst konnte nur dann Unterschiede nachweisen, wenn der Lichtreflex wenig ausgiebig war. Erfolgte jedoch auf eine intensive Belichtung eine ausgiebige Reaktion, so war die Irisbewegung bei der Lichtreaktion nicht von der bei der Naheinstellung zu unterscheiden.

Eine durch maximale Konvergenz verengte Pupille verengt sich noch prompt, wenn auch nur gering, bei starker plötzlicher Belichtung, ebenso tritt durch Naheinstellung eine weitere Verengerung der durch starke Belichtung bereits verengten Pupille ein.

Alle Versuche, die Pupillenbewegung bei der Naheinstellung rein mechanisch zu erklären, sind gescheitert, so z. B. die TSCHERNINGsche Erklärung, die in dem Abfluß des Kammerwassers aus der Vorderkammer ähnlich wie nach der Parazentese der Hornhaut die Ursache der Pupillenverengerung sieht, oder die Annahme, daß Vermehrung der Blutfüllung oder eine Steigerung des intraokularen Druckes diesen Effekt haben. **Auch die Naheinstellungsreaktion ist eine streng nervös geleitete Bewegung.**

§ 29. Der Umstand, daß Konvergenz, Akkommodation und Pupillenverengerung in normalen Fällen regelmäßig vergesellschaftet sind, und daß die einzelnen Innervationen bei den höheren Graden der Naheinstellung nicht willkürlich voneinander gelöst werden können, hat zu der Annahme geführt, daß die Pupillenverengerung eine Mitbewegung lediglich mit der Konvergenz oder mit der Akkommodation sei. Viel Mühe und Scharfsinn wurde auf die Untersuchung der Frage verwendet, mit welcher dieser beiden Bewegungen, die Pupillenbewegung vor allem verbunden ist. Bis heute ist sie noch unentschieden. Die umfangreiche Literatur bis zum Jahre 1905 ist durch Moderow übersichtlich und erschöpfend zusammen gestellt und in Auszügen besprochen. Zur Lösung des Problems sind verschiedene Methoden angewendet. Durch Übung gelingt es, die Akkommodation recht weitgehend von der Konvergenz, weniger ausgiebig auch umgekehrt über den Bereich der physiologischen relativen Akkommodations- und Konvergenzbreite hinaus zu lösen, wodurch eine Untersuchung der Pupillenbewegung bei isolierter Konvergenz bzw. bei vorwiegender Akkommodation ermöglicht wird (E. H. Weber 1851, Donders 1864, Le Conte 1869). Andere Autoren benutzten die durch Vorsetzen von Konkavgläsern eintretende Akkommodationsänderung bei konstanter Konvergenz für ihre Untersuchungen (Weber, Cramer, Donders, de Ruyter 1853), oder sie schalteten durch starke Konvexgläser die Akkommodation aus (Lyder Borthen 1892, Guillery 1892) bzw. änderten durch Prismen die Konvergenz (Donders, Hering, Lyder Borthen, Seggel 1895). Wieder andere zogen pathologische Fälle heran, Störungen der Pupillenbewegung, der Akkommodation, der äußeren Augenmuskeln (Stölting und Bruns 1888, Heine 1905, Seggel 1895, Hesse 1912, Isakowitz 1912). Neuerdings versuchten Vervoort (1899), Wlotzka (1905) und Lohmann (1908) mittels besonderer, eigens für diesen Zweck konstruierter Apparate diese Frage zu lösen.

Als zusammenfassendes Ergebnis aller dieser angedeuteten Untersuchungen kann ausgesprochen werden, daß eine Pupillenverengerung sowohl bei ausschließlicher bzw. vorwiegender Konvergenz (E. H. Weber 1851, Donders 1864, Adamück und Woinow 1870, 1871, Drouin 1876, Vervoort 1899, Stölting und Bruns, Heine, Wlotzka l. c. u. a.) wie bei ausschließlicher bzw. vorwiegender Akkomodation (Hesse, Rählmann und Witkowski 1878, Le Conte, Goldflam, Lohmann u. a.) eintreten kann, daß aber der Einfluß der Konvergenz auf die Pupille bei weitem überwiegt.

Dieses widersprechende Ergebnis legt den Gedanken an einen Fehler in der Fragestellung nahe. In der Tat scheint mir auch eine einfache Überlegung auf diese Möglichkeit hinzuweisen: Alle diese drei Bewegungen dienen dem einen Zweck, beim Nahsehen möglichst scharfe Netzhautbilder auf identischen Netzhautpunkten zu entwickeln. An dieser Aufgabe ist in hervorragendem Maße die Konvergenz und die Akkommodation beteiligt, aber auch die Wirkung der Pupillenverengerung ist angesichts der mit der Krümmungszunahme der Linse stärker werdenden sphärischen Aberration nicht unbedeutend, so däß sie im Hinblick auf den Zweck des Nahsehens durchaus selbständig neben den beiden andern Bewegungen dasteht. Ermöglicht doch im höheren, akkommodationslosen Alter das Bestehen einer hochgradigen spinalen oder senilen Miose gelegentlich ein Lesen in der Nähe ohne Glas.

Das Fehlen einer Pupillenverengerung bei den seitlichen Augenbewegungen auf dem adduzierten Auge beweist, daß die Erregung des Kernzentrums des M. medialis allein nichts mit der Naheinstellungsreaktion der Pupille zu tun hat. Die MARINAschen Transplantationsversuche (1902) scheinen ferner zu beweisen, daß die Naheinstellungsinnervation der Mediales in erster Linie unmittelbar durch den kortikalen Impuls erfolgt (BACH 1908), ja, daß dieser zentrale Impuls nicht auf bestimmten Bahnen ausschließlich zu den Medialiskernen zieht, sondern daß er sich durch Vermittlung des Konvergenzzentrums diejenigen Kerne auswählen kann, welche die gewünschte Einstellung am besten ausführen. In der Regel sind es allerdings die Medialiskerne, unter abnormen Bedingungen fließt der Impuls aber auch in andere Kerne, wenn diese die Naheinstellung der Augenachsen besser zustande bringen. Denn wie MARINA zeigen konnte, erfolgt auch nach einer Verpflanzung der Sehne des Obliquus superior an die resezierte Sehne des Medialis, oder auch nach einer Verpflanzung des Externus an die Stelle des Medialis bzw. Vertauschung des Externus mit dem Internus eine prompte Konvergenzbewegung mit Miose. Der von MARINA aus diesen Experimenten gezogene Schluß, daß die Pupillenverengerung nicht mit der Konvergenz, sondern allein mit der Akkommodation verbunden ist, erscheint mir zum mindesten recht anfechtbar, da ja die Konvergenz in seinen Fällen, wenn auch auf ungewöhnlichen Wegen, erzwungen wurde.

Mir scheinen seine Befunde vielmehr zu beweisen, daß es einzig und allein auf den zentralen Innervationsimpuls ankommt, der die drei zusammengekoppelten Bewegungen der inneren und äußeren Muskulatur gleichmäßig in die Wege leitet. Es ruft daher nicht die Konvergenzbewegung an sich eine Akkommodation oder eine Pupillenverengerung hervor, ebensowenig wie die Akkommodation an sich eine Konvergenz- und Pupillenbewegung bedingt. Das beweisen u. a. auch die Beobachtungen von RÄHLMANN und WITKOWSKY (1878), nach denen bei den im Schlaf erfolgenden Konvergenzbewegungen ebenso wie bei denjenigen des neugeborenen Kindes eine Pupillenverengerung fehlt. Ebenso fehlt bei den Fusionsbewegungen (Konvergenzbewegung zur Ausgleichung einer latenten Divergenz) sowohl die Pupillenverengerung wie die Akkommodationsanspannung. Dasselbe gilt von dem Strabismus convergens auf nervöser Basis, welcher ebenso wie die vorigen durch alleinige Reizung des Konvergenzzentrums zustande kommt (BIELSCHOWSKY) und durch den Wechsel des Schielwinkels ausgezeichnet ist. Während der Konvergenz ist in diesen Fällen die Pupille und die Akkommodation in Ruhe. Demgegenüber zeigt aber der kortikal ausgelöste Konvergenzkrampf bei Hysterie eine Mitbeteiligung der Akkommodation und der Pupille. Im Schlaf, bei den Fusionsbewegungen und bei dem nervösen Strabismus convergens erfolgt die Konvergenzbewegung durch subkortikale, dem Konvergenzzentrum allein zufließende Reize, im zweiten Fall, bei dem intendierten Strabismus convergens wird durch den kortikalen Naheinstellungsimpuls zusammen mit der Konvergenz auch der Sphincter pupillae und der Akkommodationsmuskel innerviert.

Es scheint sich also das Problem der Abhängigkeit der drei peripheren Innervationen untereinander bei der Naheinstellung der Augen dahin zu vereinfachen, daß alle drei durch einen und denselben zentralen, von der Hirnrinde ausgehenden Impuls ausgelöst werden, daß sie also als unter sich selbständige Bewegungen erfolgen, die alle nur dem einen Zwecke dienen, in der Nähe mit beiden Augen möglichst deutlich d. h. binokular einfach und ohne Zerstreuungskreise zu sehen. Macht dieser Zweck es notwendig, daß unter abnormen Brechungsverhältnissen eine Lösung des Zusammenhangs der einzelnen Bewegungen eintritt, dann wird automatisch bei Refraktionsanomalien, oder durch Übung bei willkürlicher Veränderung der Brechkraft oder der Augenstellung entweder die Akkommodation oder die Konvergenz mehr oder weniger ausgeschaltet, während die Pupillenverengerung in allen Fällen bestehen bleibt und so, bald mit der Konvergenz, bald mit der Akkommodation allein oder vorwiegend vergesellschaftet ist.

Daß es sich bei den Naheinstellungsreaktionen schon unter physiologischen Bedingungen nicht um absolut starre Innervationsvorgänge handelt, sondern daß den einzelnen subkortikalen Kerngruppen eine große, wenn auch begrenzte Selbständigkeit gelassen ist, beweist das Vorhandensein der relativen Akkomodations- und Konvergenzbreite. Diese Dissoziation der einzelnen Innervationen vollzieht sich nun aber nicht im kortikalen Naheinstellungszentrum, sondern geht vom optischen Wahrnehmungszentrum aus, welches die vom Naheinstellungszentrum kommenden Impulse in den subkortikalen Zentren je nach Bedarf steigert oder abschwächt. Im Interesse des deutlichen Nahesehens vermag also das optische Wahrnehmungszentrum in beschränktem Maße in den komplexen Innervationsvorgang der Naheinstellung regulierend einzugreifen.

Mit dieser Auffassung lassen sich alle oben kurz angeführten widersprechenden Befunde ungezwungen erklären und vereinigen. Es ist eben nicht zulässig, aus dem Ausfall der einen der beiden wichtigeren Naheinstellungsreaktionen zu schließen, daß die andere, zufällig oder willkürlich übrig gebliebene, die auslösende Ursache der Pupillenverengerung ist.

Von diesem Gesichtspunkt aus gesehen, ist die Pupillenverengerung bei der Naheinstellung also keine Mitbewegung, sondern eine selbständige Zweckbewegung. Sie trägt also mit Recht ihren Namen als Reaktion. Es erscheint mir daher auch zweckmäßiger, von Naheinstellungsreaktion zu sprechen, weil dieses Wort die auslösende Ursache der Bewegung besser bezeichnet als das Wort Konvergenzreaktion, das eine nicht vorhandene Abhängigkeit der Pupillarverengerung von der Konvergenz einschließt.

3. Die Lidschlußreaktion (das Orbikularisphänomen).

§ 30. Im Gegensatz zu der Naheinstellungsreaktion, die, wie wir gesehen haben, als eine selbständige Pupillenbewegung aufzufassen ist, haben wir in der sogenannten Lidschlußreaktion, oder wie sie auch genannt wird, in dem Orbikularisphänomen, eine typische Mitbewegung mit der Innervation des gleichseitigen Augenfazialis vor uns. Von manchen Autoren wird sie auch als WESTPHAL-PILTZsche Reaktion bezeichnet.

1854 hatte bereits v. GRAEFE eine klare Beschreibung von ihr gegeben und sie auch therapeutisch zu verwenden versucht, um absolut starre Pupillen wieder zu mobilisieren. 1887 ist sie dann von GALASSI ohne Kenntnis der v. GRAEFEschen Mitteilung beschrieben. Auch diese Arbeit blieb, ebenso wie die ihr folgenden kürzeren Mitteilungen von WUNDT (1880), MOELI (1883), RAGGI (1885), GLISSARD (1896), FRUGINELE (1899), MINGAZINI (1899) unbeachtet. Erst durch WESTPHAL (1899) und durch PILTZ (1899) wurde sie allgemeiner bekannt. Es folgten dann Arbeiten von ANTAL (1900), KIRCHNER (1900), BUMKE, RAECKE (1903), SCHANZ (1901), JOLLY, UHTHOFF, SIOLI (1910), LUKACZ (1902), BEHR (1920) u. a.

Im wesentlichen wurde von allen diesen Forschern nur das bestätigt, was schon v. GRAEFE beobachtet hatte: daß es in erster Linie lichtstarre (sowohl reflektorisch wie absolut starre) Pupillen sind, bei denen zusammen mit dem Lidschluß eine Pupillenverengerung auftritt, und zweitens, daß ein starker aktiver Lidschluß die Voraussetzung für das Zustandekommen des Phänomens ist. Doch wurde von WUNDT, WESTPHAL, PILTZ u. a. schon darauf aufmerksam gemacht, daß es, wenn auch selten, in anscheinend ganz normalen Pupillen auftreten kann. Erst durch die Untersuchungen BUMKES steht es außer Zweifel, daß das Orbikularisphänomen in allen normalen Augen vorhanden und daher als eine physiologische Erscheinung anzusprechen ist (BACH 1903, DONATH 1904, BEHR 1920 u. a.), die allerdings durch pathologische Veränderungen, besonders durch solche der Lichtreaktion, deutlicher nachweisbar wird. Unter normalen Verhältnissen läßt sie sich gewöhnlich nur schwierig, und dann auch nur unter Beobachtung besonderer Vorsichtsmaßregeln erkennen. Doch gibt es, wie ich es selbst beobachtet habe, Fälle, in denen sie auffallend deutlich ist und hinter der Konvergenzreaktion sowohl binsichtlich der Schnelligkeit wie der Größe der Verengerung kaum zurücksteht; ja gelegentlich wird sie schon durch den gewöhnlichen reflektorischen Lidschlag ausgelöst (LUKACZ 1902).

Die Lidschlußreaktion kommt also zustande sowohl bei dem willkürlichen, wie bei dem intendierten aber verhinderten, wie endlich bei dem reflektorischen Lidschluß.

Die Schwierigkeit des Nachweises beim Normalen beruht zum größten Teil auf der Superposition des stärkeren Lichtreflexes, dessen Bewegungsrichtung derjenigen der Lidschlußreaktion gerade entgegengesetzt ist sowohl durch die beim Lidschluß eintretende Erweiterungstendenz, gegen die die Verengerungsphase der Lidschlußreaktion anzukämpfen hat, wie in der Verengerung der Pupille beim Wiedereröffnen der Lider (Lichtreaktion), die die Erweiterungstendenz der Lidschlußreaktion nach Aufhören des forcierten Lidschlusses überlagert.

§ 34. BUMKE hat mehrere Methoden angegeben, welche diese störende Einwirkung des Lichtreflexes wettmachen sollen. Setzt man während des Lidschlusses die Helligkeit um ein beträchtliches herab, »so wird eine nach dem Öffnen des Auges auftretende Erweiterung an Stelle der gewöhnlichen Verengerung auch bei Personen beobachtet, bei denen der Versuch ohne diese Maßnahme, mittels welcher man gewissermaßen der Adaptation der Retina zuvorkommt, negativ ausgefallen war.«

Ebenso ist es BUMKE zuweilen gelungen, durch eine vorhergehende, länger dauernde intensive Belichtung des Auges die Lidschlußreaktion sichtbar zu machen. Es werden dann die den Lichtreflex vermittelnden Retinaelemente derart erschöpft, daß geringe Lichtmengen nur eine verhältnismäßig unerhebliche Sphinkterkontraktion nach dem Wiedereröffnen der Lider auslösen. Natürlich darf bei diesem Versuche das Auge nicht zu lange geschlossen bleiben, da sonst die Netzhaut Zeit findet, sich zu adaptieren.

Schließlich soll nach BUMKE eine leichte Kokainisierung das Orbikularisphänomen wesentlich deutlicher machen.

Ich habe nicht den Eindruck gewonnen, daß durch diese Methoden die Auslösung der Lidschlußreaktion bei Normalen wesentlich deutlicher wird. Im allgemeinen bleibt die Pupillenbewegung auch dann eine nur angedeutete. Es ist daher nicht zu verwundern, wenn manche Autoren auf dem Standpunkt stehen, daß dem Orbikularisphänomen eine klinische Bedeutung nicht zukommt, daß man es nur kennen müsse, um Verwechselungen zu vermeiden (BACH, BUMKE.)

Im allgemeinen tritt das Orbikularisphänomen nur bei forciertem Lidschluß ein, wobei es gleichgültig ist, ob der Lidschluß auch wirklich ausgeführt oder durch Auseinanderhalten der Lider gehindert wird. Die letztere Methode hat den Vorzug, die Pupille dauernd in Beobachtung behalten zu können, während bei dem einfachen Zukneifen nur die sekundäre Erweiterung nach dem Wiederöffnen der Lider den Schluß auf eine vorhergegangene Verengerung zuläßt, ohne über diese selbst, insbesondere über die Schnelligkeit ihres Ablaufens und ihre Größe etwas erkennen zu lassen.

Die Untersuchung mittels des intendierten, aber verhinderten Lidschlusses pflege ich so auszuführen, daß ich mit dem Daumen der einen Hand das Oberlid unmittelbar oberhalb des Intermarginalsaums nach oben gegen das Orbitaldach drücke und es dadurch zugleich etwas von der Bulbusoberfläche abhebe, während ich mit dem Daumen der andern Hand das Unterlid nach unten vom Bulbus abziehe. Erst wenn dieses geschehen ist, fordere ich den Patienten auf, die Lider so stark zuzukneifen, wie nur möglich. Die Mehrzahl der Patienten kann das aber nicht sofort. Es ist daher zu empfehlen, einige einfache Kneifversuche vorauszuschicken und sich durch einen leichten Zug an den zugekniffenen Lidern davon zu überzeugen, daß nicht nur die Pars palpebralis, sondern die Pars orbitalis des Orbikularis innerviert wird. Ein häufiges Wiederholen der Versuche bei einem und demselben Patienten zeigt auffallende Unterschiede in der Reaktion nach dem Öffnen der Lider. Bei scheinbar gleich starker Orbikularisinnervation erfolgt das eine Mal keine, das andere Mal eine ausgiebige und prompte Erweiterung. Bringt man in dem ersten Fall die Lider mit dem Finger auseinander, so gelingt es gewöhnlich ohne Mühe die Lidspalte zu öffnen, dagegen bieten die peripheren Teile des M. orbicularis dem Finger einen größeren Widerstand. Die meisten Menschen vollführen anscheinend den Lidschluß auf Kommando nur durch stärkere Innervation der äußeren Teile des Orbikularis. Dabei ziehen sie die Stirn nach unten und die Haut der Wange nach oben und drängen so die Haut über den Lidern zusammen, während die Lider selbst nur wenig fester als bei dem gewöhnlichen Lidschluß geschlossen werden. Meistens fehlt darum auch bei einer derartigen starken mimischen Innervation des Orbicularis oculi ohne wesentliche Beteiligung der Pars palpebralis die Fluchtstellung des Bulbus nach oben.

Es ist daher bei der Untersuchung mittels des einfachen Lidschlusses immer zu kontrollieren, ob auch die Lider selbst stark zusammengepreßt werden. Die Beachtung dieser Nebensächlichkeiten ist von großer Bedeutung, da ja das Lidschlußphänomen in den meisten Fällen nur bei forciertem Lidschluß und, wie ich annehmen möchte, ausschließlich bei der forcierten Innervation des palpebralen Anteils des Orbikularis zutage tritt.

Bei dem intendierten, aber willkürlich verhinderten Lidschluß, bei dem diese Fehlerquelle leichter zu vermeiden ist, stört wiederum die starke Fluchtstellung des Bulbus nach oben, andererseits ergeben sich Fehlerquellen durch psychosensible Reflexe. Eine Hornhautberührung kann eine reflektorische Verengerung der Pupillen bewirken (Trigeminusreflex) und dadurch eine möglicherweise gar nicht vorhandene Lidschlußreaktion vortäuschen, andererseits

kann ein stärkerer Druck auf die Lider sensible und psychische Erweiterungsimpulse auslösen, die den Ablauf des eigentlichen Orbikularisphänomens
überlagern und hemmen.

Jeder forcierte Lidschluß ist nun in der Mehrzahl der Fälle begleitet
von einem Ausweichen des Bulbus nach oben, oben außen und seltener
nach oben innen. Es erhebt sich daher die Frage, ob die Pupillenverengerung
mit dieser Bulbusbewegung oder mit dem Lidschluß synergisch erfolgt, eine
Frage, die GOLDFLAM (1911) zugunsten der letzteren Möglichkeit beantwortet.
Wie ich auf Grund meiner eigenen Beobachtungen annehmen darf, mit Recht.
Denn es kommen, wenn auch selten, Fälle zur Beobachtung, in denen das
BELLsche Phänomen der Fluchtstellung des Bulbus trotz forcierter Lidschluß-
innervation fehlt, und in denen trotzdem eine energische, synergische Pupillenverengerung auftritt. Andererseits fehlt, von seltenen Ausnahmefällen abgesehen, eine synergische Pupillenverengerung bei extremer Blickhebung
ohne gleichzeitigen Lidschluß.

Wie wir noch genauer ausführen werden, beruht die Schwierigkeit
der Auslösung der Lidschlußreaktion auf einer Art Hemmung durch den
Lichtreflex. Der unmittelbare Beweis für diese Auffassung wird durch die
Fälle von vorübergehender Amaurose gegeben, in welchen die Lidschlußreaktion im Stadium der Amaurose mit aller Deutlichkeit nachweisbar war,
um dann mit der allmählichen Wiederherstellung des Sehvermögens und
des Lichtreflexes langsam immer undeutlicher zu werden (s. S. 62).

Das Orbikularisphänomen tritt bei einseitigem Lidschluß regelmäßig
auch nur einseitig auf. Niemals besteht eine konsensuelle Verengerung auf dem andern Auge. Ein Befund, der für die Frage, ob zwischen
den beiderseitigen Kerngebieten des Sphincter pupillae Verbindungen bestehen, von ausschlaggebender Bedeutung sein dürfte. Die von BERNHEIMER,
BACH u. a. »postulierte« internucleare Faserverbindung dürfte damit wieder-
legt sein (1912).

Wichtig erscheint mir noch die KIRCHNERsche Beobachtung, nach der
das Orbikularisphänomen durch häufigere Wiederholung deutlicher wird. In
manchen Fällen glaube auch ich, eine solche »Bahnung« gesehen zu haben,
die aber meines Erachtens eher dadurch entsteht, daß die Patienten mit
der häufigeren Wiederholung des forcierten Lidschlusses diese Bewegung
besser auszuführen lernen. Denn auf die Stärke der Orbikularisinnervation
kommt es allein an.

§ 32. Die Mehrzahl der Autoren führt mit WESTPHAL und PILTZ die
Pupillenverengerung auf eine Mitbewegung des Sphincter pupillae mit dem
Augenfazialis zurück und nimmt eine direkte Faserverbindung zwischen
den beiden in Betracht kommenden Kerngebieten an, ähnlich wie sie für das
BELLsche Phänomen in einer Verbindung zwischen Fazialiskern und Kern-

gebiet des Rectus superior und Obliquus inferior angenommen werden muß. Westphal hat auf die Befunde Mendels hingewiesen, die eine direkte Reizübertragung innerhalb des Okulomotoriuskerns als möglich erscheinen lassen, ohne sie allerdings ohne weiteres auf menschliche Verhältnisse übertragen zu wollen. Mendel (l. c.) fand nämlich, daß bei Kaninchen und Meerschweinchen der Kern des Augenfazialis im Okulomotoriusgebiet liegt. Nach Schanz (l. c.) soll die Verengerung der Pupille durch eine direkte mechanische Einwirkung des kontrahierten Orbikularis auf den Bulbus zustande kommen. Durch ihn soll ein Druck auf die Iriswurzel entstehen, der die Abflußwege des Blutes verlegt und so eine Stauung in den Gefäßen hervorruft, die dann sekundär zur Pupillenverengerung führt. Diese Auffassung ist schon durch die Beobachtung widerlegt, daß auch dann eine Verengerung der Pupille auftritt, wenn der intendierte Lidschluß willkürlich durch Auseinanderhalten der Lider gehindert und damit eine Druckwirkung auf den Bulbus vermieden wird.

Daß andrerseits aber ein Druck auf den Corneoscleralrand eine Pupillenverengerung hervorrufen kann, habe ich mehrfach selbst beobachtet. Dabei kommt es aber niemals zu einer Verengerung der gesamten Zirkumferenz, sondern immer nur zu einer umschriebenen Formänderung an den der Druckstelle unmittelbar benachbarten Teilen der Pupille. Die Eindellung des Bulbus am Hornhautrand verursacht eine Anspannung des anliegenden Irisabschnittes, wodurch sich der zugehörige Bogen der Pupille zur Sehne strafft. Es entsteht also eine umschriebene Abflachung und damit eine Entrundung der Pupille.

v. Sarbó (1914) hält die Lidschlußreaktion für eine verkappte Konvergenzreaktion. Sie soll nur dann auftreten, wenn sich die Bulbi nach oben und innen bewegen. Widerlegt wird diese Ansicht, ganz abgesehen von den nicht so seltenen Fällen, in welchen die Bulbi in Divergenzstellung nach oben treten, durch pathologische Fälle, in denen die Konvergenzreaktion erloschen, die Lidschlußreaktion prompt erhalten ist.

Es kann keinem Zweifel unterliegen, daß die Lidschlußreaktion eine selbständige Pupillenbewegung darstellt, die rein durch nervöse Einflüsse ausgelöst wird.

§ 33. Anhangsweise führe ich noch eine weitere von Schlesinger (1911) gefundene Mitbewegung des Sphinkters an, die durch eine starke Hebung der Augenbraue zustande kommen und auch in lichtstarren Pupillen erhalten sein soll. Ich selbst habe diese Mitbewegung bis jetzt nicht auslösen können.

Nahe verwandt mit dem Schlesingerschen Phänomen, das gelegentlich auch paradox auftreten kann (so sah Schlesinger selbst bei einem Tabiker auf Kontraktion des Corrugator supercilii Erweiterung der hochgradig miotischen Pupille), ist eine Beobachtung von Bernhard Steiner (zit. bei

Bauer 1918), nach welcher bei sehr vielen Menschen eine mehr oder minder deutliche Pupillenverengerung auftritt, wenn man sie auffordert, unter strenger Fixation eines bestimmten Punktes die Augen möglichst weit aufzureißen, also den Levator palpebrae kräftigst zu innervieren. Auch diese Reaktion habe ich bis jetzt nicht nachweisen können.

4. Trigeminusreflex. Okulopupillarreflex.

§ 34. Stefani und Nordera (1900), v. Varaday (1902), Lukacz (1902), Bumke (1907, 1911) u. a. haben als okulopupillaren oder als Trigeminus-Fazialisreflex eine im Anschluß an eine taktile oder thermische Reizung der Cornea, Conjunctiva, der Lider und auch der weiteren Umgebung der Augen auftretende physiologische Pupillenbewegung beschrieben. Dauern diese Reize nur kurze Zeit, so erweitert sich die Pupille zunächst, um sich darauf schnell wieder zu verengern und in diesem Zustande zu verharren. Bei länger dauernden Reizen tritt nach der anfänglichen Erweiterung ebenfalls eine Verengerung ein. An diese schließt sich aber eine allmähliche Erweiterung an, die nach etwa zwei Minuten von einer erneuten Verengerung unterbrochen wird. Die Reaktion erfolgt auf beiden Augen zugleich. Der einzige Unterschied zwischen beiden Seiten, besonders bei thermischer Reizung, besteht darin, daß die Pupille der nicht gereizten Gesichtshälfte schneller ihre ursprüngliche Weite wiederfindet, als die der gereizten Seite.

Nach Stefani und Nordera kann es sich hierbei nicht um eine konsensuelle Reaktion handeln, da das Pupillenphänomen auf der nicht gereizten Seite auch dann auftritt, wenn die Pupille der Reizseite durch Atropin gelähmt ist, eine angesichts der zentralen Innervationsauslösung unmögliche Annahme. Wie es bereits bei der Besprechung der indirekten Lichtreaktion auseinandergesetzt wurde, kann überhaupt von einer Zusammenkoppelung der beiderseitigen Pupillenbewegungen keine Rede sein in dem Sinne, daß, wenn sich die eine bewegt, die andere automatisch und zwangsläufig die gleiche Bewegung ausführt. Vielmehr bewegen sich beide Pupillen vollkommen selbständig. Ist die Bewegung auf beiden Seiten gleich, so beweist das nur, daß auf beide Pupillenzentren ein gleich starker Innervationsimpuls einwirkt. Jedes Zentrum arbeitet für sich selbständig. Von diesem Gesichtspunkt aus müssen wir auch hinsichtlich des Okulo-Pupillarreflexes annehmen, daß der sensible Reiz in beide Kernzentren einfließt und hier gleiche Zustandsänderungen in den Ganglienzellen hervorruft.

Den auffallenden Wechsel zwischen Erweiterungs- und Verengerungsimpulsen sucht Bumke durch die Annahme zu erklären, daß hier ein Wettstreit zwischen einer sensiblen Erweiterungsreaktion und der Lidschlußreaktion vorliegt. Der sensible Reiz im Gesicht soll ebenso, wie an anderen Körperstellen, eine Pupillenerweiterung auslösen, während der durch den sensiblen Reiz gleichzeitig ausgelöste Lidschluß für die Pupillenverengerung verantwortlich gemacht wird. Auf diese Weise glaubt Bumke die Schwierigkeit umgehen zu können, die sich aus der Annahme ergeben würde, daß die Pupillenverengerung reflektorisch durch den Trigeminusreiz zustande kommt. Denn dann müßte ja die gleiche sensible Erregung zwei entgegengesetzte Bewegungen an der Pupille auslösen.

Gegen die Bumkesche Erklärung spricht meines Erachtens zunächst, daß die Lidschlußreaktion immer nur gleichseitig auf der Seite des Lidschlusses und niemals konsensuell erfolgt, während die Verengerung bei dem Okulo-pupillarreflex trotz einseitiger Reizung doppelseitig ist. Überdies braucht namentlich bei Reizung der näheren Umgebung des Auges gar kein Lid-schluß aufzutreten. Und trotzdem sehen wir die Pupille sich nach der an-fänglichen Erweiterung verengern.

Wir kommen infolgedessen wohl kaum um die Annahme herum, daß die Miose reflektorisch durch den Trigeminusreiz selbst ausgelöst wird, mit anderen Worten, daß es einen echten Trigeminusreflex der Pupille analog dem Lichtreflex gibt. Das geht besonders auch aus einer alltäglichen klinischen Erfahrung hervor, nämlich aus der Miose, die sich mit Regelmäßigkeit an oberflächliche Erosionen und Fremdkörper der Hornhaut bei vollkommen reizlosem Auge anschließt, ohne daß ein Blepharospasmus besteht, und ohne daß wir eine indirekte Reizwirkung auf den Sphincter pupillae, etwa durch Toxine anzunehmen in der Lage wären. Als Beweis dafür diene eine eigene Beobachtung:

Beim Einträufeln einer 1 prozentigen Zinklösung fiel von der Pipette ein Krystall von Zinksulfat auf die Hornhaut und rief hier sofort eine heftige Schmerz-empfindung und einen starken Blepharospasmus hervor. Das Schmerzgefühl und der Blepharospasmus verschwanden sehr bald, das Fremdkörpergefühl blieb längere Zeit bestehen. Die Pupille war gegenüber der anderen Seite deutlich verengt, ohne daß die geringste Neigung zum Lidschluß bestand. Der reflektorische Lidschluß erfolgte nicht häufiger und nicht lebhafter, bzw. energischer als gewöhnlich. Auf der Hornhaut war von einem Fremdkörper nichts zu sehen. Es konnte sich daher nur um eine Ätzwirkung und um eine dadurch bedingte Reizung der Nerven-endigungen handeln. Das rasche Verschwinden aller Symptome nach einer Stunde schließt jede andere Erklärung aus.

Derartige klinische Erfahrungen lassen wohl keine andere Deutung zu als die, daß hier tatsächlich ein reflektorischer Vorgang vorliegt, daß unter bestimmten Bedingungen eine Reizung des **Augentrigeminus** reflek-torisch eine Pupillenverengerung zur Folge hat.

Die Erklärung für den doppelten Effekt dieser sensiblen Reizung erscheint mir keine wesentlichen Schwierigkeiten zu bieten, wenn man bedenkt, daß die sensible Erweiterungsreaktion ebenso wie die sensorischen und Psycho-reflexe der Pupille nur dann auftreten, wenn die Erregung durch das Be-wußtsein gegangen ist. Die Bahnen dieser Erweiterungsreaktionen laufen also m. a. W. durch die Großhirnrinde.

Die für den Okulopupillarreflex zu postulierende Bahn (Trigeminus I-Ganglion Gasseri—Kernzentrum des Ramus ophthalmicus — hinteres Längsbündel — Sphinkterkern — deszendierende Sphinkterbahn) liegt dagegen subkortikal.

Angesichts der im Vergleich zu den meisten anderen Körperstellen stark erhöhten sensiblen Empfindlichkeit des Auges und seiner näheren Umgebung gelangen auch schwache Reize ins Bewußtsein und lösen einen verhältnismäßig starken sensiblen Erweiterungsimpuls aus. Jeder stärkere Erweiterungsimpuls hemmt jedoch, wie wir schon hervorgehoben haben, einen gleichzeitig erfolgenden Verengerungsimpuls oder hebt diesen sogar ganz auf. An jeden sensiblen Reiz tritt aber in der Regel eine sich ziemlich rasch steigernde Gewöhnung im Bewußtsein ein, wodurch sich auch der Erweiterungsimpuls abschwächt und gleichzeitig bestehende Verengerungsimpulse die Oberhand gewinnen können.

Die oben angeführten Untersuchungen von STEFANI und NORDERA, v. VARADAY, LUKACZ und von BUMKE zeigen in dem Wechsel zwischen Pupillenverengerung und Pupillenerweiterung ja geradezu den Wettstreit der gleichzeitigen antagonistischen Innervationen.

Nach dieser Auffassung führt eine Reizung des Augentrigeminusastes einmal als allgemeine sensible Erregung auf der kortikalen Reflexbahn zu einer Pupillenerweiterung, dann aber zugleich auch auf der subkortikalen Reflexbahn zu einer Pupillenverengerung. Die aus diesen beiden antagonistischen Innervationen resultierende Bewegung wird durch die Stärke der kortikalen Erregung bestimmt.

Daß der Augenast im Ramus ophthalmicus und seinem Kerngebiet eine besondere Stellung einnimmt, beweist seine leichte Verletzlichkeit. (Areflexie der Cornea als einziges Trigeminussymptom z. B. bei Erkrankungen der hinteren Schädelhöhle.) Es begegnet darum auch keinen Schwierigkeiten, wenn man diesem von allen sensiblen Trigeminusästen wichtigsten Ast auch besondere, einem besseren Schutz des Auges dienende Funktionen zuspricht.

Die experimentellen Untersuchungen, die bis jetzt über diese Frage vorliegen, sind nicht eindeutig: BACH und MEYER (1905) beobachteten bei Kaninchen eine einseitige Pupillenverengerung bei Reizung des gleichseitigen zerebralen Teils der Medulla oblongata und des Trigeminus. Sie schließen daraus, daß motorische Trigeminusfasern (beim Kaninchen!) direkt zur Iris ziehen, ohne das Ganglion ciliare zu durchsetzen. Eine ähnliche Schlußfolgerung läßt die Beobachtung GRÜNHAGENS (1867) zu, der im Tierversuch bei direkter Reizung des Ramus ophthalmicus auch im atropinisierten Auge eine Verengerung der Pupille eintreten sah. Daß diese Befunde bei Tieren jedoch nicht ohne weiteres auf den Menschen übertragen werden dürfen, zeigen die operativen Trigeminusresektionen und -ausdrehungen von F. KRAUSE (1896), (Exstirpation des Ganglion Gasseri und Herausdrehen des Trigeminusstammes, Resektion des ersten Trigeminus tief in der Orbita), die ohne Einfluß auf die Pupillenweite blieben.

Diese Beobachtungen am Menschen sprechen nun nicht gegen die oben näher ausgeführte Annahme, daß im Ramus ophthalmicus Fasern verlaufen, deren Reizung eine reflektorische Pupillenverengerung zur Folge hat. Ihr Vorhandensein äußert sich an der Pupille eben nur dann, wenn sie gereizt sind. Ihr Ruhezustand und ebenso auch ihre Zerstörung bleibt ohne Rückwirkung auf die Pupillenweite, da ihr Eigentonus allein keine Einwirkung auf den Sphinkterkern hat.

5. Ohrreflex.

§ 35. Möglicherweise gehört in das Gebiet des Trigeminusreflexes auch der von Schreiber (1905) bei Kaninchen gefundene »Ohrreflex«. Bei energischem Packen am Ohr, Luxieren der Bulbi, mechanischer Reizung der Kornea, der Nasenschleimhaut und der Lider trat eine prompte Miose ein, aber nur dann, wenn der Optikus orbital- oder intrakraniell durchschnitten war, während andere sensible Reize z. B. Beklopfen der Bauchdecken Mydriasis bewirkten. Der Verengerungsreflex fehlt bei normal funktionierendem Optikus. Anscheinend übt also der Lichtreflex eine solche Herrschaft über den Sphinkterkern aus und bestimmt so einseitig seinen Tonus, daß schwächere reflektorische Reize und Mitbewegungen (Orbikularisphänomen!) nicht überschwellig werden können.

6. Galvanischer Pupillenreflex (Bumke).

§ 36. Durch v. Helmholtz ist nachgewiesen, daß schwache, durch das Auge geleitete galvanische Ströme eine Lichtempfindung auslösen können. Bumke zeigte, daß etwas stärkere Ströme auch eine Pupillenverengerung bewirken, die er als Folgeerscheinung des inadäquaten optischen Lichtreizes erklärt. Entsprechend seiner Geringfügigkeit ist auch die Pupillenverengerung nur schwach und daher am besten mittels vergrößernder Systeme und unter günstigen Adaptationsbedingungen zu untersuchen.

Am zweckmäßigsten verfährt man nach Bumke (1911), wenn man eine (etwa 80 qcm) große Elektrode auf dem Sternum befestigt und die kleinere Reizelektrode (10 qcm) dicht neben dem Auge auf die Schläfe, oder wenn nur die konsensuelle Reaktion geprüft werden soll, direkt auf das geschlossene, durch eine Watteschicht vor jedem Druck geschützte Auge, aufsetzt. Normalerweise sind, wenn der Strom von der Schläfe her durch das Auge geleitet wird, Stromstärken von durchschnittlich 2,4 Milli-Ampère, bei Befestigung der Elektrode direkt über dem Auge solche von 0,3 Milli-Ampère nötig, um durch Anodenschluß eine deutliche Verengerung der gleichseitigen und der kontralateralen Pupille auszulösen. Zwischen dem optischen und sensorischen Effekt bestehen ganz bestimmte Beziehungen derart, daß die sensorische Wirkung, die subjektive Lichtempfindung der motorischen vorangeht.

Die Pupillenreaktion auf den galvanischen Reiz gleicht vollkommen derjenigen auf schwache und kurze Lichtreize. Auch die sekundäre Erweiterung stimmt bei beiden Reizen qualitativ genau überein.

Über das Verhalten der Pupille gegenüber dem faradischen Strom hat RUTTIN (1919) Untersuchungen angestellt. Er fand, daß die normale Pupille auf schwache, faradische Reize (15—20 Volt) sehr wenig reagiert. Die Reaktion besteht in einer geringen Erweiterung bei Stromeintritt, der ein leichtes Schwanken der Weite und schließlich ein Gleichgewichtszustand bei mäßiger Erweiterung folgt. Beide Pupillen reagieren gleichsinnig, die dem Strom nähere, deutlicher. Die Reaktion scheint am stärksten, wenn der Strom durch das Unterlid geht.

II. Die aktiven Erweiterungsreaktionen.

Die Pupillenunruhe. Die sensible, sensorische und psychische Reaktion.

§ 37. Setzt man die Belichtung des Auges herab, so erweitert sich die Pupille. Die Erweiterung ist die Folge einer neuen, dem verminderten Lichtreiz angepaßten Einstellung des Tonusgleichgewichts der Irismuskulatur. Die führende Rolle spielt dabei offenbar der von dem Reiz unmittelbar abhängige Sphinktertonus. (Tonusherabsetzung. Passive Eweiterungsreaktion.)

Neben dieser Form der Erweiterungsreaktion gibt es eine zweite, die dadurch ausgezeichnet ist, daß bei unveränderten afferenten Reizen die Erweiterung durch zentrale Hemmung des Sphinktertonus und zugleich durch aktive Steigerung des Sympathikustonus zustande kommt. Diese am zweckmäßigsten wohl als aktive Erweiterungsreaktion zu bezeichnende Pupillenbewegung wird durch sensible, sensorische und psychische Reize zur Auslösung gebracht.

Als erster hat wohl JOH. MÜLLER (1840), später OTTO DOMRICH (1849) und GRATIOLET (1855) beobachtet, daß bei psychischen Erregungen eine Pupillenerweiterung eintritt. Heute wissen wir, daß jede Erregung der sensiblen Sphäre in weitestem Umfange des Wortes, ja jedes psychische Geschehen (BUMKE) eine Pupillenerweiterung hervorzurufen vermag, vorausgesetzt, daß die Erregung über die Schwelle des Bewußtseins tritt.

Da dem Bewußtsein nun aber dauernd sensible und sensorische Reize zufließen, und da ferner im Bewußtsein selbst dauernd Veränderungen vor sich gehen, werden im wachen Zustande von der Hirnrinde aus der Pupille dauernd Erweiterungsimpulse zugeführt, die mit den afferenten, in den Sphinkterkern einlaufenden Verengerungsreizen in Wettkampf treten. Die Folge ist eine dauernde Pupillenunruhe (LAQUEUR), auf die als erste wohl RIEGER und FORSTER (1881), SCHADOW (1882), LAQUEUR (1887) hingewiesen haben. Daß es sich bei ihr in der Tat um einen dauernden Wettkampf zwischen sensiblen, sensorischen oder psychischen Erweiterungsimpulsen einerseits und den durch den Lichtreiz gegebenen Verengerungsimpulsen andererseits handelt, wird durch eine durch Bach (1908) und durch Weiler (1910) bestätigte Beobachtung von Bechterews bewiesen. Verdeckt man bei einseitiger amaurotischer Starre und sonst normalen Pupillen das sehende Auge, so verschwindet momentan die Pupillenunruhe zugleich mit der Pupillenerweiterung. Mit dem Augenblick der Wiederbelichtung des sehenden Auges kehrt zusammen mit der konsensuellen Reaktion auch die Pupillenunruhe wieder.

Die Bewegungen des Pupillenrandes vollziehen sich nun bei der Pupillenunruhe nicht gleichmäßig wie bei den gewöhnlichen Verengerungs- oder Erweiterungsreaktionen, sondern ausgesprochen partiell und ungleich. In größeren oder kleineren Zwischenräumen erfolgt bald hier, bald da eine umschriebene Erweiterung von kurzem Ausschlag, der alsbald, unter Zusammenziehung und Verkürzung der gleichen Stelle eine Verengerung folgt. Vielfach besteht an den einzelnen Stellen der Zirkumferenz eine peristaltische Bewegung: die eine Stelle verengt sich, während eine andere, ihr oft unmittelbar benachbarte sich erweitert. Fast keine Stelle der Zirkumferenz verharrt in Ruhe. Die Schnelligkeit der Bewegung ist nicht nur bei den verschiedenen Individuen, sondern auch bei den gleichen Personen zu verschiedenen Zeiten verschieden (Weiler 1910). Ebenso inkonstant ist der Bewegungsausschlag, der nur ausnahmsweise eine Größe über $1/_2$ mm (nach Bumke bis zu 1 mm) erlangt und dadurch auch makroskopisch nachweisbar wird.

Als physiologische Erscheinung findet sich die Pupillenunruhe bei jedem Gesunden (Bumke, Runge 1913 u. a.), nur im höheren Alter fehlt sie oder ist nur angedeutet. Bei Frauen ist sie im allgemeinen ausgesprochener als bei Männern (Moeli 1882, Moebius 1884). Sie ist unabhängig von der Stärke der Belichtung, sobald sich die Retina pupillomotorisch adaptiert hat, ferner von der Weite der Pupille und von dem Grade der Konvergenz. Sie verschwindet weder durch eine leichte Chloroformnarkose noch durch die Morphium-, Opium- oder Eserinmiose. Kokaininstillation verstärkt sie (Laqueur). Dagegen verschwindet sie im tiefen Schlaf, in tiefer Narkose und bei der Atropinmydriasis.

Eine besondere Form der Pupillenunruhe stellen die wurmförmigen Zuckungen dar (Münch 1911, Sattler 1911, Hirschberg 1912 u. a.), die im Grunde nichts anderes sind, als eine Vergröberung der physiologischen Unruhe. Sie bilden offenbar schon den Übergang zu pathologischen Veränderungen, in deren Anfangsstadien sie mit großer Häufigkeit beobachtet werden (s. u.).

Nicht zu verwechseln ist die Pupillenunruhe mit dem Hippus iridis, bei welchem in ausgesprochen rhythmischer Weise eine konzentrische Bewegung des ganzen Pupillenrandes erfolgt, die nach Gaupp (1905) als ein klonischer Krampf, nach DONATH (1892) als ein Tremor des Sphinkters zu erklären ist.

§ 38. Gegenüber der Pupillenunruhe trägt die sensible, sensorische und die Psychoreaktion viel deutlicher die Zeichen einer Reaktion, insofern als Reiz und Reizeffekt an der Pupille in unmittelbarer Folge eintreten und der Untersuchung zugänglich sind, und auch insofern als die Erweiterung der Pupille konzentrisch, d. h. überall gleichmäßig an der Zirkumferenz erfolgt. Gegenüber den Verengerungsreaktionen sind diese Erweiterungsbewegungen ausgezeichnet durch eine gewisse Bedächtigkeit und Unsicherheit. Nur bei sehr starken Reizen sieht man hier eine rasche und zielbewußte, d. h. eine ausgiebige, sofort zu einem ganz bestimmten Maximum des Bewegungsausschlages führende Erweiterung. An diese Erweiterung, deren Größe nicht allein von der Reizintensität, sondern auch von dem jeweiligen Zustande des Bewußtseins abhängig ist (Grad der Reizbereitschaft), schließt sich für gewöhnlich eine ruckförmige Verengerung an (Tonusanpassung des Sphinkters), die jedoch nicht zur Ausgangsweite der Pupille zurückführt, und die sofort von einer neuen Erweiterung abgelöst wird. Dieses Spiel zwischen Erweiterungs- und Verengerungsimpulsen kann sich häufiger wiederholen, so daß rhythmische, im Gegensatz zu der Pupillenunruhe jedoch konzentrische Oszillationen des Pupillenrandes die Folge sind. Im Grunde ist diese Form der Pupillarreaktion nichts anderes als eine Systematisierung und Steigerung der Pupillenunruhe. Es hat daher auch alles das, was oben über diese gesagt worden ist, hier Gültigkeit.

Nach BARTELS (1904), BACH (1908) u. a. läßt sich die sensible Reaktion bei Neugeborenen bereits in den ersten Lebenstagen, nach PFISTER (1898) jedoch erst nach dem sechsten Lebensmonat deutlich und regelmäßig nachweisen.

Im Gegensatz zu der Pupillenunruhe ist die sensible, sensorische und psychische Reaktion abhängig von der Ausgangsweite der Pupille. Am deutlichsten ist sie bei mittlerer Weite, während abnorme Weite und größere Enge sie beeinträchtigen (BUMKE 1911, HÜBNER 1906).

Ebenso wie bei dem Lichtreflex besteht auch hier ein reaktionsloses Intervall (Reizlatenz), das nach WEILER (1910), wie es bei der Abhängigkeit von psychischen Faktoren wohl zu erwarten war, beträchtlich (zwischen 0,44 und 0,36 Sekunden) nach BRAUNSTEIN (1894) zwischen 0,44 und 0,46 Sekunden schwankt. ALBRECHT fand einen mittleren Wert von 0,292 Sekunden.

Ausgelöst wird die Erweiterungsreaktion durch jeden sensiblen Reiz unter der Voraussetzung, daß ihn das Bewußtsein perzipiert, ebenso unter der gleichen Voraussetzung durch sensorische Reize. Unter diesen vor allem durch akustische, aber auch durch visuelle (LOEWY). Und schließlich durch jedes psychische Geschehen (BUMKE), das sich gerade in den Bewußtseinsbrennpunkt stellt. Ist die Erregung in dem Bewußtsein bzw. in der Großhirnrinde von besonderer Stärke (die nur ausnahmsweise der Größe des objektiven äußeren Reizes proportional ist), oder führt sie gar zu Affektzuständen, dann vermag der Erweiterungsimpuls jeden Verengerungsimpuls abzuschwächen, zu hemmen oder gar vollständig aufzuheben. Die Pupille erweitert sich maximal und erscheint bei der gewöhnlichen Untersuchung fast oder vollkommen starr auf Belichtung und Konvergenz (spastische Pupillenstarre s. u.). Im epileptischen Anfall überwindet der Erweiterungsimpuls sogar die vorher durch Eserin verengte Pupille genau so, wie auf dem zweiten nicht vorbehandelten Auge. Nach Abklingen des Anfalls stellt sich die Miose wieder her (SOMMER 1909).

Dieses Überwiegen der psychischen bzw. sensorischen Erweiterungsimpulse macht sich manchmal auch störend bei der Prüfung der Lichtreaktion mittels künstlicher Lichtquellen im Dunkelzimmer bemerkbar. Die plötzliche Lichtperzeption (meistens handelt es sich überdies um keine rein diffuse, sondern mehr um eine fokale Belichtung) löst eine sensorische Erweiterungsreaktion aus, die den Lichtreflex hemmt, oder sogar zu einer Pupillenerweiterung führt (SCHMIDT-RIMPLER 1898).

Die Erweiterungsreaktionen haben wegen ihrer innigen Beziehungen zu den Bewußtseinsvorgängen für den Psychiater naturgemäß eine bei weitem größere Bedeutung als für den Ophthalmologen. Mit Recht nennt SCHIFF (1875) die Pupille das feinste Ästhesiometer in der psychiatrisch-neurologischen Diagnostik.

Abgesehen von den schon genannten Autoren knüpfen sich die oben in kurzer Zusammenfassung dargestellten Untersuchungen an die Namen WESTPHAL (1862), SCHIFF und FOA (1874), DARWIN, VULPIAN (1879), RIEGER und FORSTER (1881), SCHADOW (1882), LAQUEUR (1887, 1898), v. FORSTER (1893), BRAUNSTEIN (1894), PFISTER (1898), SOMMER (1899), ROUBINOWITSCH (1900), BARTELS (1904), LEVINSOHN (1902), HOLMGREEN, HÜBNER (1906), WASSERMEYER (1907), FRÖDERSTRÖM, RUNGE (1913), BUMKE (l. c.), WEILER (l. c.) u. a.

§ 39. Die Frage, ob diese Erweiterungsreaktionen durch eine aktive Innervation des Sympathikus oder passiv durch eine Hemmung des Sphinktertonus zustande kommt, ist Gegenstand zahlreicher, in ihren Resultaten aber widersprechender Untersuchungen gewesen. BRAUNSTEIN sah nach Durchschneidung des Okulomotorius bei intaktem Sympathikus einen vollständigen Fortfall der sensiblen Erweiterungsreaktionen, während Durchschneidung des Sympathikus bzw. die Exstirpation des Ganglion cervicale supremum die Reaktion nicht störte. Er nimmt infolgedessen eine Hemmung des Sphinktertonus an. MISLAWSKI (1888), PARSONS (1901) und LEVINSOHN (1902) konnten ebenso bei elektrischer Reizung von jedem Punkt der Hirnrinde aus auch dann eine Pupillenerweiterung erzielen, wenn der Sympathikus reseziert oder sein

Halsganglion exstirpiert war. Das Erhaltensein der Pupillenerweiterung durch sensible Reize nach Durchschneidung des Sympathikus wurde auch von HURWITZ, SPALITTA, SCHENK, FUSS u. a. beobachtet, ferner von BUMKE beim Menschen mit totaler Sympathikuslähmung.

Nach ANDERSEN (1903, 1904) hat dagegen die Resektion des Okulomotorius bzw. die Exstirpation des Ganglion ciliare kaum Einfluß auf die Reaktion, die er erst durch Sympathikusresektion zum Verschwinden gebracht sah. Ebenso sah TSCHIRKOWSKY (1906) bei Tieren mit durchschnittenem Okulomotorius und bei intaktem Sympathikus Erweiterungsreaktionen auftreten. TRENDELENBURG und BUMKE entfernten halbseitig den Großhirnmantel und beobachteten dann eine geringe Verengerung der gleichseitigen Pupille, ebenso nach halbseitiger Durchschneidung der Medulla oblongata und des Halsmarkes. Die Verengerung war in diesen Fällen deutlich ausgesprochen und dauerte mehrere Wochen. Sie ist wohl zurückzuführen auf den Ausfall der zentralen Sympathikusbahn, bzw. deren Tonus. WODAK (1919) sah bei der Prüfung des Vestibularapparates schon während der Reizung, besonders aber im Augenblick ihrer plötzlichen Unterbrechung eine Mydriasis entstehen, die er auf eine, durch Überspringen des Reizes vom Vestibularis auf den Sympathikus verursachte Sympathikusreizung zurückführt.

Aus allen diesen Untersuchungen ergibt sich die Schlußfolgerung, daß die Pupillenerweiterung auf sensible Reize sowohl bei Durchschneidungen des Sympathikus wie des Okulomotorius erhalten sein kann.

Die Pupillenerweiterung scheint demnach sowohl durch eine aktive Sympathikusinnervation wie durch eine Sphinkterhemmung entstehen zu können.

Wenn wir dieser Frage einmal vom klinischen Boden aus gegenübertreten und vorerst von dem einen Extrem der Reaktion, der Schreckmydriasis, ausgehen, so ergibt sich zunächst, daß eine derartig maximale Mydriasis, bei der die Iris bis auf einen kleinen Saum am Korneosklerallimbus verschwindet, nur durch eine aktive Innervation des Dilatators entstanden zu denken ist. Untersucht man in diesen Fällen am binokularen Mikroskop die Lichtreaktion, so sieht man, daß die bei der gewöhnlichen Untersuchung lichtstarre Pupille (spastische Pupillenstarre) sich, wenn auch nur eine Spur, aber prompt und konzentrisch bei jeder Belichtung verengt. Diese Beobachtung spricht also für eine gleichzeitige Hemmung des Sphinktertonus. Wir haben also bei diesem Extrem der Psychoreaktion sowohl eine passive Sphinkterhemmung wie eine aktive Sympathikusinnervation anzunehmen. Und zwar dürfte die Hemmung des Antagonisten der aktiven Innervation des Sympathikus zeitlich vorausgehen. Jedenfalls machen die Untersuchungen von BARTELS (1919) über die durch Änderung des Ohrtonus ausgelösten Augenbewegungen eine solche zeitliche Aufeinanderfolge wahrscheinlich. BARTELS konnte durch graphische Registrierung nachweisen, daß zunächst die Erschlaffung der Antagonisten eintritt, der sich dann erst die Kontraktion der Agonisten anschließt.

Da nun jede starke Affekterregung nichts anderes ist als eine maximale Steigerung normaler psychischer Vorgänge, so wird sich auch bei den letzteren der gleiche Innervationsvorgang in Bereitschaft halten. Ob er jedoch zur vollen Ausbildung kommt, hängt neben dem psychischen Zustand von der Intensität der sensiblen, sensorischen oder psychischen Reize ab. Bleibt der Reiz unterhalb einer gewissen Schwelle, dann tritt nur die erste Phase der Erweiterungsreaktion, die Hemmung des Sphinktertonus in die Erscheinung. Je stärker der psychische Vorgang ist, um so mehr gesellt sich zu ihm die zweite Komponente, die aktive Sympathikusinnervation. Für diese Auffassung spricht die oben angeführte Beobachtung BECHTEREWS von dem Verschwinden der Pupillenunruhe bei amaurotischer Starre nach Verdecken des sehenden Auges. Durch die Belichtung des letzteren wird der Tonus des Sphinkterkerns auch auf der amaurotischen Seite erhöht. Nur unter dieser Voraussetzung ist auch eine Hemmung des Tonus möglich. Sobald sich aber durch Fortfall des Lichtreizes der Sphinktertonus vermindert, sich gewissermaßen seinem Nullpunkt nähert, haben hemmende Einflüsse keinen Angriffspunkt mehr. In der gleichen Weise lassen sich die Befunde RUNGES (1913) deuten, der bei Kranken der Katatoniegruppe das nach BUMKE für diese Erkrankung typische Fehlen der Pupillenunruhe und der psychischen Reflexe weit häufiger bei herabgesetzter Beleuchtung als im hellen Tageslicht beobachtete.

Nach WEILER hat die Erweiterungsreaktion den Zweck, »zur Erkennung der drohenden Gefahr in weitem Umkreis Bewegungen zu sehen, indem jetzt auch Eindrücke zu den beim scharfen Sehen ausgeschalteten peripher gelegenen Netzhautpartien gelangen können. Die Pupillenerweiterung hilft dem Organismus bei der Suche nach dem ihn reizenden, ihn bedrohenden Unbekannten«. Den Zweck der Psychoreaktion sieht WEILER in der durch die Pupillenerweiterung verursachten Undeutlichkeit der optischen Eindrücke und in der damit Hand in Hand gehenden Verminderung der Ablenkung der Aufmerksamkeit. Gegen diese Auffassung ist jedoch einzuwenden, daß durch eine Pupillenerweiterung keine wesentliche Gesichtsfeldvergrößerung eintritt, andererseits ist die Unschärfe der Bilder bei Mydriasis auch verhältnismäßig geringfügig. Mir scheint überhaupt die Annahme eines Zweckes bei diesen Reaktionen kaum zulässig. Man müßte dann doch folgerichtig auch in andern Affektreaktionen wie z. B. in dem Ausbruch des kalten Schweißes, in dem Harn- und Stuhldrang u. dgl. Zweckreaktionen sehen, was wohl kaum angeht.

§ 40. Die Untersuchung der Erweiterungsreaktionen erfolgt am zweckmäßigsten mittels der Westienschen Lupe oder des Zeissschen binokularen Mikroskopes. Für die Beobachtung der Pupillenunruhe dürften diese Hilfsmittel kaum zu entbehren sein. Die sensible Reaktion löst man am bequemsten durch energisches Kneifen des Ohrläppchens oder durch Nadelstiche in die Backe aus. Doch empfiehlt es sich, die Patienten auf den kommenden Schmerz zur Vermeidung störender Abwehrbewegungen vorzubereiten. Die Erwartung des kommenden Schmerzes löst nicht selten schon eine Psychoreaktion aus, die sonst am besten durch affekterregende Fragen untersucht wird, wie z. B. »Was haben Sie nur am Auge!« (Hübner 1905). Von den sensorischen Reaktionen ist am einfachsten die akustische durch plötzlich einsetzende laute oder unangenehme Geräusche nachzuweisen.

Über die den Erweiterungsreaktionen zugrunde liegenden Bahnen ist Näheres bis jetzt noch nicht bekannt.

Nach Bumke, Weiler, Pförtner (1910), Runge u. a. verschwinden bei der Katatonie die Psychoreaktionen eher als die sensorischen Reflexe und die Pupillenunruhe. Ob man daraus aber schließen darf, daß für die einzelnen Reaktionen gesonderte Bahnen bestehen, erscheint mir zweifelhaft, da ja die Reaktionen im gewissen Grade von der Stärke des Reizes abhängig sind und da sich beim katatonischen Stupor die Bewußtseinsvorgänge eher abschwächen als die sensiblen und sensorischen Empfindungen.

III. Nebenreflexe und -reaktionen der Pupille.

§ 41. Der Hirnrindenreflex (Haab). Als Hirnrindenreflex bezeichnete Haab (1886) eine schon von Budge und Otto Domrich (1849) beobachtete Pupillenbewegung, die allein durch die Vorstellung eines hellen (Verengerung) oder eines dunklen Gegenstandes (Erweiterung) zustande kommen soll. Bestätigt wurden die Angaben Haabs durch Piltz (1904), Majano (1903), Emmert, Heddaeus (1896), Hilger (1904), v. Hippel (1904), Goldflam (1916) u. a. Nach Bach ist der Reflex nur selten und dann auch nur schwer auszulösen. Bumke (1903), Hübner 1905 und Weiler (1910) lehnen dagegen die Existenz eines derartigen Reflexes ab. Sie erklären die beobachteten Pupillenbewegungen durch Fehler bei der Untersuchung (kein absoluter Ausschluß der Möglichkeit eines Lichtreflexes oder einer Konvergenzreaktion), bzw. sehen in ihm nichts anderes als einen Psychoreflex. Meine eigenen Untersuchungen führten ebenfalls zu widersprechenden Befunden. Während ich häufiger eine Pupillenerweiterung bei der Vorstellung dunkler Gegenstände auftreten sah, die jedoch ebenso zwanglos als Psychoreaktion erklärt werden kann, sah ich nur ganz ausnahmsweise eine Miose, wenn sich der Patient eine helle Fläche vorstellte. Hier wäre es jedoch immerhin möglich, daß der durch den Hirnrindenreflex zustande kommende Verengerungsimpuls durch den gleichzeitig entstehenden Erweiterungsimpuls der Psychoreaktion gehemmt oder überlagert wird.

Daß die Verengerung der Pupille bei dem sogenannten Hirnrindenreflex mit großer Vorsicht zu beurteilen ist, zeigte mir ein Fall mit einseitiger amaurotischer Starre. Die prompt mit der Vorstellung einer hellen Fläche einsetzende Pupillenverengerung war mit einem auf diesem Auge skiaskopisch deutlich nachweisbaren Schattenumschlag vergesellschaftet, wodurch sich dieser scheinbare Hirnrindenreflex als einfache Naheinstellungsreaktion entlarvte. Ich möchte daher mit Bumke, Weiler und Hübner annehmen, daß der Beweis für das tatsächliche Bestehen dieses Reflexes bis jetzt nicht erbracht ist.

§ 42. **Willkürliche Pupillenbewegungen.** Die Frage, ob durch einfache Anspannungen des Willens eine Pupillarbewegung auszulösen ist, hat seit den Mitteilungen von Budge (1855) und Brücke (1874) dauernd die Forscher beschäftigt, ohne bis jetzt zu einer befriedigenden Lösung gebracht zu sein. Die älteren Untersuchungen haben wegen der zahlreichen Fehlerquellen, die bei ihnen unberücksichtigt blieben, nur noch historisches Interesse, weswegen ich sie hier wohl übergehen darf. Von neueren Untersuchern glauben Szontagh (1892), v. Bechterew (1897), Donath (1904), Bloch (1906), Hamburger (1911), Goldflam (1916) das Vorkommen willkürlicher Pupillenbewegungen annehmen zu dürfen. Bach (1907) hat auf die zahlreichen Fehlerquellen hingewiesen, die sich gerade bei dieser Untersuchung einstellen können (intendierte, aber verhinderte Lidschlußreaktion, Naheinstellungsimpulse, psychische Reize, Störungen des Sympathikus). Reichardt (1907) weist auf die Mitwirkung willkürlicher Divergenzimpulse hin. Ich selbst habe lange Jahre hindurch eine amaurotische Hysterika beobachtet und in den Vorlesungen demonstriert, die sich bei einem Suizidversuch beide Optizi durchschossen hatte. Auf dem einen Auge bestand neben der Optikusatrophie noch eine komplette Okulomotoriuslähmung, auf dem andern waren die Augenbewegungen normal. Auf diesem Auge fand sich eine ausgesprochene willkürliche Pupillenverengerung. Auf Kommando schnurrte die Pupille zusammen, ohne daß sich in der Divergenzstellung beider Bulbi auch nur das geringste änderte. Skiaskopierte man, dann sah man den schönsten Schattenumschlag. Ich möchte daher glauben, daß auch den in der Literatur beschriebenen Fällen von willkürlicher Pupillenverengerung gegenüber ein kräftiger Skeptizismus berechtigt ist.

Ähnlich verhält es sich mit der willkürlichen Pupillenerweiterung. Der Willensimpuls ist an sich schon ein so lebhaftes psychisches Geschehen, daß die eintretende Reaktion am ungezwungensten als Psychoreaktion zu erklären ist. In andern Fällen, namentlich in jenen, in welchen die Pupillenerweiterung höhere Grade erreicht, muß man auch an »Redlich's Symptom« (1908 s. u.) denken. Dieses besteht in dem Auftreten einer gewöhnlich maximalen Mydriasis mit Aufhebung bzw. starker Beeinträchtigung der vorher normalen Lichtreaktion im Anschluß an starke und anhaltende Anspannungen willkürlich bewegter Muskeln. Die Erweiterung tritt erst nach einer gewissen Dauer der Muskelanspannung ein. Nach REDLICH ist sie unmittelbar durch diese hervorgerufen und ist nicht etwa als eine abnorm gesteigerte Psychoreaktion zu deuten. Sie findet sich bei Gesunden nur angedeutet, in ausgesprochener Form fast nur bei hysterischen und epileptischen Personen. In der Tat handelt es sich nun auch in den mitgeteilten Beobachtungen von willkürlicher Pupillenerweiterung fast immer um Psychoneurosen. Fast immer wird in den Mitteilungen die große Anstrengung besonders hervorgehoben, mit welcher die Pupillenerweiterung verbunden war.

§ 43. **Vagotonischer Pupillarreflex.** Von Mosso (1875), PANZACCHI (1913), SOMOGYI (1913) wurde eine Pupillenerweiterung bei tiefer Inspiration, von SOMOGYI (1913) eine Verengerung bei tiefer Exspiration beobachtet (vagotonisches Pupillenphänomen). Die eigentliche Ursache der Pupillenbewegung wird von den Autoren in Blutdruckschwankungen gesucht, welche durch die tiefe Atmung bewirkt werden. Durch HEINE (1902) ist jedoch nachgewiesen, daß hydrostatisch-mechanische Kräfte ohne Einfluß auf die Pupillenbewegungen und auf die Pupillenweite sind. Dadurch ist aber nicht ausgeschlossen, daß Änderungen der Blutmischung, wie wir sie in den extremen Graden der Dyspnoe, im Koma usw. auftreten sehen, durch Reizung oder Lähmung der Pupillenzentren eine Pupillenbewegung bzw. eine Änderung der Pupillenweite auslösen können. Alle diese Bewegungen erfolgen jedoch auf nervöse Reize hin. Nur bei stärkerem direktem Druck auf die Hornhaut und auf den Limbus tritt eine Pupillenverengerung ein, die als eine rein mechanische aufzufassen und auf eine Deformation des Bulbus zurückzuführen ist. Die Pupillenverengerung erfolgt hierbei immer nur partiell im Bereich der eingedrückten Stelle (s. S. 40).

§ 44. **Der otogene Pupillenreflex.** Von SCHURYGIN (1901), später von UDVARHELYI (1912) und ausführlich von CEMACH (1919) wurde eine Pupillenbewegung beschrieben, die eintritt, wenn man eine tönende Stimmgabel dem Ohr nähert oder auf den Warzenfortsatz aufsetzt. Die Bewegung besteht zunächst in einer sehr raschen, oft sehr deutlichen, zuweilen aber kaum wahrnehmbaren Verengerung, auf die bald eine langsamere Erweiterung folgt. Gewöhnlich reagiert zuerst die gleichseitige Pupille und dann erst die gegenüberliegende. Nach Entfernung der Stimmgabel kehrt dagegen die gleichseitige Pupille zuerst zur Norm zurück. In der Regel erweitert sich die gleichseitige Pupille auch stärker als die andere. CEMACH hält die Reaktion für eine physiologische Erscheinung. Als optimale Schallreize erweisen sich kräftige, rasch zu voller Stärke anwachsende musikalische Töne, unabhängig von ihrer Höhe. Die Reaktion ist bei einer und derselben Versuchsperson nahezu konstant. Sie wird durch künstliche Beleuchtung ungünstig beeinflußt. Sie tritt nicht bei jedem Menschen gleich deutlich auf, sondern wird vorzugsweise bei leicht erregbaren und besonders bei jugendlichen Individuen beobachtet und durch Gemütsbewegungen verstärkt. Bei vorgeschrittener Funktionsstörung des Ohres bleibt sie größtenteils (aber keineswegs immer) auf beiden Seiten aus. Sie kann andererseits aber auch bei maximaler Hörstörung erhalten sein. Schlüsse auf den Zustand der schallperzipierenden Organe sind daher aus dem Ausfall der Reaktion nicht zu ziehen. Die anatomische und physiologische Grundlage des Reflexes ist bis jetzt noch nicht aufgeklärt.

§ 45. **Vestibularer Pupillenreflex.** Von WODAK ist als vestibularer Pupillenreflex eine Pupillenerweiterung beschrieben, die bei jeder Prüfung des Vestibularapparates, besonders beim Drehversuch sowohl während der Reizung wie vor allem nach dem plötzlichen Anhalten der Drehung auftritt. Die Erweiterung überdauert den Abschluß der Drehung um 1 bis 2 Sekunden, manchmal auch länger bis zu einer halben Minute. Im künstlichen Licht und bei an sich schon weiter Pupille ist der Reflex viel seltener und schwächer als bei Tageslicht. Der Reflex tritt auch in lichtstarren Pupillen auf, ebenso bei Dementia praecox, wo die sensiblen Erweiterungsreaktionen fehlen. Bei einer Reihe Taubstummer war er nur dann nicht auszulösen, wenn der vestibulare Apparat unerregbar war. Seine Bedeutung besteht demnach in der Möglichkeit, den Zustand des Gleichgewichtsapparates objektiv zu prüfen, ebenso wie durch den Nystagmus. Wahrscheinlich entsteht die Pupillenerweiterung durch Sympathikusreizung. Hinsichtlich der in Betracht kommenden Bahn erinnere ich an die Beobachtung von METZNER und WÖLFFLIN (1914) (s. S. 15), die nach Ausräumung des Mittelohrs bei Kaninchen eine Verengerung der gleichseitigen Pupille eintreten sahen, eine Beobachtung, die wenigstens beim Kaninchen auf durch das Mittelohr ziehende Fasern des Augensympathikus hindeutet.

§ 46. TOURNAYsche Reaktion. 1917 ist durch TOURNAY auf eine Anisokorie aufmerksam gemacht, die normalerweise bei seitlicher Blickwendung auftritt. Die Pupille des abduzierten Auges erweitert sich. In einigen Fällen besteht nach CHENET und NOYER (1920) auch eine Verengerung der Pupille des adduzierten Auges. Die Pupillenerweiterung, die im Durchschnitt 0,5 mm beträgt, beginnt erst nach einem Intervall von 3 bis 5 Sekunden, sie bleibt dann unter einem deutlichen hippusartigen Schwanken des Pupillendurchmessers während der Dauer der Seitwärtswendung bestehen. Solange die Iris beweglich ist, haben die verschiedenen äußeren und inneren Augenerkrankungen, darunter auch Optikusatrophie, keinen Einfluß auf die Reaktion. Ich selbst habe die Reaktion nachgeprüft und kann die Angaben TOURNAYS bestätigen. Für die Erklärung scheint es mir von Wichtigkeit, daß die Pupillenerweiterung nicht synchron mit der Abduktion, sondern erst merkliche Zeit später eintritt, ferner daß sie auch im erblindeten Auge auszulösen ist. Ersteres schließt einen ursächlichen Zusammenhang mit der Abduktionsinnervation aus, letzteres mit dem Lichtreflex (gleichsinnige Anisokorie bei seitlichem Einfall des Lichtes, s. S. 128 f.). Es dürfte daher eine orbitale Ursache am wahrscheinlichsten sein, die vielleicht in einer Zerrung der kurzen Ziliarnerven durch die Abduktion zu suchen ist, wodurch die Reizleitung vom Ganglion ciliare zur Iris behindert wird.

IV. Die Pupillenweite unter physiologischen Bedingungen.

Unter physiologischen Bedingungen wird die Weite der Pupillen von allen den Faktoren bestimmt, die wir in den vorhergehenden Kapiteln besprochen haben. Jeder Beurteilung der Weite hat demnach eine genaue Orientierung in diesen Richtungen vorauszugehen. Daneben können aber noch andere Faktoren die Pupillenweite mitbestimmen, die mit den eigentlichen Reflexvorgängen entweder überhaupt nichts oder nur mittelbar etwas zu tun haben.

Wir unterscheiden enge (miotische), mittelweite und weite (mydriatische) Pupillen. Möbius rechnet die Miose bis zu einem Pupillendurchmesser von 2 mm, Uhthoff von 1,5 mm und Bach von 2,5 mm. Mydriasis wird allgemein gerechnet von einem Durchmesser von 4 mm an.

§ 47. Als nicht oder nicht ausschließlich nervöse Faktoren, die die Pupillenweite mitbestimmen, kommen in Betracht das Lebensalter, das Geschlecht und die Refraktion. Die älteren Autoren (Budge 1855, Schadow 1882, Schmeichler 1885) lehnten einen Zusammenhang ab, der jedoch neuerdings mittels wesentlich verbesserter Untersuchungsmethodik durch Silberkuhl (1896), Straub (1901), Tange (1903), Bach (1908) u. a. wohl einwandfrei bewiesen sein dürfte. Die größten Pupillenweiten (unter den gleichen Untersuchungsbedingungen) finden sich bei kleinen Kindern. Bei Neugeborenen fand Bartels (1904) die Pupillen meist etwas unter 3 mm weit. Sie sind enger als im Alter von 6 Jahren und ungefähr ebenso groß wie im 50. Lebensjahr. Vom ersten Lebensmonat an nimmt die Weite bis zum 6. Jahr langsam zu (Pfister 1898, Gudden 1909). Die Erweiterung bei schwacher Beleuchtung geht beim Neugeborenen nicht über 5 mm hinaus. Die Verengerung erfolgt jedoch prompt bis auf 1,5 mm (Bartels). Bei Greisen (frühestens vom 56. Jahr an) ist die Pupille noch enger als im reifen Alter, in einem Viertel der Fälle finden wir sogar eine hochgradige Miose gewöhnlich verbunden mit einer Verengerung der Lidspalte und einem Zurücksinken des Bulbus (Möbius 1883). Bei Frauen sind die Pupillen unter den gleichen Bedingungen im Durchschnitt etwas weiter als bei den gleichaltrigen Männern. Bei Hyperopie pflegt die Pupille kleiner zu sein als bei Emmetropie, bei Myopen bis zum 20. Lebensjahr dagegen größer als bei Emmetropen. Mit zunehmenden Alter gleichen sich jedoch diese Unterschiede aus (STRAUB 1902). Bei schwacher Beleuchtung treten sie aber auch hier wieder in die Erscheinung.

Die Weite der Pupille ist von Bedeutung für den Grad der Sehschärfe, und zwar um so mehr, als das Auge vom emmetropischen Refraktionszustand abweicht. Eine starke Verengerung der Pupille vermag gelegentlich die Sehschärfe auf eine normale Höhe zu bringen, während eine Pupillenerweiterung sie beträchtlich herabsetzen kann.

Temperatureinwirkung auf das Auge führt nach HERTEL (1907) häufig zu einer Pupillenerweiterung, von der es jedoch fraglich sein dürfte, ob sie direkt durch die Wärmeeinwirkung oder indirekt als psychosensorische Reaktion zur Auslösung kommt. Auch GYSI (1879) nahm eine pupillomotorische Wirksamkeit der Wärme und Kälte an. Allerdings sah er (bei ausgewachsenen Säugetieren) umgekehrt durch Wärme eine Verengerung und durch Kälte eine Erweiterung der Pupille eintreten. In manchen Fällen war aber die Wirkung eine entgegengesetzte.

§ 48. Neuerdings sind nun neben diesen Faktoren Veränderungen an der Iris aufgedeckt, welche die Pupillenweite mehr mechanisch verändern können. Einmal die senile Verholzung des Irisgewebes (MÖBIUS 1882) und die hyaline Degeneration des Pigmentsaums (AXENFELD 1911, ATTIAS 1912), durch welche der Pupillarrand versteift (die Reaktionen werden mehr oder weniger stark beeinträchtigt) und die Pupille verengt wird. Ferner eine abnorm starke Entwicklung des Sphinktermuskels (FUCHS), der dadurch ein Übergewicht über den Dilatator gewinnt.

Der Einfluß der Atmung ist bereits besprochen (vagotonische Reaktion, s. S. 53; COCCIUS 1873, MOSSO 1875, PACETTI 1896, SIGNORELLI 1896 u. a). Die besonders in der älteren Literatur sich häufiger findende Behauptung, daß auch die Farbe der Iris von bestimmendem Einfluß auf die Pupillenweite ist, hat sich durch die Untersuchungen SCHADOWS als nicht stichhaltig erwiesen.

§ 49. Im Schlaf ist die Pupille infolge des vollkommenen Fortfalles der sensiblen, sensorischen und psychischen Erregungen eng, und zwar um so enger, je tiefer der Schlaf ist. Die Pupillenweite ist daher bei sonst normalen Pupillen ein sicheres Mittel, den simulierten Schlaf von dem richtigen zu unterscheiden.

Im Tode verengt sich gewöhnlich die Pupille infolge Totenstarre des Sphinktermuskels (PLACZEK 1903, ALBRAND 1905, GROENOUW 1911 u. a.). Es kommen aber auch Schwankungen vor, je nachdem die Starre im Sphinkter oder im Dilatator überwiegt. Später beginnt eine Erweiterung, die teils durch Lösung der Totenstarre, teils durch den Tensionsverlust zustande kommt. In der Agone ist die Pupille gewöhnlich stark verengt, im Augenblick des Todes erweitert sie sich jedoch zugleich mit dem Erlöschen der Herztätigkeit. Die Verengerung beginnt gewöhnlich nach 2—3 Stunden. Die Wirkung des medikamentösen Pupillenmittel erlischt erst 5 Stunden nach dem Tode (GROENOUW 1911).

§ 50. Abgesehen von minimalen, kaum meßbaren Größenunterschieden, die nach IWANOFF in 91 % der normalen Fälle vorliegen, sind die Pupillen beider Augen unter normalen Verhältnissen stets gleichweit. Bei diesen Untersuchungen ist jedoch streng darauf zu achten, daß beide Augen gleichmäßig und von vorn belichtet werden, daß namentlich jede seitliche Belichtung vermieden wird. Denn nicht allein kann eine ungleiche Belichtung beider Augen zu einer Anisokorie führen (PICK 1900, ABELSDORFF und PIPER 1905 u. a.), eine Anisokorie tritt auch dann auf, wenn das Licht gleichmäßig schräg von der Seite in beide Augen fällt. Die Pupille des dem Licht zugekehrten Auges ist dann gewöhnlich etwas enger (HOCHE, BEHR 1913).

C. Die Pathologie der Pupillenbewegungen.

§ 51. Die Einteilung der Pupillenstörungen würde sich am zweckmäßigsten auf der anatomischen Lokalisation des Krankheitsherdes aufbauen und etwa folgende Gruppen umfassen: 1. Störungen im Bereich des aszendierenden Teils des Lichtreflexbogens (amaurotische, hemianopische Starre), 2. Störungen im Bereich der zentralen Verbindungsneurone zwischen den Endaufsplitterungen der aszendierenden basalen Pupillenbahn und dem Sphinkterkern (reflektorische Lichtstarre, Schaltschädigung v. HESS), 3. Störungen im Okulomotoriuskern, 4. Störungen im Bereich der faszikulären bzw. basalen Okulomotoriusbahn, 5. periphere Störungen im Bereich des Ganglion ciliare und der hinteren Ziliarnerven bis zu ihrer Endigung im Muskel (3—5 absolute Starre mit Fehlen des Orbikularisphänomens), 6. Störungen im Bereich der supranukleären Bahnen der Nebenreaktionen (zwischen Sphinkterkern und Naheinstellungszentrum bzw. Orbikulariskern): isolierte Konvergenzstarre, absolute Pupillenstarre mit erhaltenem Lidschlußphänomen, pathologische Mitbewegungen der Pupille, 7. Störungen im Verlaufe der Sympathikusbahn mit den verschiedenen Untergruppen.

Bis heute sind jedoch unsere Kenntnisse der speziellen anatomischen Lokalisation der einzelnen Pupillenstörungen noch so lückenhaft, das wir auf diese systematische Einteilung noch verzichten müssen. Sie kann vorläufig nur nach rein klinischen Gesichtspunkten vorgenommen werden.

Wir unterscheiden:

1. Die amaurotische Starre und als deren Untergruppe die hemianopische Starre.

2. Die reflektorische Starre und ihr Gegenstück die isolierte Konvergenzstarre.

3. Die absolute Pupillenstarre.

4. Reizungen und Lähmungen des Sympathikus.

Dazu treten dann noch:

5. Seltene Pupillenstörungen, deren Grundlage noch unbekannt ist. (Pupillotonie. Neurotonische Reaktion. Pathologische Mitbewegungen. Zyklische Okulomotoriuslähmung. Hippus. Paradoxe Lichtreaktion. Willkürliche Pupillenbewegungen. Pupillennystagmus.)

I. Die amaurotische Starre.

§ 52. Wird durch eine Erkrankung der Netzhaut oder durch einen Herd im Optikusstamm der pupillomotorische Reiz überhaupt nicht angenommen oder blockiert, dann bleibt die Belichtung dieses Auges ohne pupillomotorischen Effekt. Wir sehen sowohl einen Ausfall der direkten Reaktion desselben als auch der indirekten Reaktion des anderen Auges. Ist das andere Auge und seine zentripetale Bahn normal, dann erfolgt durch dessen Belichtung eine prompte Reaktion beider Augen. Die Naheinstellungsreaktion zeigt beiderseits keine Störungen.

Dieser durchaus typische und eindeutige klinische Befund wurde von Bach mit dem Namen der amaurotischen Starre, von Heddäus mit dem der Reflextaubheit belegt. Die Bachsche Bezeichnung entspricht insofern nicht ganz den tatsächlichen Verhältnissen, als die sensorischen und motorischen Störungen nicht unbedingt miteinander vergesellschaftet zu sein brauchen. Es kommen gelegentlich auch Dissoziationen vor: der Lichtreflex kann aufgehoben sein, während die Lichtempfindung wenig oder gar nicht gestört ist und umgekehrt (s. S. 59). Immerhin sind derartige Fälle doch Ausnahmen. Von ihnen abgesehen erscheint mir die Bezeichnung durchaus klar und vor allem eindeutig, was man von der von Heddäus vorgeschlagenen angesichts der nicht unerheblichen Zahl der Augenreflexe kaum sagen kann. Ich werde daher auch im folgenden ausschließlich die Bachsche Bezeichnung gebrauchen.

Die amaurotische Starre tritt, wenn wir von den akuten Erblindungen absehen, gewöhnlich nicht von Anfang an in ihrer vollen Ausbildung in die Erscheinung, sondern bereitet sich entsprechend der Entwicklung des ursächlichen anatomischen Prozesses langsamer oder schneller vor. Wir sehen zunächst nur eine Herabsetzung des Sehvermögens und dabei den Lichtreflex mehr oder weniger beeinträchtigt. Folgerichtig ist dieses Übergangsstadium mit dem Namen der amblyopischen Pupillenschwäche zu bezeichnen. Die Reaktion verläuft gewöhnlich deutlich verlangsamt, wobei das reaktionslose Intervall von normaler Dauer ist und auch der Beginn und Ablauf der Reaktion konzentrisch erfolgt. Es fehlt die sekundäre Erweiterung, die Pupille erscheint nach Beendigung der Bewegung manchmal wie versteift. In anderen Fällen schließt sich rasch eine Erweiterung an.

§ 53. In der Regel pflegt die Schädigung des Sehvermögens im geraden Verhältnis zu der Beeinträchtigung der Lichtreaktion zu stehen, so daß der Nachweis einer normalen direkten Lichtreaktion bei angeblicher Amaurose den Verdacht der Simulation begründet. Ausnahmen von dieser Regel sind, wie schon hervorgehoben, nur selten beobachtet. So sahen HEDDÄUS (1888), BRIXA (1897) bei einer im Anschluß an eine Orbitalverletzung aufgetretenen Amaurose die amaurotische Starre trotz Wiederkehr eines exzentrischen Sehvermögens fortbestehen, ebenso SAMELSOHN (1894) nach einer im Wochenbett entstandenen Amaurose. Das Sehvermögen stellte sich bis auf ein absolutes Zentralskotom von 10° Durchmesser wieder her, die direkte Lichtreaktion blieb aber erloschen. Ein ähnlicher Fall ist von HIRSCHBERG (1901) beobachtet (Zentralskotom infolge retrobulbärer Neuritis). In den Fällen von HEDDÄUS (frische Neuritis optici), von MARX (Optikusscheidenhämatom) 1908 und von LOHMANN (1914) war auch das zentrale Sehvermögen relativ gut bzw. fast ganz normal, die direkte Lichtreaktion dagegen aufgehoben. LOHMANN führt die Pupillenstörung in seinem Fall auf eine frühere Blutung in die Papille oder auf eine kongenitale Anomalie zurück.

Umgekehrt kann der Lichtreflex auch erhalten sein trotz völligen oder fast völligen Verlustes des Sehvermögens (v. GRAEFE 1855, JESSOP 1891, SCHIRMER 1897, REICHARDT 1904, LIEBRECHT 1907, MARX 1908, MANDELSTAMM 1908, GOLDFLAM 1912, BEHR 1913 u. a.).

Nach SCHIRMER (l. c.) bestehen Unterschiede zwischen den entzündlichen und den mechanischen Schädigungen des Optikusstammes. Letztere pflegen die Pupillenfasern weniger und vielfach auch erst später zu schädigen als die visuellen Fasern, während durch entzündliche Veränderungen beide Fasersysteme gleichmäßig beeinträchtigt werden. Ebenso schädigen Erkrankungen der inneren Netzhautschichten intensiver und regelmäßiger die Lichtreaktion, als diejenigen der äußeren Netzhautschichten.

Trübungen in den brechenden Medien können, wenn sie beträchtlich sind, die Lichtreaktion ebenfalls erheblich beeinträchtigen. Die Verengerung der Pupille erfolgt zwar konzentrisch und prompt, der Ausschlag ist aber nur gering. Hier hilft uns die Untersuchung mittels des HESSschen Pupilloskops, um hinter den Trübungen verborgene Erkrankungen der Retina und des Sehnerven zu erkennen. Ist die Sehschärfe und die Lichtreaktion nur durch Trübungen der brechenden Medien herabgesetzt, so bleibt die optische und motorische Unterschiedsempfindlichkeit, gemessen mit dem Pupilloskop, unversehrt. Bei Erkrankungen der Retina, besonders ihrer mittleren Schichten, ist die motorische Unterschiedsempfindlichkeit um einen größeren Betrag herabgesetzt als die optische. Andererseits kann aber auch sowohl die motorische wie die optische Unterschiedsempfindlichkeit trotz hochgradiger Herabsetzung der zentralen Sehschärfe normal bleiben. Bei der genuinen Sehnervenatrophie ist sowohl die motorische wie die optische Unterschiedsempfindlichkeit um denselben Betrag herabgesetzt. Dasselbe gilt von der akuten retrobulbären Neuritis, während bei der chronischen Form die motorische Unterschiedsempfindlichkeit gewöhnlich stärker beeinträchtigt ist als die optische (GROETHUYSEN 1920).

§ 54. Die Naheinstellungsreaktion ist bei der einseitigen amaurotischen Starre im Vergleich zur Norm unverändert. Bei der doppelseitigen stößt ihr Nachweis vielfach auf Schwierigkeiten, da die Patienten es verlernt haben, zu konvergieren.

Die Lidschlußreaktion bleibt, von einzelnen durch besondere Verhältnisse meistens unschwer zu erklärenden Ausnahmen abgesehen, erhalten und ist bei doppelseitiger amaurotischer Starre in der Regel gegenüber der Norm so gesteigert, daß sie einer normalen Licht- und Naheinstellungsreaktion nur unerheblich oder gar nicht nachsteht. Vielfach sieht man sie schon bei dem gewöhnlichen reflektorischen Lidschlag. Je kräftiger der Lidschluß, um so ausgiebiger und schneller ist auch die Pupillenverengerung. Zugleich mit dem Aufhören der forcierten Innervation beginnt die Erweiterung, die dann sehr rasch zu der ursprünglichen Weite zurückführt. Von prinzipieller Wichtigkeit ist, daß die Bewegungen konzentrisch erfolgen. Bildet sich die Amaurose zurück und kehrt damit auch die direkte Lichtreaktion wieder, dann nimmt regelmäßig die Deutlichkeit der Lidschlußreaktion entsprechend der Erholung der Lichtreaktion ab, um schließlich mit der Wiederherstellung des normalen Sehvermögens wieder so schwer nachweisbar zu werden wie gewöhnlich in normalen Fällen. Übereinstimmende Beobachtungen hat auch GOLDFLAM (1919) in 11 Fällen von vorübergehender Amaurose infolge von Methylalkoholvergiftung gemacht. Es ergibt sich, wie schon hervorgehoben, aus ihnen die wichtige Folgerung, daß unter normalen Verhältnissen der durch die Belichtung der Netzhaut bedingte Tonus des Sphinkterkerns die Mitbewegung der Pupille mit dem Lidschluß hemmt.

§ 55. Das Verhalten der Pupillenweite bei einseitiger amaurotischer Starre ist vor allem abhängig von der Art der Belichtung des noch sehenden Auges (BEHR 1913). Je nachdem können wir bei demselben Menschen Pupillengleichheit, relative Mydriasis oder relative Miose auf dem erblindeten Auge hervorrufen. Wird das sehende Auge gleichmäßig belichtet, d. h. werden seinen beiden Netzhauthälften annähernd die gleichen Reizstärken zugeführt, dann finden wir die Pupille des erblindeten Auges gewöhnlich etwas, nach BACH, WEILER u. a. etwa 0,2 bis 0,3 mm weiter als die des sehenden Auges. Fällt dagegen das Licht so ins Ange hinein, daß vor allem die nasale Netzhauthälfte gereizt wird, dann pflegt sich die

Pupillendifferenz zu vergrößern. Die Pupille des blinden Auges kann doppelt so weit werden wie die des sehenden. Fällt dagegen das Licht vorwiegend auf dessen temporale Netzhauthälfte, so verringert sich die Anisokorie oder sie verschwindet ganz oder sie kehrt sich sogar in das Gegenteil um, so daß die Pupille des blinden Auges enger ist als die des belichteten sehenden.

Besteht eine einseitige amblyopische Schwäche infolge umschriebener Defekte in der Netzhaut oder im Optikusstamm, dann ist das Verhalten der Pupillenweite beider Augen bei gleichmäßiger Belichtung beider Augen abhängig von der Lokalisation der Störung. Liegt diese vorwiegend auf der temporalen Netzhauthälfte bzw. in den ihr angeschlossenen Fasern und hat die nasale Hälfte noch eine annähernd normale pupillomotorische Erregbarkeit, so pflegt diese Pupille trotz ihrer amblyopischen Schwäche enger, umgekehrt bei stärkerer Schädigung der nasalen Netzhauthälfte und ihrer Fasern weiter zu sein, als die normale (s. S. 130 f.). Auf diese Weise sind auch die Beobachtungen GOLDFLAMS (1912) zu erklären, der in einigen Fällen von einseitiger amaurotischer Starre und stark herabgesetztem Visus des anderen Auges die konsensuelle Reaktion des blinden Auges stärker fand als die direkte des amblyopischen Auges.

Alle diese Beobachtungen lassen eine einheitliche Erklärung zu, wenn man annimmt, daß die Fovea centralis beider Augen als Ganzes mit beiden Sphinkterkernen in Verbindung steht (pupillomotorische Doppelversorgung der Makula) und daß die übrigen von homonymen Netzhauthälften ausgehenden, im Traktus zu einem Bündel vereinigten Pupillenbahnen durch eine (zweite) zentrale Kreuzung in das Kerngebiet der gegenüberliegenden Seite einstrahlen (s. Fig. 7 und 8).

Als eine häufige Erscheinung bei der amblyopischen Schwäche ist ein auffallend rasches Zurückgehen der Pupillenverengerung nach der Belichtung hervorzuheben. Während sich dabei die Latenzzeit und die Schnelligkeit der Verengerung von ·der einer normalen Pupille vielfach kaum unterscheidet und die Störung eigentlich nur in einer mehr oder weniger ausgesprochenen Unausgiebigkeit der Verengerung besteht, vermag die Pupille den Grad der stärksten Verengerung nicht aufrecht zu halten. Es setzt trotz Fortdauer des Lichtreizes fast augenblicklich eine Erweiterung ein, die ganz erheblich beträchtlicher ist als die physiologische sekundäre Erweiterung. An sie können sich dann deutliche Schwankungen des Pupillendurchmessers anschließen.

Zuweilen (und das ist mir vor allem bei ausgedehnteren chorioretinitischen Prozessen und bei vorgeschrittener Amotio retinae aufgefallen) findet sich aber auch ein ausgesprochen träger Ablauf der Verengerung neben der Unausgiebigkeit. Im Gegensatz zu der reflektorischen und absoluten Starre ist die Verengerung hier jedoch immer konzentrisch verlangsamt.

Bei traumatischen Optikusschädigungen fand Schirmer im allgemeinen die amaurotisch starre Pupille doppelt so weit, wie die des normalsichtigen Auges. Diese Beobachtungen dürften jedoch nicht durch eine besondere Art der Schädigung in der afferenten Pupillenbahn des Optikus, sondern wohl eher durch eine Beteiligung des deszendierenden Endneurons im Bereich des Ganglion ciliare oder der kurzen Ziliarnerven zu erklären sein.

Anders zu erklären ist die bei doppelseitiger amaurotischer Starre häufig, aber nicht regelmäßig zu beobachtende, oft recht erhebliche Mydriasis, die vielfach mit einer leichten Anisokorie (0,1 bis 0,2 mm) verbunden ist. In anderen Fällen, und hier kommt vor allem die doppelseitige tabische Optikusatrophie in Betracht, sind die Pupillen allerdings nur mittelweit und gewöhnlich ebenfalls etwas different. In solchen Fällen kann die Differentialdiagnose gegenüber der doppelseitigen reflektorischen Starre auf Schwierigkeiten stoßen (s. d.).

Die Erklärung einer starken Mydriasis bei doppelseitiger Amaurose ist nicht so einfach, wie sie sich in dem Fortfall des Lichtreflexes zu bieten scheint. Sowohl der Sphinkterkern, wie sein peripheres in die deszendierende Bahn eingeschaltetes Ganglion bleiben durch den Krankheitsprozeß unberührt und behalten ihren Eigentonus. Die Mydriasis spricht aber für eine Herabsetzung oder gar für einen völligen Ausfall des Sphinktertonus. Wir müssen also Innervationsvorgänge postulieren, welche zu einer Hemmung des (wie ja auch die Naheinstellungs- und Lidschlußreaktion zeigen) an sich normal funktionierenden Sphinkters führen.

Wir stoßen hier auf das oben angedeutete, bis jetzt noch kaum erörterte und in seinen Zusammenhängen noch recht undurchsichtige Problem, nämlich auf den Einfluß, welchen der durch die Belichtung der Retina geschaffene Sphinktertonus auf den Ablauf anderer Reaktionen ausübt. Untersuchungen über das Verhalten der Lidschlußreaktion unter physiologischen und pathologischen Verhältnissen haben· mir gezeigt, daß der durch die Belichtung der Netzhaut gegebene Tonus des Sphinkterkerns andere ihm zufließende Erregungen abdämpfen oder ganz unterdrücken kann. Die Annahme ist darum berechtigt, daß auch die zu ihm gelangenden Hemmungsimpulse sensibler, sensorischer und psychischer Art, die ihm von der Hirnrinde zufließen, durch den Tonus des Lichtreflexes abgeschwächt oder unwirksam gemacht werden können. Auf einen derartigen Wettstreit zwischen dem durch die Belichtung gegebenen Sphinktertonus und den dauernd ins Kernzentrum gelangenden Hemmungsimpulsen weist, wie schon hervorgehoben, die Beobachtung v. Bechterews (s. S. 46) hin, daß die Pupillenunruhe auf dem amaurotisch starren Auge durch das Abblenden des sehenden Auges zum Verschwinden gebracht werden kann. Wir können uns darum vielleicht die Mydriasis bei der doppelseitigen amaurotischen Starre dadurch erklären, daß durch eine Unterbrechung aller aszendierenden Bahnen des

Lichtreflexes der eigentliche, den Sphinktertonus bestimmende Faktor fortfällt, und daß damit gleichzeitig den hemmenden Einflüssen der Weg zum
Sphinkterkern freigemacht ist. Die Erweiterungsimpulse gewinnen dadurch
das absolute Übergewicht und die Folge ist eine oft sogar extreme Mydriasis.

§ 56. Von Saenger (1896) ist als erstem beobachtet, daß der Lichtreflex
bei amaurotischer Starre gelegentlich durch längeren Dunkelaufenthalt für eine
kurze Zeit wiederkehren kann (Erholungsreaktion). Diese Reaktion kann
bei der Differentialdiagnose gegenüber der reflektorischen Starre von Bedeutung werden, da sie bei dieser Form der Pupillenstörung anscheinend
nicht vorkommt.

II. Hemianopische Starre.

§ 57. Bei einer Unterbrechung der basalen optischen Bahn im Chiasma
oder im Tractus optici finden wir neben der heteronymen bzw. homonymen
Hemianopsie auch einen Ausfall der Lichtreaktion in den erblindeten Netzhauthälften. Diese halbseitige Starre (hemianopische Starre, hemiopische
Reaktion Wernicke, Hemiakinese v. Hess 1907, 1908) wurde 1881 durch
Wilbrand entdeckt, aber erst 1883 durch Wernicke, der ihr den Namen
gab, allgemeiner bekannt. Es handelt sich bei ihr um nichts anderes, als
um eine besondere Modifikation der amaurotischen Starre. Von den erblindeten Netzhauthälften aus fehlt sowohl die direkte, wie die indirekte
Reaktion, während beide Reaktionen prompt durch Belichtung der sehenden
Hälften oder der Fovea auszulösen sind. Die übrigen Pupillenreaktionen
sind ungestört.

Die hemianopische Starre war lange Zeit der Gegenstand heftiger An-
griffe (Heddäus 1893, Weiss 1899, Mitchel, Silex 1900, Liebrecht 1899,
v. Monakow 1905 u. a.). Diese Arbeiten haben heute nur noch ein historisches Interesse, nachdem experimentelle und klinische Untersuchungen mit
einwandsfreier Methodik und Sektionsbefunden (Leyden 1892, Henschen 1894,
Samelsohn 1894, Schwarz 1899, Behr 1909, Krusius 1910, Best 1910, Bumke
und Trendelenburg 1911, Margulies 1911, Karplus und Kreidl 1911, Jess 1912,
Schlesinger 1914, Oloff 1920 und zahlreiche andere) das tatsächliche Vorkommen und die große topisch-diagnostische Bedeutung dieses Phänomens
außer Frage gestellt haben.

Die unerläßlichen Voraussetzungen einer exakten Untersuchung ergeben
sich aus der Physiologie des Lichtreflexes von selbst und seien hier noch
einmal in Kürze zusammengefaßt: 1. Gleiche Exzentrizität der abwechselnd
gereizten Stellen in beiden Netzhauthälften, 2. absolute Konstanz der Reizintensität, 3. Ausschaltung bzw. Unwirksammachen der makularen Erregung.
Das letztere erreicht man am besten durch konstante Belichtung der zentralen Netzhautteile, während der Fokus des Reizlichtes von einer Netzhauthälfte auf die andere überspringt (Wechselbelichtung v. Hess 1907, 1908).

Nach diesem Prinzip sind die Apparate von v. Hess und von Behr konstruiert. Mittels einer solchen, jeder objektiven Kritik standhaltenden Methodik läßt sich eine halbseitige Lichtstarre beider Augen im homonymen oder heteronymen Sinne ohne Schwierigkeit und mit aller nur wünschenswerten Eindeutigkeit nachweisen. Die Pupillen verengen sich prompt bei Belichtung der sehenden, und bleiben starr bei Belichtung der blinden Netzhauthälften. Gewöhnlich werden sie im letzteren Fall auch deutlich weiter. In manchen Fällen kommt es nicht zu einer vollständigen halbseitigen Lichtstarre. Auch dann ist aber doch der Unterschied in dem Reaktionsausschlag bei der Wechselbelichtung vielfach noch so ausgesprochen, daß ein Zweifel kaum entstehen kann (Hemiamblyopische Schwäche). Bei den intrazerebral bedingten homonymen Hemianopsien kommen derartige Unterschiede nicht vor.

§ 58. Mit der hemianopischen Pupillenstarre bei homonymer Traktushemianopsie ist nun nach meinen Beobachtungen regelmäßig eine typische, meistens auch deutlich ausgesprochene Pupillendifferenz vergesellschaftet, die geringer wird bei heller Belichtung, aber auch dann gewöhnlich nachweisbar bleibt, während sie bei Herabsetzung der Belichtung erheblich an Deutlichkeit zunimmt. Die Differenz der Pupillendurchmesser kann dann mehrere Millimeter betragen. Das Charakteristische dieser Anisokorie ist dadurch gegeben, daß die weitere Pupille sich immer auf der Seite der homonymen Hemianopsie, bei rechtsseitiger Hemianopsie also auf der rechten Pupille, oder mit anderen Worten auf der dem Herd gekreuzten Seite vorfindet. In zwei, längere Jahre hindurch beobachteten Fällen von Schußverletzung des einen Traktus mit entsprechenden Gesichtsfeld- und Pupillenstörungen sah ich die vorher sehr ausgesprochene Pupillendifferenz sich mit der Zeit allmählich vermindern. Bei herabgesetzter Belichtung (im Hintergrund eines Zimmers) war sie jedoch auch dann sehr deutlich nachweisbar. Jedenfalls ist nach meinen Untersuchungen diese typische Anisokorie ein regelmäßiges Begleitsymptom einer hemianopischen Pupillenstarre und daher auch für die Diagnose einer Traktusaffektion von großer Bedeutung, was auch durch Schlesinger (1915), Best u. a. bestätigt wurde. Der experimentelle Beweis, sowohl für das Auftreten einer hemianopischen Starre wie einer typischen Anisokorie wurde von Bumke und Trendelenburg (1911) durch Traktusdurchschneidung bei Kaninchen erbracht. Bei intrazerebral bedingten homonymen Hemianopsien fehlt entweder eine Anisokorie oder, wenn sie vorhanden ist, findet sich die weitere Pupille auf der Seite des Herdes und kontralateral zur Seite der Hemianopsie.

Neben der Anisokorie findet sich bei Traktushemianopsien nun noch eine weitere charakteristische und in theoretischer Hinsicht bedeutungsvolle Pupillenstörung im Sinne eines auffallenden Unterschiedes in der direkten Lichtreaktion beider Augen. Das Auge mit der weiteren Pupille reagiert auf nicht zu starke Belichtung zwar prompt wie das andere Auge, aber der Bewegungsausschlag ist direkt sowohl wie indirekt deutlich geringer als bei gleicher Belichtung des Auges mit der engeren Pupille (Behr 1909).

Bei den heteronymen Hemianopsien fehlt eine Anisokorie, wenn die Gesichtsfeldstörungen auf beiden Augen annähernd gleich groß sind.

Bei einseitiger Amaurose und temporaler Hemianopsie auf dem anderen Auge ist die Pupille des blinden Auges enger.

§ 59. Die hemianopische Lichtstarre findet sich nun nicht allein bei den kompletten homonymen Traktushemianopsien, sondern auch bei den partiellen Formen, z. B. bei Quadrantenhemianopsien. Belichtung der blinden Netzhautteile hat keinen pupillomotorischen Effekt, während die Belichtung der gleichseitigen sehenden Quadranten sowohl eine direkte wie eine indirekte Reaktion auslöst (Hirschberg 1902, Behr 1912). Auch bei diesen relativen, und den partiellen, durch einen Traktusherd bedingten Hemianopsien ist gewöhnlich neben der hemiamblyopischen Pupillenschwäche die entsprechende Anisokorie vorhanden.

Bei doppelseitiger Traktusunterbrechung besteht eine doppelseitige amaurotische Starre. Die Pupillen sind dabei gleichmäßig weit oder nur wenig different.

Ein Herd in der intrazerebralen Sehbahn oberhalb des Corpus geniculatum laterale führt zu einer Hemianopsie ohne hemianopische Pupillenstarre. Nicht selten findet sich auch bei diesen Fällen, wie schon erwähnt, eine, gewöhnlich aber nur wenig ausgesprochene Pupillendifferenz. Im Gegensatz zu der Traktusanisokorie ist hier aber die mit der Hemianopsie ungleichseitige, mit dem Herd also gleichseitige Pupille die weitere (Terrien 1913, Vasoin 1914 u. a.). Bei doppelseitigen intrazerebralen Hemianopsien ist die direkte und die indirekte Lichtreaktion beider Augen trotz der Amaurose ungestört.

Ob aber das Fehlen einer hemianopischen Pupillenstarre ebenso sicher gegen die Annahme eines Traktusherdes spricht, wie ihr Vorhandensein für diese, erscheint mir zum mindesten zweifelhaft, da auch im Traktus ebenso wie im Optikus die Möglichkeit besteht, daß die visuellen Fasern stärker geschädigt sind, als die pupillomotorischen. In solchen zweifelhaften Fällen wird die topische Diagnose durch den ophthalmoskopischen Befund ermöglicht, insofern als sich bei einer Traktushemianopsie mit der Zeit eine Abblassung der Papille, und zwar auf der dem Herd gekreuzten Seite ausgesprochener als auf der anderen, einzustellen pflegt.

In Ausnahmefällen kann aber auch ein intrazerebral gelegener Herd auf indirektem Wege eine halbseitige Pupillenstarre auf Licht auslösen. Der Umstand, daß die Tractus optici fast in ihrer ganzen Verlaufsstrecke lateral, oben und unten durch die andrängenden Hemisphären umschlossen werden, birgt die Möglichkeit einer Fernwirkung eines Hemisphärenherdes auf den Traktus in sich. Auf diesem Wege kann auch die zentrale Sehbahn an zwei Stellen gleichzeitig unterbrochen sein: anatomisch im Bereich der inneren Kapsel oder der Sehstrahlung und funktionell im gleichseitigen Traktus durch Druckwirkung. In diesen Fällen besteht naturgemäß trotz des Großhirnherdes eine hemianopische Pupillenstarre. Da sich derartige Fernwirkungen aber in der Regel nach einiger Zeit zurückbilden, verschwindet die halbseitige Lichtstarre wieder, ohne daß sich zugleich in der hemianopischen Gesichtsfeldstörung auch nur das geringste geändert hat (ROTHMANN 1894).

Andererseits besteht aber theoretisch auch die Möglichkeit eines Auftretens einer hemianopischen Pupillenstarre ohne gleichzeitige Hemianopsie, wenn der Herd zentral von der Abzweigungsstelle der halbseitigen Pupillenbahnen von den visuellen Bahnen, im Arm des vorderen Vierhügels sitzt. Ein derartiger Fall ist klinisch von SCHWARZ (1899) beobachtet. Der Herd muß jedoch noch im Bereich der afferenten Bahn bis zu ihrer Aufsplitterung vor den Kernen der Verbindungsneurone gelegen sein. Sitzt der Herd in diesen, so entsteht nicht das Bild der halbseitigen Pupillenstarre, sondern das der reflektorischen Starre.

Das Gegenstück zu dieser jedenfalls sehr seltenen halbseitigen Pupillenstarre ohne Hemianopsie, bei der sich natürlich auch die Anisokorie und die einseitige Abschwächung der Lichtreaktion vorfindet, bilden isolierte Herde im Corpus geniculatum laterale. Bei ihnen finden wir die Symptome der basalen Hemianopsie (Optikusatrophie, halbseitige Lichtsinnstörungen bei Hemiamblyopie), aber ohne die halbseitige Lichtstarre und ohne die Ungleichheit der Pupillen.

III. Reflektorische Starre.

§ 60. Unsere Kenntnisse von der reflektorischen und von der absoluten Pupillenstarre hat UHTHOFF bis zum Jahre 1911 in dem XI. Bande dieses Handbuches zusammengestellt und kritisch gesichtet. Um Wiederholungen zu vermeiden, werde ich mich im wesentlichen auf die Zusammenstellung des Materials beschränken, das seit der UHTHOFFschen Bearbeitung neu hinzugekommen ist.

Die reflektorische Pupillenstarre ist die wichtigste aller Pupillenstörungen, nicht nur, weil sie bei strenger Fassung des Krankheitsbegriffes als Symptom durchaus eindeutig und von ähnlichen Krankheitsbildern in der Regel leicht zu unterscheiden ist, sondern vor allem auch, weil sich ihr Vorkommen, von seltenen Ausnahmen abgesehen, auf die Krankheitsgruppe der zerebrospinalen Lues und vor allem der Metalues beschränkt.

Trotz der Eindeutigkeit des Krankheitsbegriffes der reflektorischen Starre läßt seine einheitliche Anwendung auch heute noch zu wünschen übrig. Besonders in neurologischen Arbeiten begegnet man noch immer Verwechslungen mit der amaurotischen und vielfach auch mit der unvollkommenen absoluten Starre.

Die reflektorische Starre ist dadurch charakterisiert, daß der Lichtreflex sowohl bei direkter wie bei indirekter Belichtung aufgehoben ist, während die Konvergenzreaktion nicht nur nicht prompt erhalten, sondern vielfach gegenüber der Norm deutlich gesteigert ist.

Bei einseitiger reflektorischer Starre ist auf dem einen Auge sowohl die direkte wie die indirekte Lichtreaktion erloschen, während auf dem anderen Auge sowohl die direkte wie die indirekte Reaktion normal erhalten ist. Die Konvergenzreaktion ist beiderseits vorhanden, aber auf der reflektorisch starren Seite in der Regel ausgiebiger als auf der normalen.

Bei der absoluten Pupillenstarre fehlt dagegen neben der Lichtreaktion auch die Naheinstellungsverengerung. Die Differentialdiagnose hängt also vor allem von dem Verhalten der Konvergenzreaktion ab.

Beide Typen entwickeln sich gewöhnlich nicht plötzlich, sondern aus einem Stadium heraus, in dem die Reaktionen allmählich schwächer werden (unvollkommene reflektorische bzw. absolute Starre). Dieses Stadium hat pathognomonisch die gleiche Bedeutung wie das vollentwickelte Krankheitsbild. Auch hier ist die Differentialdiagnose in erster Linie abhängig von dem Verhalten der Konvergenzreaktion. Jede auch noch so kleine Störung schließt die Diagnose reflektorische Starre aus. Auf die genaueren Einzelheiten komme ich noch eingehend zurück.

Die reflektorische Starre wurde 1869 durch Argyll Robertson entdeckt und in ihrer großen klinischen Bedeutung für die Diagnose wichtiger Erkrankungen des Zentralnervensystem erkannt.

Sie ist gewöhnlich verbunden einmal mit einer Verengerung der Pupille, die besonders dann deutlich in Erscheinung tritt, wenn die Störung einseitig ist, zweitens mit einer Entrundung der Pupille und drittens, seltener, mit charakteristischen Änderungen des Irisstromas.

Wie schon hervorgehoben, handelt es sich bei der reflektorischen Starre, von seltenen Ausnahmen (traumatischer reflektorischer Starre) abgesehen, nicht um eine Störung, die, wie wir es häufiger bei der amaurotischen Starre sehen, plötzlich in voller Ausbildung in die Erscheinung tritt, sie entwickelt sich vielmehr in der Regel allmählich aus dem normalen Zustand heraus und braucht verschieden lange Zeit bis zur vollen Ausreifung. In manchen Fällen macht die Entwicklung mitten auf dem Wege halt und kann dauernd in diesem Stadium verharren. Der klinische Befund ist gewöhnlich aber so charakteristisch, daß auch in den ersten Anfängen eine richtige Diagnose möglich ist.

Allerdings pflegt sich diese typische Entwicklung der reflektorischen Pupillenstarre nur selten der Beobachtung darzubieten, angesichts ihres ohne jede subjektive Begleiterscheinungen (wenn wir von einer leichten fast immer unbemerkt bleibenden Hemeralopie infolge der Miose absehen) einhergehenden Verlaufes und ihres in der Regel frühzeitigen Auftretens, das vielfach den übrigen Symptomen der Metalues jahrelang vorausgeht.

§ 64. Die ersten Zeichen bestehen vor allem im Verlust des konzentrischen Charakters, seltener in einer gleichmäßigen Verlangsamung und Verminderung der Pupillenverengerung. Im letzteren Fall sieht man zunächst an einer oder mehreren umschriebenen Stellen der Zirkumferenz, sowohl bei direkter wie bei indirekter Belichtung ein »Nachschleppen«. Die Bewegung erfolgt hier langsamer und ist von geringerem Ausschlag als an den übrigen Stellen. Nach verschieden langer Zeit zeigt sich dann auch an den vorher noch normal beweglichen Stellen die gleiche Störung, während die zuerst befallenen Teile sich nur noch angedeutet oder gar nicht mehr bewegen. So schreitet der Prozeß in Etappen allmählich fort, bis die ganze Pupille reaktionslos geworden ist. Das Erlöschen des Lichtreflexes erfolgt also nicht gleichmäßig, sondern in ausgesprochen partiell expansiver Form (reflektorische Pupillenträgheit). Bei Benutzung vergrößernder Systeme zeigen manche bei der gewöhnlichen Untersuchung anscheinend vollkommen lichtstarre Pupillen noch eine geringe träge Reaktion an einem meist umschriebenen Teil der Zirkumferenz.

In manchen Fällen besteht nach Weiler (l. c.) schon frühzeitig eine deutliche Verlängerung der Latenz der Lichtreaktion.

Gegenüber der Bedeutung des Verlustes des konzentrischen Charakters der Pupillenverengerung und des verzögerten, trägen Ablaufs der Reaktion an umschriebenen Stellen, stößt die Bewertung der Verringerung des Bewegungsausschlages im ganzen auf größere Schwierigkeiten angesichts der zwischen den einzelnen Individuen schon unter normalen Verhältnissen bestehenden Differenzen. Nach Weiler spricht eine Pupillenverengerung von weniger als 4 mm bei intensiver doppelseitiger Belichtung und vorausgegangener ausreichender Adaptation an minimale Reizlichter für eine Störung des Lichtreflexes. Ich glaube aber nicht, daß man diese Regel verallgemeinern darf. Der Bewegungsausschlag ist zum Teil abhängig von der Weite der Pupille. Je enger diese, um so geringer ist die absolute Größe der Verengerung. Bei der senilen Miose tritt auch nach ausgiebiger Adaptation an geringe Reizstärken keine wesentliche Pupillenerweiterung ein. Die Lichtreaktion bleibt darum vielfach unter einer Größe von 4 mm, ohne daß der geringste Anhalt für eine Störung in der Reflexbahn oder gar für eine beginnende reflektorische Starre vorliegt. Nicht die quantitative, sondern nur die qualitative Änderung der Bewegung erscheint mir das wesentliche für die Diagnose.

Nach Groethuysens Untersuchungen mit dem Hessschen Pupilloskop (1920) besteht eine dem Grade der Zerstörung entsprechende Herabsetzung der motorischen Unterschiedsempfindlichkeit, während die optische stets normal bleibt. Auch er fand, daß die Beeinträchtigung nicht für alle Abschnitte der Pupille gleich groß ist, sondern daß einzelne Teile der Zirkumferenz größere Lichtstärken zum Auslösen einer Kontraktion verlangen als andere. Als erstes Zeichen fand Groethuysen sehr häufig eine Ausbuchtung der Pupille nach innen unten und ein Zurückbleiben dieser erweiterten Stelle bei der Kontraktion des Sphinkters. Auch diese Untersuchungen beweisen, daß es in erster Linie die qualitativen Änderungen der Pupillenverengerung, der Verlust des konzentrischen Zusammenschnurrens, sind, welche die Diagnose der beginnenden reflektorischen Starre sichern. Bei der amblyopischen Schwäche (die überdies — wenn einseitig — auch nur bei der direkten Reaktion und konsensuell auf dem anderen Auge besteht) kommt eine ungleichmäßige Verengerung nicht vor.

§ 62. Die Naheinstellungsreaktion ist bei der reflektorischen Starre nicht beteiligt, in der größeren Zahl der Fälle sehen wir sogar eine beträchtliche Steigerung. Nicht nur tritt sie bereits in Entfernungen deutlich und ausgiebig zutage, in denen beim Normalen keine oder nur eine geringfügige Verengerung erfolgt, sondern sie erreicht auch bei den gewöhnlichen Naheinstellungsentfernungen einen viel höheren Grad (nicht selten sieht man Verengerungen bis zu einem Durchmesser von weniger als 1 mm) und die Bewegung selbst erfolgt deutlich rascher und energischer als beim Normalen.

§ 63. In einer großen Zahl der Fälle ist die reflektorisch starre Pupille auffallend eng. Der Prozentsatz dieser Fälle ist natürlich abhängig von dem Umfang, den man dem Begriff der Miose gibt. Nach Bach besteht Miose, wenn der Pupillendurchmesser kleiner ist als 2,5 mm. Schirmer nimmt 2,0 mm und Uhthoff 1,5 mm als obere Grenze an. Unter diesem Gesichtspunkt sind die statistischen Angaben zu bewerten. Erb (1886) fand Miose in 53%, Berger (1889) in 40%, Dillmann, Voigt (1886) und Uhthoff (1886) dagegen nur in 24% der Fälle von reflektorischer Starre bei Tabes. Es geht jedenfalls aus diesen Angaben hervor, daß die reflektorisch starre Pupille in einem großen Prozentsatz der Fälle enger ist als die physiologische Pupillenweite des betreffenden Alters. An einem Material von 120 Pupillen mit vollkommener reflektorischer Starre fand ich einen Pupillendurchmesser

bis zu 1 mm in	3 Fällen	=	2,5%
zwischen 1—2 »	» 35 »	=	29,0%
» 2—3 »	» 55 »	=	45,7%
» 3—4 »	» 17 »	=	14,1%
» 4—5 »	» 6 »	=	5,0%
» 5—6 »	» 4 »	=	3,2%

Eine Pupillenweite über 6 mm wurde von mir bei reflektorischer Starre bis jetzt nicht beobachtet. Bezeichnen wir als Miose eine Pupillenweite bis zu 2 mm Durchmesser, als mittelweite Pupille eine solche zwischen 2 und 4 mm, als Mydriasis eine solche von über 4 mm Durchmesser, so fand sich nach meinem Material Miose in etwa einem Drittel (31,5 %), mittelweite Pupillen in mehr als der Hälfte (59,9 %), Mydriasis in weniger als einem Zehntel (8,6 %) der Fälle.

Ein Vergleich der Pupillenweite bei den Fällen mit vollkommener und denen mit unvollkommener (beginnender) reflektorischer Starre zeigt, daß, je ausgesprochener die Lichtstarre, um so enger auch die Pupille ist.

Pupillenweite bis	1	2	3	4	5	6 mm inkl.
bei vollkommener reflektorischer Starre	3	22	26	4	1	— » »
bei unvollkommener reflektorischer Starre	—	13	29	13	5	4 » »

Nehmen wir nur eine Zweiteilung vor, und zwar eine Einteilung in enge Pupillen bis zu 3 mm Durchmesser und in weite Pupillen mit über 3 mm Durchmesser, dann ergibt sich:

	Enge Pupillen bis zu 3 mm inkl.	Weite Pupillen über 3 mm
bei vollkommener reflektorischer Starre	51 mal = 91 %	5 mal = 9 %
bei unvollkommener reflektorischer Starre	42 mal = 65 %	22 mal = 35 %

Im allgemeinen folgt also die Neigung zur absoluten oder relativen Miose der Störung des Lichtreflexes nach.

Diese relative zeitliche Unabhängigkeit der beiden Veränderungen macht es wahrscheinlich, daß es sich bei ihnen um zwei selbständige, nebeneinander hergehende Erscheinungen handelt, deren jede ihre eigene anatomische Grundlage hat. (Allerdings müssen beide in nahen Beziehungen zueinander stehen.) Dafür spricht auch der Umstand, daß in manchen Fällen von Tabes dorsalis eine Miose ohne reflektorische Starre bestehen kann, sowie die allerdings recht seltenen Fälle, in denen die Miose als Vorläufer der Lichtstarre auftritt.

Die Ursache der Miose ist noch nicht vollkommen klargestellt. Daß dabei der durch die Hinterstrangsdegeneration bewirkte erhebliche Fortfall von sensiblen, den Sphinktertonus hemmenden Reizen eine bedeutende Rolle spielt, wurde bereits von Erb (1886), Romberg, Leber u. a. hervorgehoben. Diese Erklärung dürfte jedoch nicht für die Fälle mit hochgradiger Miose ausreichen, zumal da sich die reflektorisch starre Pupille, besonders wenn sie mit Miose vergesellschaftet ist, auf Kokain nur ganz langsam und unausgiebig erweitert. Es muß also noch eine Tonuserhöhung des Sphinkters hinzutreten, die möglicherweise durch die Reizwirkung des dem Kern unmittelbar benachbarten Herdes zustande kommt. Ein Sphinkterkrampf braucht deswegen nicht zu entstehen.

Die Neigung der reflektorischen Starre zur Pupillenverengerung führt zu einem weiteren charakteristischen Symptom, zur Anisokorie. Bei ein-

scitiger reflektorischer Starre ist sie bei schwacher Beleuchtung regelmäßig
zu finden, die engere Pupille ist dann wohl immer die pathologische. Unter
34 Fällen mit doppelseitiger unvollkommener reflektorischer Starre fand ich
30 mal = in $^{10}/_{11}$ der Fälle eine Anisokorie, unter 26 Fällen mit doppelseitiger
vollkommener reflektorischer Starre dagegen nur 17 mal = in etwa $^2/_3$ der
Fälle. Es ergibt sich daraus, daß die Anisokorie besonders häufig und
regelmäßig in den Anfangsstadien beobachtet wird als äußeres Zeichen der
verschiedenen Ausdehnung und Intensität des beiderseitigen Krankheitsherdes. Die Pupillendifferenz beträgt jedoch gewöhnlich nur 0,25—0,5 mm.

Seltener als die relative Miose, aber immerhin doch so häufig, daß man
von einem charakteristischen Begleitsymptom sprechen kann, finden wir eine
Entrundung der Pupille, die sich vielfach der gewöhnlichen Untersuchung
durch die zu große Pupillenenge entzieht und daher am besten durch das
Hornhautmikroskop oder die Westiensche Lupe nachgewiesen wird.

Nach Levinsohn und Arndt (1901), Albrand (1906), Bach (1908) kann
die Weite der reflektorisch starren Pupille wechseln. Ich selbst habe derartiges auch gesehen, aber nur in Fällen, in denen die Pupillen mittelweit
waren. Bei miotischen Pupillen, die ich zum Teil über ein Jahrzehnt hinaus verfolgt habe, blieb die Weite, von minimalen, kaum meßbaren Schwankungen
abgesehen, unverändert. Eine Änderung der Pupillenweite ist aber als fast
regelmäßige Begleiterscheinung im Entwicklungsstadium der reflektorischen
Starre, gewöhnlich im Sinne einer zunehmenden Verengerung zu beobachten.

§ 64. Die Miose ist, wenn sie längere Zeit bestanden hat, fast immer vergesellschaftet mit einer charakteristischen Änderung der Zeichnung
und der Farbe der Iris (s. Fig. 2). Besonders bei Verwendung vergrößernder
optischer Systeme, aber auch ohne diese Hilfsmittel sieht man, daß die Ober-
flächenzeichnung in eigentümlicher Weise vereinfacht ist (Dupuys-Dutemps 1905,
Jackson 1911, Behr 1913). Während im normalen Auge die radiär gestellten,
blutgefäßführenden Leisten durch zahlreiche quer und schräg verlaufende
Anastomosen verbunden und zum Teil überlagert sind, so daß durch die
Mannigfaltigkeit der Verlaufsrichtung eine große Lebhaftigkeit der Zeichnung
entsteht, finden wir in der miotisch lichtstarren Pupille fast ausschließlich
radiär gestellte Leisten, die, fast alle in einer Ebene gelegen, den Eindruck hervorrufen, als wenn das ganze Irisgewebe gewaltsam gedehnt und
atrophisch geworden ist. Zugleich fehlen die im normalen Auge deutlich
ausgeprägten Krypten so gut wie vollständig. Sind die Veränderungen auf
beiden Augen gleichmäßig, so fällt es naturgemäß schwerer, den pathologischen Charakter zu erkennen. Das regelmäßige Zusammentreffen mit Miose
und insbesondere das einseitige Vorkommen bei einseitiger reflektorischer
Starre und Miose hat in mir die Überzeugung gefestigt, daß hier eine mit
der Miose in ursächlichem Zusammenhang stehende typische Veränderung

vorliegt. Bei einseitiger reflektorischer Starre kann sich die Vereinfachung der Iriszeichnung auch schon makroskopisch in einer Heterochromie bemerkbar machen. Die beigegebene Abbildung stammt von einem derartigen Fall. Der Unterschied zwischen beiden Augen in der Zeichnung der Iris sowohl wie in der Farbe ist deutlich und spricht ohne weiteres für sich. Auch hier ist die hellere Iris immer die pathologische.

Was nun die Ursache anlangt, so möchte ich nicht glauben, daß sie in trophischen Störungen zu suchen ist. Ebensowenig glaube ich, daß die Beeinträchtigung des Pupillenspiels von Bedeutung ist, da diese Irisveränderung bei einfacher reflektorischer Starre ohne Miose nicht vorkommt und bei der absoluten Pupillenstarre überhaupt fehlt. Vielmehr möchte ich in

Fig. 2.

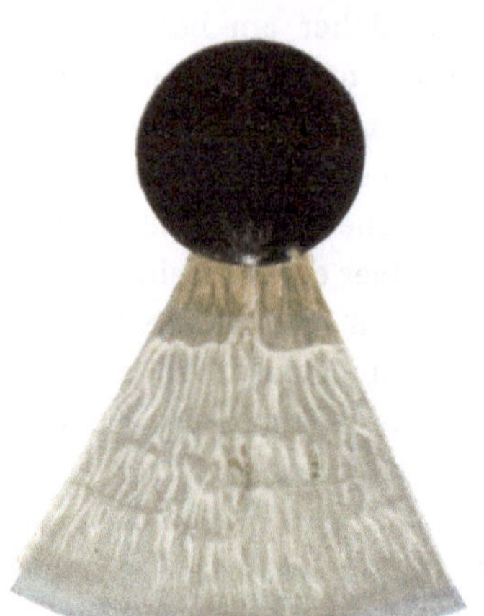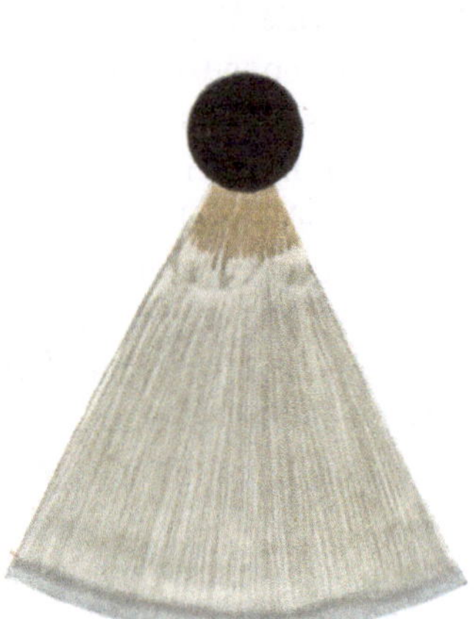

Heterochromie bei einseitiger reflektorischer Pupillenstarre.
Links: Normale Pupille, Reste einer abgelaufenen Iritis, normale Iriszeichnung.
Rechts: Reflektorische starre Pupille, Miose, Iriszeichnung wesentlich vereinfacht, Irisfarbe heller.

der durch die Miose gegebenen chronischen Dehnung des Irisgewebes die Grundlage für die Vereinfachung der Iriszeichnung suchen. Denn genau dieselben Veränderungen kann man beobachten, wenn die Pupille nach perforierenden Verletzungen infolge vorderer Synechien verzogen ist. Die gedehnten Irispartien zeigen dann die gleiche isolierte Radiärstreifung und eine leichte Verfärbung im Sinne einer Aufhellung. Für diese Fälle kommt als Ursache nur die chronische Dehnung in Frage. Erweitert man derartige reflektorisch starre Pupillen, dann wird das Phänomen darum auch mit dem zunehmenden Zusammenschieben des Irisgewebes undeutlicher.

§ 65. Ein weiteres Symptom von großer pathognomonischer Bedeutung ist eine auffallend starke Pupillenunruhe, die sich in verschiedenen Typen darstellt. Entweder erfolgt an einer oder mehreren umschriebenen Stellen der Zirkumferenz eine langsame Verengerung, während die übrigen

Teile in Ruhe verharren. Jede Verengerung leitet sofort wieder in eine langsame Erweiterung über. Oder der Prozeß beginnt während dessen oder im Anschluß an die vollendete Erweiterung der zuerst befallenen Stelle an anderen Stellen. So sehen wir hier die Pupille dauernd in einer peristaltischen Bewegung. Der Ausschlag dieser Bewegungen ist nur gering, so daß sie ohne optische Hilfsmittel nicht erkennbar sind. Sie erfolgen ausgesprochen träge, wurmförmig (Sattler). Von psychischen Vorgängen sind sie unabhängig. Ich fand sie in 46 von 112 reflektorisch starren Pupillen.

Es bestehen feste Beziehungen zu dem Grade und der Ausbildung der reflektorischen Starre. Je ausgesprochener die Störung der Lichtreaktion ist, um so mehr verschwindet die Pupillenunruhe. In 60 Fällen von unvollkommener reflektorischer Starre war sie 40 mal mehr oder weniger deutlich am binokularen Mikroskop vorhanden, 20 mal fehlte sie. Dagegen konnte ich sie bei 52 Fällen mit vollkommener reflektorischer Starre nur 6 mal nachweisen, während sie 46 mal vollkommen fehlte. In 2 Fällen konnte ich diese typische träge Pupillenunruhe schon zu einer Zeit feststellen, wo die Lichtreaktion noch ganz normal erschien, so daß sie offenbar gelegentlich als Vorläufer der reflektorischen Starre auftreten und im Verein mit anderen Symptomen bei der Frühdiagnose einer Tabes dorsalis größere Bedeutung gewinnen kann. In manchen Fällen habe ich sie auch umgekehrt an einer umschriebenen Stelle der Zirkumferenz in angedeuteter Form, zusammen mit dem letzten Rest einer partiellen Lichtreaktion erhalten gesehen, während die ganze übrige Zirkumferenz unbeweglich war. Alle diese Beobachtungen sprechen dafür, daß durch den örtlich wechselnden Reizzustand des Herdes die einzelnen Bezirke des Kerns verschieden stark gereizt werden. Im Grunde handelt es sich hier doch wohl nur um eine Steigerung oder um eine pathologische Veränderung der physiologischen Pupillenunruhe.

Die Erweiterungsreaktionen auf sensorische und psychische Reize sind bei der unvollkommenen reflektorischen Starre schon frühzeitig, im ausgebildeten Stadium fast regelmäßig (Weiler), die auf sensible Reize in der Mehrzahl der Fälle erloschen (Erb 1880, Moeli 1882, Bach 1908, Bumke 1911, Weiler 1910).

Demgegenüber ist die Lidschlußreaktion in der überwiegenden Mehrzahl der Fälle deutlich vorhanden. Mit dem binokularen Mikroskop läßt sie sich sogar, von wenigen Ausnahmen abgesehen, fast regelmäßig nachweisen. Die Ursache der Steigerung der Reaktion liegt aller Wahrscheinlichkeit nach in dem Fortfall der in dem Tonus des Lichtreflexes gegebenen Hemmung (s. S. 60). Gelegentlich tritt das Phänomen bereits bei dem einfachen reflektorischen Lidschlag so deutlich auf, daß es eine paradoxe Lichtreaktion vorzutäuschen vermag.

In manchen Fällen finden wir noch weitere Veränderungen, die jedoch nicht die Gesetzmäßigkeit zeigen, wie die bisher besprochenen Symptome.

Nach WEILER fehlt die »sekundäre Reaktion« gelegentlich schon im Beginn der Lichtstarre und um so häufiger, je schwerer die Schädigung ist. In manchen Fällen von Paralyse hat WEILER ihr Fehlen auch bei sonst ganz normalen Pupillen beobachtet und möchte es darum als einen Vorläufer der reflektorischen Starre ansprechen.

Ebenso glaubt WEILER in einem schnellen Nachlassen der Pupillenverengerung nach erfolgter Lichtreaktion ein Anzeichen für eine sich entwickelnde reflektorische Starre gefunden zu haben. Dieses Symptom findet sich aber auch bei der amblyopischen Schwäche und bei manchen zerebralen Veränderungen, so bei der Arteriosklerose der Hirnarterien mit Hypertonie (s. S. 118), ohne daß sonstige Pupillenveränderungen und metaluetische Erscheinungen bestehen, so daß mir der Wert dieses »prämonitorischen Symptoms« doch recht zweifelhaft erscheint.

Nach WEILER ist ferner in manchen Fällen, wie ich es auch gesehen habe, eine Verlängerung des Latenzstadiums deutlich nachweisbar.

In der Regel ist die reflektorische Starre doppelseitig, wenn auch nicht selten verschieden deutlich auf beiden Augen. Seltener (ich sah es unter 75 Fällen 6 mal) kann sie rein einseitig sein, während das andere Auge vollkommen normal ist. Die klinische Bedeutung dieser einseitigen Lokalisation ist die gleiche wie die der doppelseitigen.

Auf Kokaininstillation pflegt sich die reflektorisch starre Pupille entweder überhaupt nicht oder nur in geringem Umfange, und dann auch nur sehr verlangsamt zu erweitern. Auch die Erweiterung auf Atropin erfolgt verlangsamt und gegenüber der Norm verringert.

§ 66. Nachdem wir jetzt das klinische Bild eingehend geschildert haben, sind wir imstande, den Begriff der reflektorischen Starre möglichst scharf zu umgrenzen.

Eine Pupille ist dann als reflektorisch starr zu bezeichnen, wenn sowohl die direkte wie die indirekte Lichtreaktion aufgehoben oder pathologisch herabgesetzt ist, (d. h. wenn sie nicht mehr konzentrisch, sondern ungleichmäßig oder partiell und träge erfolgt) bei erhaltener, gewöhnlich aber gegenüber der Norm gesteigerter Naheinstellungsreaktion, bei frühzeitig fehlenden oder stark herabgesetzten sensiblen, sensorischen und psychischen Reaktionen, während die Pupillenunruhe im Beginn zwar gesteigert, aber träge ist und im weiteren Verlauf ebenfalls erlischt, bei relativer oder absoluter Miose unter Ausschluß einer Störung des Sphinkterzentrums oder seiner zentrifugalen Bahn.

§ 67. Ätiologie. Die reflektorische Starre kommt fast ausschließlich auf dem Boden einer Metalues, seltener auf dem einer Lues des Zentralnervensystems zur Beobachtung. Die Ausnahmen von dieser Regel sind so gering (vorausgesetzt, daß man sich streng an den oben definierten Begriff der reflektorischen Starre hält), daß sie an dem allgemeinen Grundsatz, daß reflektorische Starre und Tabes dorsalis bzw. Paralyse für gewöhnlich dasselbe bedeuten, nichts ändern können. Ja, so erfahrene Forscher wie Bumke und Weiler leugneten überhaupt ihr Vorkommen bei anderen Erkrankungen. Wenn sich diese Auffassung auch heute nicht mehr aufrecht erhalten läßt, so bleibt doch die reflektorische Starre mit der gemachten geringfügigen Einschränkung eines der wichtigsten und eindeutigsten neurologischen Symptome, um so mehr als sie auch mit großer Regelmäßigkeit bei den genannten Erkrankungen vorkommt.

Über die Häufigkeit der reflektorischen Starre bei der Tabes und Paralyse liegen zahlreiche statistische Mitteilungen vor, die zum Teil in ihren Zahlen erheblich voneinander abweichen. Fuchs (1917) fand sie in 80 % seiner Fälle, P. Marie und Camus (1912) in 80—90 %, Marina (1907) in 48 %, Cohn (1902) in 27 %, v. Sarbo (1908) in 88 %, Uhthoff (1886) in 67 %, Faure und Desvaulx (1909) in 92 %, Moeli (1885) in 47 %, Siemerling (1896) in 68 % der Fälle.

Bei der zerebrospinalen Lues tritt demgegenüber die reflektorische Starre an Häufigkeit ganz wesentlich zurück: Uhthoff fand sie hier nur in 10 %, Retzlaff (1907) in 28 %.

In seltenen Fällen kann sie auch auf dem Boden einer kongenitalen Lues ohne tabischen oder paralytischen Einschlag vorkommen (Nonne 1919, Finkelnburg 1910).

In der Regel ist die reflektorische Starre mit anderen tabischen oder paralytischen Symptomen vergesellschaftet. Sie kann aber auch lange Zeit hindurch das erste und einzige Symptom sein oder auch dauernd isoliert bleiben. (Über die Prognose der isolierten Starre s. S. 86.)

Gelegentlich — aber wohl nur sehr selten — kann in einer tabisch reflektorisch starren Pupille der Lichtreflex wiederkehren (Thomsen 1886, Piltz, Treupel 1898, Eichhorst 1898, Mantoux 1901, Raecke 1902, Bumke 1911 u. a.). Die Pupillen waren aber in diesen Fällen noch nicht vollkommen lichtstarr. Bei solchen dürfte eine Wiederherstellung wohl ausgeschlossen sein (Uhthoff).

Ein intermittierendes Auftreten bei Tabes beobachteten Treupel (1898), Eichhorst (1898), Cassans und Chiray (1904). Die reflektorische Starre bestand in dem Fall von Cassans, Chiray und Mantoux nur während der gastrischen Krisen und verschwand hinterher.

Gelegentlich gelingt es auch durch antiluetische Behandlung den erloschenen Lichtreflex wiederherzustellen (Landsberg, Klinkert zit. bei Bumke, Bumke).

Von anderen Ätiologien kommt in erster Linie der schwere, meistens zum Delirium führende Alkoholismus in Betracht. Uhthoff (1886) und

v. Gudden (1900) hatten schon früher auf diesen Zusammenhang hingewiesen, konnten aber mit ihrer Meinung nicht durchdringen, da damals die Möglichkeit, eine Lues mit Sicherheit auszuschließen, noch nicht bestand. Erst durch Nonnes ausgedehnte und systematische Forschungen (1912, 1915), die zum Teil auch durch die Sektion bestätigt werden konnten, ist der objektive Beweis erbracht, der auch nicht durch die Einwände Kehrers (1914) und Assmanns (1913), Maass (1917) erschüttert werden kann. Gegenüber den Tatsachen der Nonneschen Beobachtungen muß das Dogma der ausschließlich luetisch-metaluetischen Grundlage der reflektorischen Starre (Weiler, Bumke) aufgegeben werden. Barnes (1911) beobachtete, daß die im deliranten Stadium lichtstarre Pupille mit der Wiederkehr des Bewußtseins wieder reaktionsfähig wurde.

In seltenen Fällen ist auch bei einer multiplen Sklerose reflektorische Starre beobachtet (Bloch 1904, Lipschütz 1906, Marburg, Stadelmann und Lewandowsky 1907, Windmüller 1910, v. Rad 1911 u. a.). Von Langenhan (1913) wurde sie, und zwar auf der gekreuzten Seite, bei Hemiatrophia facialis beschrieben.

Als weitere nicht syphilogene Ursache wird von den Autoren Diabetes mellitus genannt (Biermann 1912, Liebers 1905, Dümmer 1915, Finkelnburg 1910, Westphal 1917). Letzterer beobachtete auch hier ein intermittierendes Auftreten der Pupillenstörung, die mit dem Rückgang der Zuckerausscheidung wieder verschwand. In seinen Fällen waren auch die Patellarreflexe vorübergehend erloschen. Westphal konnte überdies durch die Sektion und durch die mikroskopische Untersuchung des Gehirns und Rückenmarks das Bestehen einer Metalues des Zentralnervensystems ausschließen. Dieser Fall spricht sehr zugunsten der Bumkeschen Erklärung des Zustandekommens der reflektorischen Starre (eine Erklärung, die Nonne auch für die alkoholische Starre angenommen hat), daß nämlich durch elektive Wirkung des Giftes auf die Reflexkollateralen eine Zerstörung der Endaufsplitterungen der zentripetalen Reflexbahn um den Sphinkterkern herum erfolgt, analog wie es für die Aufhebung des Patellarreflexes zu postulieren ist. Vorübergehend war die Starre auch in dem Fall von Dümmer. Ferner ist die reflektorische Starre in vereinzelten Fällen beobachtet bei Polioenzephalitis (Saenger 1905), bei Syringomyelie (Lévi und Sauvineau 1895, Déjerine 1895, Rose und Lemaître 1907, Sicard und Galezowsky 1913), bei Meningitis epidemica (Uhthoff, Arch. f. Psych. Bd. 21) und neuerdings auch bei Encephalitis lethargica (Economo 1920, Meyer 1920, Speidel 1920). Nach Harris (1901) kann die reflektorische Starre auch durch Schwefelkohlenstoffvergiftung entstehen.

Als seltene Ursache kommt weiter ein Schädeltrauma in Betracht. Nicht hierher gehören die Fälle von sogenannter traumatischer reflektorischer Starre (Axenfeld 1906), die nur äußerlich Ähnlichkeit mit der typischen reflektorischen im Sinne Argyll-Robertsons haben, sich von ihr aber prinzipiell durch ihre Lokalisation im motorischen Neuron des Reflexbogens unterscheiden. Sie sind durchweg der Ausklang einer Okulomotoriusschädigung und werden daher zweckmäßiger als unvollständige absolute Starre bezeichnet (pseudoreflektorische Starre). Ich werde auf sie im folgenden Abschnitt eingehender zurückkommen.

Neben diesen Fällen gibt es aber auch solche mit echter reflektorischer Starre, die allein durch ein Schädeltrauma hervorgerufen und dann wohl durch kleine Blutungen oder Erweichungen an der klassischen Stelle oberhalb des Sphinkterkerns entstanden ist. Derartige Fälle liegen vor von Finkelnburg (1914), Wick (1920), Gallain, Rochon-Duvigneaud und Troisier (1908). In den beiden ersten Fällen konnte eine zerebrospinale Lues oder eine Metalues mit allen modernen Untersuchungsmethoden ausgeschlossen werden. Im Finkelnburgschen Fall (Hirnerschütterung und Basisbruch) waren die Pupillen am ersten Unfalltage noch normal, die reflektorische Starre wurde erst 5 Wochen später festgestellt (traumatische Spätapoplexie?). Ein Jahr später war der Befund noch unverändert. Im Wickschen Fall (Hammerschlagverletzung) bestand rechts eine vollkommene, links eine unvollkommene reflektorische Starre, die rechte Pupille war enger als die linke (2,5 : 3,0 mm). Gallain, Rochon-Duvigneaud und Troisier (1908) beobachteten zwei Fälle von Verletzung des Pedunculus cerebri mit reflektorischer Starre.

Ich selbst sah eine typische doppelseitige reflektorische Starre mit mittelweiten Pupillen bei einem in der Vierhügelgegend zu lokalisierenden Tumor cerebri mit doppelseitiger Stauungspapille, Blicklähmung nach oben und Konvergenzlähmung. Auch Hope (1888), Neumann (1900) und Kolpin (1905) beobachteten eine mit einer Blicklähmung nach oben komplizierte reflektorische Starre bei Tumor cerebri. Hope und Neumann fanden bei der Sektion einen Tumor der Vierhügelgegend, Kolpin multiple Tumoren im Vorderhirn, Kleinhirn und in der Brücke.

Von Uhthoff ist dann schließlich noch bei seniler Demenz reflektorische Starre beobachtet. Seine Untersuchungen fallen jedoch in die Zeit vor dem gewaltigen Aufschwung der Syphilisdiagnostik, so daß eine Nachprüfung dieser Befunde mit der modernen Methodik erwünscht ist.

§ 68. Von großer theoretischer Bedeutung sind die Fälle von Verletzungen der Halswirbelsäule, die zu reflektorischer Starre geführt haben. Diese Fälle, die Reichardt zu der Entwicklung einer besonderen Halsmarktheorie der reflektorischen Starre veranlaßt haben, fallen ganz aus dem Rahmen unserer doch immerhin recht gut fundierten anatomischen und physiologischen Vorstellungen über die Bahn des Lichtreflexes heraus, so daß eine etwas eingehendere Besprechung nicht umgangen werden kann.

Reichardt (1903, 1908, 1912, 1918) hat zuerst in einem Fall mit einer Fraktur des dritten und möglicherweise auch des siebenten Halswirbels und mit spastischer Parese aller 4 Extremitäten ohne wesentliche Sensibilitätsstörungen eine doppelseitige reflektorische Starre mit Miose, die seitdem jahrelang stationär geblieben ist, beobachtet. In einem von NETONŠEK (1917) veröffentlichten Fall handelte es sich um eine traumatische Hämatomyelie mit vorübergehender Lähmung aller vier Extremitäten und einseitiger reflektorischer Starre mit Miose. Ferner beobachtete UHTHOFF (1917) eine solche bei einer linksseitigen Granatsplitterverletzung eine Handbreit seitlich vom siebenten Halswirbel mit Paraparese der unteren Extremitäten, Gefühllosigkeit und Stuhlverhaltung (Hämatomyelie). Die linke Pupille war enger als die rechte, leicht entrundet, lichtstarr bei erhaltener Konvergenzreaktion. Hierher gehört auch ein Fall von BRASSERT (1907), in welchem die reflektorische Starre mit Miose bei einem Bruch des siebenten Halswirbels zur Beobachtung kam. Ferner der Fall von DREYFUSS (1906), in welchem sich bei einem 68 Jahre alten Mann im Anschluß an eine Halswirbelfraktur eine BROWN-SEQUARDsche Lähmung entwickelte und eine doppelseitige reflektorische Pupillenstarre mit Miose bestand. Bei der Sektion fand sich eine Zertrümmerung des Halsmarkes, die bis weit hinauf zum dritten Zervikalsegment reichte. Das Gehirn war intakt.

Es ist auffallend, daß es sich in allen diesen Fällen um traumatische Veränderungen, gewöhnlich zusammen mit einer Frakturierung des siebenten Halswirbels handelte. Andererseits ist zu beachten, daß die reflektorische Starre bei der unkomplizierten Syringomyelie kaum vorkommt (RAYMOND, UHTHOFF). Allerdings haben, wie schon erwähnt, unter anderen SICARD und GALEZOWSKI (1914) bei einem Fall von Syringomyelie auf der Seite des HORNERschen Symptomenkomplexes eine »reflektorische Starre« beobachtet, jedoch war auch die Konvergenzreaktion abgeschwächt, so daß hier eine typische reflektorische Starre nach der strengen Fassung des Begriffs kaum bestanden haben dürfte. Ebensowenig dürfte in dem SAENGERschen Fall von Syringomyelie (1896) eine typische reflektorische Starre vorgelegen haben, da in der reflektorisch trägen Pupille eine deutliche Erholungsreaktion nachweisbar war, die nach SAENGER bei der eigentlichen reflektorischen Starre kaum vorkommt.

Träfe tatsächlich die Ansicht REICHARDTS zu, daß eine Störung im ventralen Teil der Hinterstränge des zweiten und dritten Zervikalsegmentes sowie in der Umgebung des Zentralkanals dieser Gegend eine reflektorische Pupillenstarre im Sinne ARGYLL-ROBERTSONS hervorrufen kann, dann müßte man doch wohl auch bei der unkomplizierten Syringomyelie häufiger einer reflektorischen Starre begegnen. In einem von SIEMERLING (1913) mikroskopisch untersuchten Fall war jedoch die BECHTEREWsche Zwischenzone (zwischen den BURDACHschen und GOLLschen Strängen) in der Höhe des zweiten bis sechsten Zervikalsegmentes, in welcher nach REICHARDT die reflektorische Starre lokalisiert sein soll, vollkommen zerstört, ohne daß eine reflektorische

Starre bestanden hatte. Umgekehrt fanden Bach und vor allem Kinichi Naka (1905) trotz Bestehens einer reflektorischen Starre mikroskopisch keine Veränderungen an diesen Stellen des Rückenmarks.

Durch diese Untersuchungen ist wohl einwandfrei erwiesen, daß intramedulläre Veränderungen für die reflektorische Pupillenstarre der obigen Fälle nur ausnahmsweise in Frage kommen.

Es bleibt daher die Frage offen, inwieweit extramedulläre Veränderungen (fast in allen Fällen handelt es sich um Wirbelfrakturen) in diesen Fällen mitgewirkt haben können.

Vielleicht vermag der von Reitsch und Röper (1918) beobachtete Fall eine gewisse Klärung in dieser wichtigen Frage zu bringen:

In ihm handelt es sich um eine Verletzung des 5. bis 7. Halswirbelbogens durch Gewehrschuß, um eine linksseitige Lähmung und rechtsseitige Parese der Extremitäten, Priapismus, Inkontinenzerscheinungen und Gefühlsstörungen. Durch Laminektomie wurde der 5. bis 7. Halswirbelbogen entfernt. Ein Splitter des 6. Halswirbelbogens drückte aufs Rückenmark. Rückgang der Lähmung rechts. Linksseitige Sympathikusparese. Lichtreaktion links wenig ausgiebig, Konvergenzreaktion beiderseits gut. Später ging die linksseitige schlaffe Extremitätenlähmung in eine teilweise spastische über. Bei passiven Bewegungen des linken Armes trat links eine maximale Pupillenerweiterung mit Lidspaltenerweiterung und Transspiration auf der sonst anhydrotischen linken Gesichtshälfte auf. »Die willkürliche durch Bewegung des Armes hervorgerufene einseitige Sympathikusreizung kommt durch Reizübertragung vermutlich an der Stelle zwischen 7. Hals- und 1. Dorsalsegment zustande.«

In diesem Fall bestand also im Anfang eine Herabsetzung der Lichtreaktion bei normaler Konvergenzreaktion und Miose. Das spätere Auftreten einer künstlich auslösbaren spastischen Mydriasis beweist nun, daß diese anfängliche Störung nicht auf eine Schädigung der Bahn des Lichtreflexes, sondern auf eine Störung der Sympathikusfunktion zu beziehen ist, mit anderen Worten, daß unter bestimmten Bedingungen eine Sympathikuslähmung eine Herabsetzung des Lichtreflexes nach sich ziehen kann.

Der Einwand, daß in den oben angeführten Fällen außer der Pupillenverengerung keine weiteren Zeichen einer Sympathikusparese nachweisbar waren, läßt sich meines Erachtens leicht widerlegen. Bei zentraler Lokalisation einer Schädigung, vom Ganglion cervicale supremum aufwärts, finden wir gar nicht selten allein die Dilatatorbahn befallen sowohl im Sinne einer Parese (bei Syringomyelie besteht häufiger eine einfache Pupillenverengerung als ein ausgesprochener Hornerscher Symptomenkomplex) wie im Sinne einer Reizung. Dafür spricht auch folgender von mir beobachteter Fall: Bei einem gesunden 10jährigen Jungen war plötzlich eine maximale Mydriasis (8 mm) auf der linken Seite aufgetreten. Der somatische Befund war negativ, nur konnte man auf der linken Seite neben der Halswirbelsäule unterhalb der Schädelbasis eine längliche, auf Druck äußerst empfindliche kleinpflaumengroße Drüse fühlen. Bei gewöhnlicher Untersuchung war die Pupille lichtstarr. Am binokularen Mikroskop ließ sich jedoch auf Belichtung nach anscheinend normaler Latenzdauer eine plötzliche, ruckförmige, minimale Bewegung, überall zugleich beginnend und zugleich aufhaltend, nachweisen. Der Eindruck war unmittelbar, daß die Bewegung plötzlich unterbrochen wurde. Bei kurzdauernder Konvergenz zeigte sich keine Änderung der Pupillenweite. Hielt jedoch die Konvergenz länger an, so begann eine ganz allmähliche, in ihrer Bewegung eben erkennbare Verengerung bis auf 5 mm. Dasselbe Verhalten, nur nicht so ausgiebig, zeigte die Lidschlußreaktion. Es hatte also den Anschein, als wenn eine über dem Sphinkterkern lagernde Hemmung (Mydriasis!) bis zu einem gewissen Grade durch einen Dauerreiz überwunden werden konnte.

Es ist jetzt die Frage zu beantworten, warum in diesen Fällen mit der Sympathikusparese eine Beeinträchtigung des Lichtreflexes vergesellschaftet ist, wo doch für gewöhnlich eine solche bei ihr fehlt. Mir scheint, daß hier die besondere Lokalisation der Sympathikusschädigung von ausschlaggebender Bedeutung ist, und die Annahme gerechtfertigt, daß eine Erkrankung peripher vom Ganglion cervicale supremum keinen Einfluß auf die Lichtreaktion hat, während eine solche zentralwärts vom Ganglion aus folgenden Gründen wahrscheinlich ist: Ich habe mehrfach darauf hingewiesen, daß jede Bewegung der Pupille (wenigstens in der Regel) auf zwei Innervationen beruht: auf einer Tonussteigerung des einen Muskels und auf einer Tonushemmung des Antagonisten. Sphinkterkern und Ganglion cervicale supremum stehen miteinander in doppelter (auf- und absteigender) Faserverbindung, durch welche jede Tonussteigerung des einen den Tonus des andern Kerngebietes in feinster Abstufung beeinflussen kann. Das beweist die Tatsache der maximalen Mydriasis bei experimenteller Sympathikusreizung, sowie die angeführte Beobachtung am Menschen. Eine derartig starke Mydriasis kann nicht allein durch einseitige Innervation des an sich so schwachen Dilatatormuskels zustande kommen. Hand in Hand mit ihr muß noch eine Herabsetzung oder gar eine Aufhebung des Sphinktertonus gehen. Daß nun die Hemmung des letzteren vom Ganglion cervicale supremum ihren Ausgang nimmt, beweist die von LEVINSOHN gefundene Tatsache, daß eine Resektion des Ganglion cervicale supremum eine stärkere Miose verursacht, als eine Durchschneidung des Grenzstranges. Es ergibt sich schon daraus, daß eine Schädigung des Grenzstranges nur den Sympathikustonus herabsetzt oder aufhebt, während eine Zerstörung des Halsganglions bzw. seines Pupillenanteils zugleich mit dem Dilatatortonus auch die von ihm ausgehende Hemmung des Sphinktertonus beseitigt.

In dieser Hinsicht ist eine Beobachtung von JELLINEK (1920) von grundlegender Bedeutung.

Im Anschluß an einen sonst als tödlich zu bezeichnenden elektrischen Schlag (5000 Volt) entwickelte sich bei sonst normalem Nerven- und internen Befund

2 ¹/₂ Stunden später ein einseitiger ausgesprochener HORNERscher Symptomenkomplex. Die Pupille war hochgradig miotisch (kaum stecknadelkopfgroß) und vollkommen starr auf Licht und bei Naheinstellung. Eine Verletzung des Auges und seiner Umgebung war nicht nachweisbar. Die Pupille erweiterte sich dann allmählich, blieb aber enger als die andere, die Licht- und Konvergenzreaktion erholten sich allmählich. Drei Wochen später gesellte sich eine schlaffe motorische und sensible Lähmung des gleichseitigen Vorderarmes mit teilweiser leichter Atrophie der Muskeln hinzu. Mit Recht nimmt deswegen JELLINEK eine Läsion in der Höhe des VIII. Zervikal- und I. Dorsalsegmentes an.

Wir haben hier also eine Sympathikuslähmung vor uns, die mit hochgradiger Miose und mit einem vollständigen Fortfall der Licht- und Konvergenzreaktion vergesellschaftet war. Die zentrale Lokalisation der Sympathikuslähmung wird einwandfrei durch die nachfolgende schlaffe Lähmung des Vorderarms bewiesen. Die hochgradige Miose können wir uns angesichts der weiten Entfernung des Herdes vom Sphinkterkern, nicht allein durch den Fortfall des Dilatatortonus, sondern nur durch einen gleichzeitigen Ausfall der den Sphinktertonus hemmenden Einflüsse erklären, woraus ohne weiteres eine maximale Tonussteigerung im Sphinkterkern resultiert. So ist es verständlich, daß neue auf den afferenten Bahnen des Lichtreflexes oder der Naheinstellung ihm zufließende Reize keine weitere Tonussteigerung und damit keine Reaktion mehr auszulösen vermögen.

Ist die Zerstörung der sympathischen Pupillenbahn im Halsganglion oder zentral von ihm keine vollständige, dann ist auch die Miose weniger hochgradig und der Dauerreiz der Naheinstellung vermag noch eine Pupillenverengerung auszulösen, während der mehr instantane Reiz des Lichtreflexes den von seinen Fesseln befreiten Sphinktertonus nicht mehr so weit zu steigern vermag, daß eine weitere Pupillenverengerung die Folge ist.

Kurz zusammengefaßt handelt es sich also bei den im Anschluß an Verletzungen der Halswirbelsäule bzw. des Halsmarkes auftretenden Pupillenstörungen nicht um eine echte reflektorische Starre im oben definierten Sinne, sondern um eine Sympathikusschädigung, welche infolge ihres zentralen Sitzes nicht nur eine Lähmung des Dilatators, sondern zugleich auch eine Tonussteigerung des Sphinkterkerns infolge Fortfalls der vom Ganglion cervicale supremum ausgehenden Hemmungseinflüsse im Gefolge hat. Diese Tonussteigerung im Kerngebiet ist dann die Ursache dafür, daß nur stärkere Dauerreize, wie die Naheinstellung, imstande sind, den Tonus noch soviel weiter zu erhöhen, daß daraus eine Pupillenverengerung resultiert.

Für diese Auffassung spricht auch eine Beobachtung von MAYOU (1916), der in zwei Fällen mit Halsrippe eine gleichseitige Sympathikuslähmung feststellte. Die auf Kokain nicht reagierende enge Pupille war starr auf Belichtung, verengte sich jedoch noch bei Konvergenz. Ein Leiden des Zentralnervensystems war auszuschließen. Ferner die schon angeführte Beobachtung Saengers von dem Vorhandensein einer Erholungsreaktion in einer reflektorisch trägen Pupille bei Syringomyelie, was nach Saenger ohne weiteres dagegen spricht, daß diese Störung des Lichtreflexes mit der typischen reflektorischen Starre bei Metalues übereinstimmt.

Auf keinen Fall beweisen aber die oben angeführten Fälle im Sinne Reichardts die Existenz eines Zentrums des Lichtreflexes im Halsmark.

Es ist dringend zu fordern, daß in jedem Fall von scheinbarer reflektorischer Pupillenstarre bei Verletzungen der Halswirbelsäule bzw. des Halsmarkes auch der Kokainversuch angestellt und das Verhalten der Pupillen gegenüber einer längeren Herabsetzung der Belichtung untersucht wird. Denn die Tatsache der neurotonischen Reaktion zeigt, daß bei funktionellen Neurosen im diffusen Tageslicht eine mit einer Miose verbundene Lichtstarre vorgetäuscht werden kann, die bei der Untersuchung im Dunkelzimmer verschwindet.

§ 69. Über die Beziehungen der reflektorischen Starre zu dem Lebensalter unterrichtet die folgende Tabelle von 120 Fällen, in der die obere Zahl in jeder Reihe die Anzahl der Fälle mit vollkommener, die untere Zahl die mit unvollkommener reflektorischer Starre angibt:

Pupillenweite bis

	1	2	3	4	5	6 mm	zusammen	
bis 30 Jahre	—	2	4	—	—	— »	6	} 6
	—	—	—	—	—	— »	—	
30—40 Jahre	2	1	1	—	—	— »	4	} 18
	—	1	5	2	2	4 »	14	
40—50 Jahre	—	7	13	4	1	— »	25	} 52
	—	9	9	6	3	— »	27	
50—60 Jahre	—	4	3	—	—	— »	7	} 19
	—	3	9	—	—	— »	12	
60—70 Jahre	1	6	3	—	—	— »	10	} 16
	—	—	4	2	—	— »	6	
über 70 Jahre	—	2	2	—	—	— »	4	} 6
	—	—	2	—	—	— »	2	

Die Häufigkeit der reflektorischen Pupillenstarre steigt also nach dieser Tabelle vom 30. Jahr rapide an, sie erreicht zwischen dem 40. und 50. Lebensjahr das Maximum, sinkt dann ebenso rasch wieder bis zum 60. Jahr, um von da ab allmählich weiter abzunehmen. Der rapide Anstieg und die Häufung im 5. Lebensdezennium dürften darauf zurückzuführen sein, daß die Metalues (um eine solche hat es sich fast ausschließlich in diesen Fällen gehandelt), klinisch gewöhnlich erst längere Zeit nach der Infektion, die mit Vorliebe zwischen dem 20. und 30. Lebensjahr erfolgt, in die Erscheinung tritt.

Der rapide Abfall ist offenbar bedingt durch den mortalen Abgang der rasch verlaufenden Fälle, und der darauf folgende langsamere Abfall weist auf den benignen oder gar abortiven Verlauf in den anderen am Leben bleibenden Fällen hin, soweit er nicht durch eine spätere Infektion oder einen späteren Beginn der Metalues bedingt ist.

Auffallend ist das Fehlen einer unvollständigen reflektorischen Starre in den jüngeren Jahren. Möglicherweise steht dieser Unterschied damit in Zusammenhang, daß diese Fälle der Mehrzahl nach auf einer kongenitalen Lues beruhen, die ja auch sonst eine Sonderstellung gegenüber der erworbenen Form einnimmt, und deren zerebrale Lokalisation im allgemeinen eine größere Neigung zum Stillstand und zu narbiger Ausheilung zeigt als die erworbene Metalues.

Bemerkenswert ist ferner, daß die Enge der reflektorisch starren Pupille mit dem Alter nichts zu tun hat, daß m. a. W. eine Superposition durch die senile Pupillenverengerung nicht nachweisbar ist.

§ 70. Über die Anatomie der reflektorischen Starre liegen so widersprechende Befunde vor, daß man heute nur sagen kann, daß wir über sie so gut wie nichts wissen. Die Untersuchungen knüpfen sich an die Namen Schütz (1891), Pineles (1896), Kostenitsch (1893), Siemerling und Boedeker (1897), Zéri (1905), Bach (1906), Reichardt (1904), Cassirer und Strauss (1901), Marina (1901, 1903), v. Monakow (1905), Bernheimer (1904), Levinsohn (1908). Nur historische Bedeutung hat die Ansicht Mendels, der das Ganglion habenulae, und die Ansicht Raeckes (Arch. f. Psych. 35), der das Pulvinar als Sitz der reflektorischen Starre angesprochen hat. Karplus und Kreidl (1912) fanden nach Durchtrennung der vorderen Vierhügelarme bei Affen reflektorische Starre. Doch dürften diese Befunde für die Erklärung der typischen reflektorischen Starre im Sinne Argyll-Robertsons keine Bedeutung haben, da es sich bei ihnen doch wohl nur um eine besondere Form der amaurotischen Starre ohne Amaurose, d. h. um eine Unterbrechung der aszendierenden Pupillenbahn nach ihrer Abzweigung von der visuellen Bahn handelt.

§ 71. Wir sind also nach wie vor darauf angewiesen, die Erklärung in der Theorie zu suchen. Hier stehen sich zurzeit drei verschiedene Ansichten gegenüber: einmal die vor allem durch Bumke vertretene Theorie einer Störung der Reflexübertragung, zweitens die Halsmarktheorie Reichardts, drittens die Ziliargangliontheorie Marinas.

Die Reichardtsche Hypothese habe ich bereits ausführlich abgehandelt. Sie hat nur wenig Wahrscheinlichkeit für sich.

Die Marinasche Ansicht (1901), nach welcher eine Erkrankung des Ganglion ciliare die Grundlage bildet, und die sich auf Beobachtungen von Degenerationserscheinungen in diesem Ganglion und an den hinteren Ziliarnerven (Sala 1914) stützt, wird an sich schon durch die Angaben Marinas selbst erschüttert, nach denen die klinischen Erscheinungen an den Pupillen und der objektive Befund am Ganglion ciliare nicht immer im Einklang stehen. Sie erklärt auch nicht, warum nur der Lichtreflex geschädigt und die Konvergenzreaktion nicht nur erhalten, sondern in der Regel gesteigert ist. Anatomisch widerlegt ist die Theorie durch Thomas (1912) und durch Rizzo (1920), die bei Tabikern mit reflektorischer Pupillenstarre weder im Ganglion ciliare noch in seinen afferenten Ästen des Trigeminus, Okulomotorius und des Sympathikus, noch in den kurzen Ziliarnerven Degenerationserscheinungen nachweisen konnten.

Ebenfalls in das motorische Neuron wird von Levinsohn (1920) der Sitz der reflektorischen Starre verlegt. Wie bereits früher hervorgehoben wurde, nimmt dieser Autor eine funktionelle Zweiteilung des Sphinkterkerns an. Die eine Hälfte diene dem Lichtreflex, die andere der Konvergenzreaktion. Die afferenten Pupillenbahnen treten nach einer zentralen Kreuzung allein mit dem Kern des Lichtreflexes in Verbindung (s. S. 125). Zu diesem habe das syphilitische Virus eine besondere Affinität. Der Lichtreflex würde durch dessen isolierte Erkrankung aufgehoben, während die Konvergenzreaktion infolge der Reizwirkung des unmittelbar benachbarten Herdes auf das Kerngebiet der Konvergenzreaktion eine Steigerung erfahre. Diese Erklärung dürfte kaum zutreffen. Zunächst ist es recht unwahrscheinlich, daß zwei räumlich getrennte Kerngebiete einen und denselben Muskel innervieren. Wer von ihnen bestimmt dann dessen jeweiligen Tonus? Dann ist es zum mindesten recht auffallend, daß angesichts der großen Seltenheit einer einseitigen Starre gerade immer beide Kerne des Lichtreflexes erkranken und die unmittelbar benachbarten Kerne der Konvergenzreaktion verschont bleiben, wo doch, wie die große Häufigkeit der absoluten Starre zeigt, das Gesamtkerngebiet des Sphinkters eine besondere Vorliebe für eine syphilitische Erkrankung besitzt.

Das Vorkommen einer traumatischen reflektorischen Starre, oder richtiger gesagt, einer pseudoreflektorischen Starre bei Okulomotoriuslähmungen hat Bauer (1918) zu der Ansicht gebracht, daß auch die echte reflektorische Starre auf einer die Pupillenfasern des Okulomotorius elektiv ergreifenden, schleichend verlaufenden, mehr oder minder geringfügigen Degeneration beruhe. Diese Anschauung steht so sehr mit allen Erfahrungen über ausheilende Okulomotoriuslähmungen auf luetischer und tabischer Grundlage im Widerspruch, daß eine eingehende Widerlegung überflüssig erscheint, um so mehr, als die reflektorische Starre im Sinne Argyll Robertsons sich nur in einem ganz verschwindend kleinen Bruchteil aller Fälle mit einer Okulomotoriusschädigung verbindet.

Den tatsächlichen Verhältnissen am nächsten dürfte die bereits angeführte, vor allem von Bumke und Trendelenburg vertretene Auffassung kommen, nach welcher die Störung im Bereich des Kontaktapparates zwischen afferenter Bahn des Lichtreflexes einerseits und dem Kernzentrum andererseits gelegen ist. Mit Recht setzen diese Forscher die Störung des Lichtreflexes in Parallele zu dem WESTPHAL schen Zeichen und erklären beide Reflexstörungen durch die Eigentümlichkeit des metaluetischen Prozesses, frühzeitig die letzten Endausbreitungen des ersten sensiblen Neurons zu zerstören, mit denen sich dieses um die einzelnen motorischen Ganglienzellen aufsplittert (SPIELMEYER).

Die Ergebnislosigkeit der Untersuchungen der zentralen Pupillenbahn mittels aufsteigender Degeneration dürfte jedoch dafür sprechen, daß zwischen Kern und der Endigung der afferenten Pupillenbahn noch ein Schaltneuron (v. MONAKOW) eingelegt ist. Die reflektorische Starre ist also in den Verbindungsneuronen zwischen Kern und basaler Pupillenbahn zu lokalisieren.

Einen Beweis für diese Anschauung konnte ich bei einseitiger reflektorischer Starre durch den Nachweis einer indirekten halbseitigen Lichtstarre auf dem normalen Auge, die bei abwechselnder Belichtung der nasalen und temporalen Netzhauthälften des reflektorisch starren Auges auftritt, erbringen. Da bei der einseitigen reflektorischen Starre die Unterbrechung der afferenten Bahn der einen Seite unmittelbar vor dem Kerngebiet erfolgt, haben wir hinsichtlich der Lichtreaktion im Prinzip die gleichen Verhältnisse vor uns wie bei der hemianopischen Starre, da ja nach unserem Schema die in einem Traktus vereinigten Pupillenfasern durch eine zentrale Kreuzung zum Kerngebiet der gegenüberliegenden Seite ziehen. Zum Unterschied von der reinen hemianopischen Starre ohne Hemianopsie (s. S. 66), erfolgt die Unterbrechung der Pupillenbahn nach der zentralen Kreuzung, wodurch auch die von dem andern Traktus kommenden doppelversorgenden makularen Fasern unterbrochen sind. Die Folge ist, daß jede Erregbarkeit des betreffenden Kerns durch die afferente Pupillenbahn aufgehoben ist, während hei der hemianopischen Starre ohne Hemianopsie (der Herd liegt zwischen der Abzweigungsstelle der pupillomotorischen von den visuellen Bahnen und der zentralen Kreuzung) durch die doppelversorgenden Fasern beide Kerngebiete im hemikinetischen Sinne erregbar sind. Bei der einseitigen reflektorischen Starre postuliert also das Schema eine Hemiakinesie der (beschattet gehaltenen) normalen Pupille bei Belichtung der nasalen Netzhauthälfte des reflektorisch starren Auges. In der Tat konnte ich mit meinem Hemikinesimeter an mehreren derartigen Fällen nachweisen, daß die Pupille des normalen Auges sich nur oder vorwiegend dann verengte, wenn die temporale Netzhauthälfte des reflektorisch starren Auges belichtet wurde, während sie sich bei Belichtung der nasalen Hälfte überhaupt nicht oder ganz bedeutend weniger verengte (s. Schema S. 128 u. 130).

Die Frage, ob aus einer isolierten reflektorischen Starre mit Sicherheit auf das Eintreten weiterer metaluetischer Symptome geschlossen werden darf, ist neuerdings mehrfach Gegenstand ausgedehnter Untersuchungen geworden. Die **prognostische Bedeutung** des Symptoms ist nach DREYFUSS (1914) abhängig von dem Verhalten des Liquorbefundes. Ein positiver Befund weist nach ihm auf aktive, progrediente, luetische oder metaluetische Gehirnprozesse hin, während ein negativer Befund dafür spricht, daß die Gehirnlues trotz der Pupillenstörung ausgeheilt ist. Nach NONNES (1914) Erfahrungen kommt aber auch bei positivem Liquorbefund ein jahrelanges Stationärbleiben des Gehirnprozesses vor, so daß die Pupillenstörung lange Zeit hindurch das einzige manifeste Symptom eines aktiven Prozesses sein kann. Ein positiver Liquorbefund ist daher hinsichtlich der Prognose einer isolierten Pupillenstörung (und dieses gilt auch für die absolute Pupillenstarre) kaum eindeutig zu bewerten. Dagegen dürfte ein dauernd negativer Befund mit großer Wahrscheinlichkeit in der isolierten Pupillenstörung den letzten Rest einer narbig ausgeheilten, rudimentär gebliebenen zerebrospinalen Lues oder Metalues annehmen lassen. (BEHR (1913), NONNE und WOHLWILL (1914), FLECK (1920) u. a.) Der Ausfall der WASSERMANNschen Reaktion im Blut ist für diese Frage ohne Bedeutung.

Selten ist auch ein familiäres Auftreten einer dauernd isoliert bleibenden reflektorischen Starre beobachtet (STROHMEIER 1919), das nach dem eben gesagten am einfachsten durch eine abgeheilte kongenitale Lues, weniger durch die Annahme einer Anlageanomalie (STROHMEYER) zu erklären sein dürfte.

§ 72. Differentialdiagnose. Verwechslungen der reflektorischen Starre sind möglich zunächst mit einer amaurotischen Starre. Handelt es sich um eine einseitige Störung, so zeigt das Erhaltensein der indirekten Reaktion der bei direkter Belichtung starren Pupille und das Fehlen der indirekten Reaktion bei erhaltener direkter Reaktion auf dem anderen Auge ohne weiteres die Lokalisation der Störung im Optikus oder in der Retina auch dann an, wenn die visuelle Funktion nicht oder nur wenig gestört sein sollte.

Bei doppelseitiger amaurotischer Starre kann die Differentialdiagnose recht schwer oder manchmal auch wohl unmöglich sein. Denn auch eine reflektorische Starre ist gelegentlich mit einer meist doppelseitigen Optikusatrophie kompliziert. Bestehen stärkere Unterschiede zwischen der Lichtreaktion und der visuellen Funktion, so spricht die Doppelseitigkeit eher gegen eine amaurotische Starre. Im Stadium der völligen Amaurose hilft oft die Miose die Diagnose »reflektorische Starre« sichern. Gelegentlich kann das Vorhandensein einer Erholungsreaktion eine reflektorische Starre ausschließen, da diese vor allem bei der amaurotischen Starre vorkommt (SAENGER 1896). Wichtiger erscheint mir aber vor allem das Verhalten der sensiblen und der Psychoreflexe, deren Erhaltensein gegen die Annahme einer reflektorischen Starre verwertet werden kann. Ferner spricht eine prompte, oder mehr noch eine gesteigerte Konvergenzreaktion eher für eine reflektorische als für eine amaurotische Starre.

Die »traumatische reflektorische« Starre (pseudoreflektorische Starre) tritt gewöhnlich im Stadium der Rückbildung einer mehr oder weniger ausgesprochenen Okulomotoriuslähmung auf. In diesen Fällen mit Aufhebung der direkten und indirekten Lichtreaktion bei erhaltener Konvergenzreaktion finden wir im Gegensatz zu der reflektorischen Starre regelmäßig eine Pupillenerweiterung im Vergleich zur andern Seite. Ferner ist die Konvergenzreaktion zwar erhalten, sie zeigt aber bei genauer Beobachtung im Vergleich zum andern Auge doch meistens eine Beeinträchtigung, jedenfalls ist sie niemals, wie es bei der reflektorischen Starre so häufig ist, gesteigert. Dieser Befund zusammen mit der Anamnese läßt auch hier die Differentialdiagnose ohne weiteres stellen. Dasselbe gilt von der unvollkommenen absoluten Starre wenigstens in den meisten Fällen.

Schließlich ist hier noch das Redlichsche Symptom (s. S. 52) zu erwähnen (1907), das durch anhaltende Muskelkontraktionen bei Hysterischen und Epileptischen zustande kommt. Ohne diese auslösende Ursache ist die Pupille normal. Eine Verwechslung mit der reflektorischen Starre dürfte wohl kaum vorkommen.

Westphal (1912) beobachtete bei funktionellen Psychosen eine neurotonische Reaktion. Die Pupillen waren bei gewöhnlichem Tageslicht eng und lichtstarr. Im Dunkeln trat Erweiterung ein mit prompter Lichtreaktion. Die an diese sich anschließende Erweiterung erfolgte dann auffallend langsam. Diese Fälle können Anlaß zur Verwechslung geben, wenn man sich nur auf die Untersuchung der Pupillen bei Tageslicht beschränkt und nicht auch im Dunkelzimmer die Reaktion prüft. Möglicherweise liegt hier eine Störung im Bereich der Sympathikusbahn zwischen Centrum ciliospinale und Ganglion cervicale supremum zugrunde (s. S. 112).

In der Regel handelt es sich bei der reflektorischen Starre um einen Dauerzustand. Der Prozeß führt in allmählicher Steigeruug durchweg in gerader Linie zu dem vollständigen Verlust der Lichtreaktion. Nur ausnahmsweise ist bei der tabischen reflektorischen Pupillenstarre ein intermittierender Verlauf oder eine Wiederkehr des Lichtreflexes beobachtet worden (Eichhorst 1898, Treupel 1898, Mantoux 1901, Raecke 1902, Bumke 1911, Nonne u. a.). In solchen Fällen kommt es aber schließlich doch gewöhnlich zu dem Dauerzustand der vollkommenen Lichtstarre. Eine gänzliche Rückbildung einer einmal vollentwickelten reflektorischen Starre dürfte (wenn wir von der Mantouxschen Beobachtung und derjenigen von Cassans und Chiray (1904) absehen, in welchen die reflektorische Starre nur während der gastrischen Krisen bestand und mit diesen zugleich verschwand) bei der Metalues nicht vorkommen (Uhthoff, Behr 1913). Dagegen scheint sie bei den intoxikativ bedingten Formen nicht selten zu sein

(s. S. 75), so daß ein intermittierendes Auftreten eher gegen die metaluetische Grundlage der Pupillenstörung spricht. Immerhin kann die metaluetische reflektorische Starre in allen Stadien gelegentlich stationär werden. Ausnahmsweise kann sie auch durch eine antiluetische Therapie zum Verschwinden gebracht werden (LANDSBERG, KLINKERT zit. bei BUMKE, BUMKE 1911).

Kombinationen einer typischen tabischen oder paralytischen einseitigen reflektorischen Starre mit andersartigen Pupillenstörungen sind zwar selten, kommen aber sicher vor. So habe ich in drei Fällen eine Kombination mit einer vollkommenen bzw. unvollkommenen absoluten Starre und in zwei Fällen mit einer Ophthalmoplegia interna des anderen Auges gesehen bei ausgesprochener Tabes dorsalis. BUMKE leugnet das gleichzeitige Bestehen dieser Augenstörungen bei Tabes.

Von GOLDFLAM ist die Entwicklung einer absoluten Starre aus einer reflektorischen Starre beobachtet. Das umgekehrte Verhalten, die Entwicklung einer reflektorischen Starre aus einer absoluten ist von FINKELNBURG (1914) in einem Fall von Schädeltrauma und von mir in einem Fall von Lues cerebri, die in eine typische Paralyse überging, beobachtet. In dem GOLDFLAMschen Fall müssen wir annehmen, daß der Krankheitsprozeß sich aus dem Gebiet der Verbindungsneurone auf den Sphinkterkern fortgesetzt hat, und für den zweiten Fall, daß bei der Rückbildung einer beide Gebiete gleichmäßig umfassenden Schädigung in dem widerstandsfähigeren Kerngebiet eine restitutio ad integrum leichter möglich war, als in dem Gebiet der Verbindungs- bzw. Schaltneurone mit ihren so empfindlichen Aufsplitterungen.

IV. Die isolierte Aufhebung der Naheinstellungsreaktion bei normaler Lichtreaktion und Konvergenz (isolierte Konvergenzstarre).

§ 73. Das Erhaltenbleiben einer normalen Konvergenzreaktion bei völligem Ausfall des Lichtreflexes spricht an sich schon dafür, daß die den beiden Reaktionen zugrundeliegenden afferenten Bahnen räumlich getrennt dem Sphinkterkerngebiet zustreben. Daraus ergibt sich die Möglichkeit, daß auch einmal die Konvergenzreaktion isoliert erloschen sein kann. Da das Erhaltensein der physiologisch schwächeren Lichtreaktion darauf hinweist, daß das Kernzentrum selbst und seine zentrifugale Bahn intakt geblieben ist, kann der Sitz der Lähmung nur an einer Stelle der Bahn zwischen Naheinstellungszentrum und Sphinkterkern gesucht werden (s. Schema S. 131) und zwar nahe dem letzteren, da die zu den übrigen Naheinstellungszentren (Konvergenz- und Akkommodationszentrum) ziehenden Bahnen sämtlich oder teilweise verschont geblieben sind. Dreimal ist diese Pupillenstörung im Anschluß an eine Diphtherie beobachtet (DONDERS 1888, LOHMANN 1908, STEPHENSON 1910). In diesen Fällen bestand eine Akkommodationsparese und ein völliger Ausfall der Naheinstellungsreaktion der Pupille bei normalem Konvergenzvermögen und normalem Lichtreflex. Die Störung war doppelseitig. Ferner beobachtete LEVINSOHN (1909) einen Fall von irregulärer Tabes mit einseitiger reflektorischer Starre auf dem einen und andersseitiger Konvergenzstarre mit lebhaftem, vielleicht der Norm gegenüber eine Spur herabgesetztem Lichtreflex auf dem andern Auge. Weitere Beobachtungen stammen von Mosso (1896) in einem Fall mit den klinischen Symptomen einer Myelitis, von WEINLAND (1894) bei einem Tumor der Vierhügelgegend, von FERRIER, WERNICKE (1872), SAMELSOHN (1894), SCHWARZ (1894), TERRIEN und HILLION (1913).

§ 74. Eine besondere Art der Umkehrung des ARGYLL-ROBERTSONschen Phänomens ist durch CURSCHMANN (1916) bei der Adrenalinmydriasis bei Morb. Basedow gefunden. Durch LOEWI ist zuerst festgestellt, daß Einträufelungen von Adrenalin (2 Tropfen der unverdünnten Suprareninlösung in den Konjunktivalsack), die bei Normalen keine oder nur eine geringe Pupillenerweiterung im Gefolge hat, bei Pankreasstörungen (Glykosurie, Fettstühle) zu einer maximalen oder sehr beträchtlichen Mydriasis führt. Dasselbe tritt nach CURSCHMANN in der überwiegenden Mehrzahl der Fälle von Morbus Basedowii (Ausnahmen bilden die Fälle von vagotonischem Typ) ein. Die Mydriasis stellt sich nach $^{1}/_{2}$—$^{3}/_{4}$ Stunde ein, sie hält längere Zeit (18—24 Stunden) vor und klingt allmählich ab. Sie ist, da die Pankreasstörungen sehr selten sind, fast pathognomonisch für eine Thyreotoxikose. Auf der Höhe der Mydriasis hat CURSCHMANN regelmäßig ein Fehlen oder eine hochgradige Abschwächung der Naheinstellungsreaktion der Pupille gefunden, während die Lichtreaktion erhalten, wenn auch etwas verlangsamt ist. Die Erklärung erscheint mir sehr schwierig, da es sich um eine Beeinträchtigung des peripheren motorischen Neurons handelt.

V. Absolute (totale) Pupillenstarre.

§ 75. Von der reflektorischen Starre sowohl hinsichtlich der Symptomatologie wie der Ätiologie streng geschieden, stellt die absolute, oder wie sie auch genannt wird, die totale Pupillenstarre ebenfalls ein durchaus charakteristisches, scharf umgrenztes Krankheitsbild von großer klinischer Bedeutung dar. Klinisch ist es charakterisiert durch die Beeinträchtigung oder Aufhebung der direkten und indirekten Licht- und der Naheinstellungsreaktion, ferner durch das Fehlen der sensiblen Reaktionen. Der gleichzeitige Ausfall der beiden wichtigsten Sphinkterreaktionen weist an sich schon auf eine Lokalisation im motorischen Neuron hin. Wir beobachten daher eine absolute Pupillenstarre sowohl bei Kernlähmungen wie bei Schädigungen der faszikulären und basalen Okulomotoriusbahn, des Ganglion ciliare, der hinteren Ziliarnerven und des Sphinktermuskels selbst. Daneben kommt wahrscheinlich noch eine weitere Lokalisation des Herdes oberhalb und in der unmittelbaren Umgebung des Sphinkterkerns in Frage, durch welche die in das Kerngebiet einstrahlenden afferenten Bahnen des Lichtreflexes und der Naheinstellungsreaktion unterbrochen werden, ohne daß das motorische Neuron selbst direkt geschädigt ist (s. Fig. 7).

Ebenso wie bei der reflektorischen Starre entwickelt sich auch bei der absoluten die Störung der Reaktion in der Regel allmählich und zwar in durchaus charakteristischer Weise. Der fortschreitende Verfall der Licht- und Konvergenzreaktion verläuft nicht parallel, sondern die Schädigung des Lichtreflexes geht derjenigen der Naheinstellungsreaktion voran. Als zweite Eigentümlichkeit ist hervorzuheben, daß die Störungen der beiden Reaktionen in der Regel nicht gleichmäßig in der ganzen Zirkumferenz der Pupille beginnen, sondern ausgesprochen partiell nur an einem Teil oder an mehreren Stellen zugleich, indem hier beide Reaktionen aufgehoben bzw. in der genannten typischen quantitativen Differenzierung beeinträchtigt sind.

Die Entwicklung der absoluten Pupillenstarre vollzieht sich demnach in der Regel in folgender Form: Im Beginn sehen wir an einer umschriebenen Stelle (hier scheint die äußere und obere Hälfte der Pupille bevorzugt zu sein) ein Nachschleppen des Pupillenrandes beim Lichtreflex. Die Verengerung erfolgt hier langsamer und weniger ausgiebig als an den übrigen Stellen. Durch den Lichtreflex entsteht also eine Entrundung der Pupille. Die ersten Veränderungen lassen sich jedoch nur mittels der WESTIENschen Lupe oder des Kornealmikroskops erkennen. Die Konvergenzreaktion ist in diesem Stadium entweder ganz normal oder zeigt an der gleichen Stelle eine geringfügigere Beeinträchtigung. Im weiteren Verlauf treten dann gleiche Störungen an andern Stellen auf. Vielfach ist dann die Stelle der ersten Störung schon ganz lichtstarr geworden, während die Konvergenzreaktion hier nur noch eine ganz langsame und unausgiebige Verengerung auszulösen vermag. Schließlich wird der größte Teil der Pupille bewegungslos, der Lichtreflex löst nur an einer oder mehreren Stellen eine schwache Bewegung aus, die bei der Naheinstellung in etwas größerem Umfang deutlicher wird, oder die Pupille ist ganz lichtstarr und nur auf Konvergenz tritt noch eine ausgesprochen träge und relativ unausgiebige Verengerung partiell oder manchmal auch noch an dem größeren Teil der Zirkumferenz ein. Dieser Zustand bildet die unmittelbare Überleitung in das Stadium des vollausgebildeten Krankheitsbildes.

In umgekehrter Weise vollzieht sich die (allerdings seltene) Wiederherstellung der Beweglichkeit. Zuerst kehrt die Naheinstellungs-, erst später auch die Lichtreaktion wieder.

Es bedarf keiner weiteren Begründung, daß das Vorstadium der absoluten Starre, die sogenannte unvollkommene absolute Starre, die gleiche diagnostische Bedeutung hat wie das vollentwickelte Krankheitsbild.

Die Entrundung der Pupille bleibt vielfach auch im Ruhezustand bestehen als Zeichen des verschiedenen Tonus in den einzelnen Ziliarnerven und den diesen angeschlossenen Sphinktersegmenten. Ihre häufigste Form ist eine Entrundung mit großen stumpfen Winkeln (RASQUIN 1920). Sie bleibt bestehen nach Einträuflung von Atropin und Eserin oder wird sogar noch deutlicher (LEVINSOHN, ARNDT). .

Die Erklärung dieser charakteristischen Entwicklung ergibt sich aus dem Unterschied in der Reizvalenz der Licht- und Konvergenzreaktion. Bei der ersteren wird der in einer plötzlichen Belichtung bzw. in einer plötzlichen Verstärkung der Belichtung gegebene pupillomotorische Reiz (falls er konstant bleibt) sehr rasch durch die pupillomotorische Adaptation der Retina abgeschwächt. Bei der Naheinstellungsreaktion handelt es sich dagegen um einen ausgesprochenen Dauerreiz, der solange in gleicher Intensität dem Kernzentrum zufließt, als die Naheinstellung aufrecht erhalten bleibt. Entsteht nun durch einen Krankheitsherd eine Schädigung des Kerns oder eine Hemmung der motorischen Reizleitung im Nerven, so kann der Naheinstellungsimpuls leichter die Hemmung überwinden.

Bemerkenswert in dieser Beziehung ist eine Beobachtung von GOLDFLAM (1912), der im Anfangstadium der absoluten Starre eine Ermüdung der Konvergenzreaktion durch mehrfache Wiederholung hervorrufen konnte, was beim Normalen nicht möglich ist.

Wir können also die Entwicklung der absoluten Pupillenstarre in drei Stadien einteilen: in das erste Stadium der beginnenden Lähmung, in welchem sowohl die Licht- wie die Konvergenzreaktion erhalten, aber in verschieden hohem Grade beeinträchtigt ist, in das zweite Stadium, in welchem die Lichtreaktion bereits vollkommen erloschen, die Konvergenzreaktion aber noch (mehr oder weniger) herabgesetzt auslösbar ist und in das dritte Stadium der vollkommenen Licht- und Konvergenzstarre.

Die sensiblen Reaktionen fehlen im Endstadium vollständig (BRAUNSTEIN 1894). Im Stadium der Entwicklung läuft ihr Verfall in der Regel dem der Sphinkterreaktionen, vor allem dem des Lichtreflexes parallel.

In dem größeren Prozentsatz der Fälle ist die absolut starre Pupille auch entrundet infolge Bildung stumpfwinkliger Ausbuchtungen (s. oben).

§ 76. Über die Weite der Pupille orientiert die folgende Zusammenstellung von 120 Pupillen. Die Fälle mit vollkommener und unvollkommener Starre sind gesondert angeführt:

Pupillenweite zwischen 2 und 3 mm . . . . 11 Fälle = 9,1 %
 3 mal bei vollkommener, 8 mal bei unvollkommener
Pupillenweite zwischen 3 und 4 mm . . . . . . 26 Fälle = 21,6 %
 5 mal bei vollkommener, 21 mal bei unvollkommener
Pupillenweite zwischen 4 und 5 mm . . . . 34 Fälle = 30,5 %
 8 mal bei vollkommener, 26 mal bei unvollkommener
Pupillenweite zwischen 5 und 6 mm . . . . 27 Fälle = 22,4 %
 9 mal bei vollkommener, 18 mal bei unvollkommener

Pupillenweite zwischen 6 und 7 mm . . . . 13 Fälle = 10,8%
  8mal bei vollkommener, 5mal bei unvollkommener
Pupillenweite zwischen 7 und 8 mm . . . . 6 Fälle = 5,0%
  4mal bei vollkommener, 2mal bei unvollkommener
Pupillenweite über 8 mm . . . . 3 Fälle = 2,4%
  2mal bei vollkommener, 1mal bei unvollkommener.

Eine Miose gehört also nicht zu dem Krankheitsbilde der absoluten Starre. Ist sie dennoch vorhanden, so muß noch eine weitere, besondere Ursache vorliegen. In einem solchen, 15 Jahr lang beobachteten Fall von ELMIGER (1910) fand sich mikroskopisch eine enorme zellige Infiltration des Endoneuriums des Okulomotorius, wodurch auf die pupillenverengernden Fasern ein fortwährender Reiz ausgeübt sein soll, der die Miose und möglicherweise auch die Starre verursacht hat.

Wenn wir berücksichtigen, daß in der obigen Tabelle die Zahl der Fälle mit unvollkommener absoluter Starre mehr als doppelt so groß ist wie die der Fälle mit vollkommener absoluter Starre, so ergibt sich, daß bei den mittleren Pupillenweiten die Fälle mit unvollkommener absoluter Starre überwiegen, bei 5 mm Durchmesser gleicht sich der Unterschied aus und schlägt von da aufwärts rasch in das Gegenteil, in ein Überwiegen der Fälle mit vollkommener absoluter Starre um.

Je größer also die Pupille ist, um so seltener werden die Fälle mit unvollkommener absoluter Starre. Anders gefaßt lautet diese wichtige Regel: Bei der absoluten Pupillenstarre ist die Pupille um so weiter, je ausgesprochener die Störung der Pupillenbewegung ist.

Auch hinsichtlich der Pupillenweite tritt also die absolute Pupillenstarre in einen prinzipiellen Gegensatz zu der reflektorischen Starre, bei der wir gerade ein umgekehrtes Verhalten festgestellt haben.

BACH hat gelegentlich einen Rückgang der Pupillenweite nach einer längeren Dauer der Starre beobachtet.

Bei einseitiger absoluter Starre und normalem anderen Auge oder bei doppelseitiger, jedoch beiderseits verschieden stark ausgebildeter absoluter Starre ist die Pupille des befallenen oder stärker befallenen Auges in der Regel die weitere. Gleichweit waren die Pupillen nur 5mal unter 67 Patienten.

§ 77. Hinsichtlich der Häufigkeit der absoluten Starre in den verschiedenen Lebensaltern sehen wir, daß von den obigen 120 Fällen

bis zum 10. Jahr	4 Fälle	zwischen 40 und 50 Jahren	33 Fälle
zwischen 10 und 20 Jahren	7 »	» 50 » 60 »	20 »
» 20 » 30 »	21 »	über 60 »	2 »
» 30 » 40 »	33 »		

zur Beobachtung kamen.

Wenn wir dann die Beziehungen der Pupillenweite zu den verschiedenen Lebensaltern tabellarisch zusammenstellen und in jeder Rubrik mit der oberen Zahl die Fälle mit vollkommener, mit der unteren die Fälle mit unvollkommener absoluter Starre angeben, so ergibt sich folgendes Bild:

	Pupillenweite							zusammen	
	2—3	3—4	4—5	5—6	6—7	7—8	über 8 mm		
bis 10 Jahre inkl.	—	—	—			—		—	4
	1	1	1			1		4	
10 bis 20 Jahre		2	—	—				2	7
		2	2	1				5	
20 bis 30 Jahre	1	1	—	1	1		2	6	21
	1	6	4	3	1		—	15	
30 bis 40 Jahre	1	—	1	2	3	3		10	33
	2	5	6	9	1	—		23	
40 bis 50 Jahre	—	1	4	3	2	1	—	11	33
	5	7	6	2	1	—	1	22	
50 bis 60 Jahre		1	2	2	2	—		7	20
		3	6	2	1	1		13	
über 60 Jahre		1		1				2	2
		—		—				—	

Zwischen vollkommener und unvollkommener Starre bestehen hier keine Unterschiede. Wohl zeigt diese Tabelle sonst bemerkenswerte Eigentümlichkeiten und deutliche Unterschiede gegenüber der reflektorischen Starre (s. S. 82). Zunächst liegt das Häufigkeitsmaximum schon ein Jahrzehnt früher als bei letzterer. Dann sehen wir, daß die Zahl der Fälle bis zum 30. Lebensjahr um das 5fache größer ist als dort, einmal weil bei kongenitaler Lues häufiger eine absolute Pupillenstarre als eine gewöhnlich auf einer Tabes dorsalis beruhende reflektorische auftritt, dann aber auch, weil bei erworbener Lues eine Erkrankung des Zentralnervensystems zeitlich viel rascher nach der Infektion einzutreten pflegt als die Metalues. Auffallend sind dann aber besonders zwei Erscheinungen: einmal die Zunahme der extremen Mydriasis im zunehmenden Alter und zweitens die relative Seltenheit der absoluten Starre im höheren Alter im Vergleich zur reflektorischen Starre.

Auf den ersten Punkt komme ich noch bei der Besprechung der Ophthalmoplegia interna zurück (s. S. 102), bei der gerade die extreme Mydriasis die vorherrschende Pupillenweite ist, so daß es nicht ausgeschlossen erscheint, daß die Fälle von absoluter Starre mit extremer Mydriasis in Wirklichkeit keine isolierte Pupillenstörung, sondern eine Ophthalmoplegia interna darstellen, bei der aber die Akkommodationsparese wegen des vorgerückten Alters nicht nachgewiesen werden konnte.

Die Häufigkeit der absoluten Starre jenseits des 60. Jahres verhält sich in meinem Material zu derjenigen der reflektorischen Starre wie 2 : 22.

Dieser auffallende Unterschied erklärt sich wahrscheinlich durch das viel
frühere Auftreten der absoluten Pupillenstarre und damit auch der Lues,
womit im allgemeinen auch ein früheres Lebensende vergesellschaftet sein
dürfte. Denn, wenn auch die Lues cerebri der Behandlung zugänglicher
ist als die Metalues des Zentralnervensystems, so kann man auch heute
noch trotz des Salvarsans nur in der geringeren Zahl der Fälle mit
einem vollkommenen Stationärwerden der meningealen oder Gefäßlues durch
die Therapie rechnen. In der Mehrzahl der Fälle ist der Prozeß trotz
längerer oder kürzerer Remissionen ein progressiver und veranlaßt ein vor-
zeitiges Lebensende. Natürlich kommt auch bei der absoluten Starre ebenso
wie bei der reflektorischen ein dauerndes Stationärbleiben des Prozesses
vor, das dann auf eine Vernarbung hinweist.

§ 78. Auch bei der absoluten Starre findet sich im Anfang gewöhnlich
eine Steigerung der Pupillenunruhe, die in der Regel zugleich eine
pathologische Verlangsamung zeigt, wodurch die Bewegung einen wurmförmigen Ablauf annimmt (Sattler 1911, Hirschberg 1912, Löwenstein 1912).
Der pathologische Charakter dieser wurmförmigen Zuckungen (Sattler) offenbart sich vor allem darin, daß sie entweder nur an umschriebenen Stellen
oder in ungleichmäßiger Stärke an den einzelnen Stellen der Pupillenzirkumferenz in die Erscheinung treten. In der Mehrzahl der Fälle bestehen
bestimmte Beziehungen zu dem Grade der Schädigung der Licht- und Konvergenzreaktion. In den beginnenden Fällen sehen wir sie am stärksten an
denjenigen Stellen ausgesprochen, wo die Schädigung der beiden Haupt-
reaktionen beginnt. Immerhin habe ich mehrfach auch beobachtet, daß
eine Steigerung der Pupillenunruhe oder ein pathologischer Ablauf der
Pupillenunruhe der Störung des Lichtreflexes voranging. In den Endstadien
finden wir sie gewöhnlich nur noch an den Stellen, wo noch der Rest
einer Licht- und Konvergenzreaktion erkennbar ist. Vielfach überdauert
sie auch einige Zeit lang den vollkommenen Verlust der Licht- und Konvergenzreaktion.

Was dann die Häufigkeit der »pathologischen Pupillenunruhe«
bei der absoluten Starre anlangt (ich ziehe diese Bezeichnung der Sattlerschen
vor, da es sich einmal nicht um Zuckungen handelt und zweitens, da durch
sie die nahen Beziehungen zu einer physiologischen Erscheinung besser zum
Ausdruck kommen), so fand ich sie unter 67 Fällen 32 mal. Je stärker
die Pupillenstörung ist, um so häufiger fehlt sie, am häufigsten sieht man sie
in den beginnenden Fällen. In 24 Fällen mit vollkommen absoluter Starre
war sie 4 mal vorhanden und fehlte in 20 Fällen. Diese Beobachtungen
dürften dafür sprechen, daß es sich bei der pathologischen Pupillenunruhe
offenbar um Reizerscheinungen handelt, die von den Krankheitsherden ausgehen und die erst mit der Vollendung der absteigenden Degeneration aufhören.

§ 79. Das hinsichtlich der Lokalisation der anatomischen Störung anscheinend so einfache Problem der isolierten absoluten Starre kompliziert sich nun ganz erheblich durch das Verhalten der **Lidschlußreaktion**. Diese kann trotz eines vollkommenen oder fast vollkommenen Ausfalls der Licht- und Konvergenzreaktion sogar in gesteigerter Form erhalten sein. Unter 120 absolut starren Pupillen fand ich (1920) sie 85 mal $=$ in 70% erhalten.

Ein klareres Bild gewinnen wir, wenn wir die Fälle je nach der Ausbildung bzw. dem Umfang der absoluten Starre in drei Gruppen teilen: in eine Gruppe mit 35 Fällen, in welcher die Licht- und Konvergenzreaktion vollkommen erloschen war, in eine zweite Gruppe mit 45 Pupillen, in der die Lichtreaktion erloschen, die Konvergenzreaktion zwar erhalten, aber pathologisch herabgesetzt war und schließlich in eine dritte Gruppe mit 40 Pupillen, in denen auch die Lichtreaktion erhalten, aber ebenso wie die Konvergenzreaktion eine pathologisch beeinträchtigte war.

Die Lidschlußreaktion geht nun gewöhnlich in der gleichen Weise zugrunde, wie die anderen Sphinkterreaktionen, d. h. dem Stadium des vollständigen Erlöschens geht ein Stadium voraus, in dem die Pupillenverengerung zwar erhalten, aber pathologisch herabgesetzt ist. Es ist darum notwendig, auch die Fälle mit erhaltener Lidschlußreaktion in zwei Gruppen zu sondern, je nachdem sie sehr deutlich, rasch und ausgiebig als normale, oder schwach, wenig ausgiebig und partiell als pathologische Reaktion verläuft. Unter diesen Gesichtspunkten gruppieren sich die Fälle in der folgenden Tabelle:

Lidschluß-reaktion	Gruppe I: 35 Fälle. Lichtreflex u. Naheinstellungsreaktion erloschen	Gruppe II: 45 Fälle. Lichtreflex erloschen, Naheinstellungsreakt. erhalten, pathologisch beeinträchtigt	Gruppe III: 40 Fälle. Licht- und Naheinstellungsreaktion erhalten, pathologisch herabgesetzt
prompt . .	37,1 %	35,5 %	22,5 %
schwach .	28,6 %	48,9 %	62,5 %
fehlte. . .	34,3 %	15,6 %	15 %

Aus dieser Zusammenstellung ergibt sich zunächst, daß, je ausgesprochener die Störung der Licht- und Konvergenzreaktion ist, um so häufiger auch die Lidschlußreaktion fehlt. Die Schädigung der Lichtreaktion geht der Schädigung der Naheinstellungsreaktion voran und übertrifft sie daher bei der unvollkommenen Starre auch quantitativ. Meine Untersuchungen zeigen nun, daß die Lidschlußreaktion an Widerstandsfähigkeit pathologischen Prozessen gegenüber die Konvergenzreaktion übertrifft, insofern, als sie im Stadium der vollkommenen Lähmung in etwas weniger als $^{1}/_{3}$ der Fälle in pathologisch herabgesetzter Form, und in etwas mehr als einem zweiten Drittel vollkommen ungestört erhalten ist.

Die Widerstandsfähigkeit der drei Sphinkterreaktionen pathologischen Vorgängen gegenüber ist also umgekehrt proportional ihrer physiologischen Wertigkeit.

Die Prozentzahl der Fälle mit prompter Lidschlußreaktion ist in der Gruppe I und II fast gleich groß, so daß wir dieser Zahl vielleicht doch eine größere Bedeutung zumessen dürfen. Der geringere Wert in der Gruppe III erklärt sich durch die in ihr noch wirksame Hemmung des noch nicht erloschenen Lichtreflexes (s. S. 39).

Als wichtigstes Ergebnis erscheint mir jedoch die Feststellung (um es noch einmal hervorzuheben), daß die Lidschlußreaktion trotz eines absoluten Ausfalls der Licht- und Konvergenzreaktion in einem nicht unbeträchtlichen Teil der Fälle vollkommen unbeeinflußt sein kann.

§ 80. Wir stehen damit vor der theoretisch wichtigen Frage, wie wir dieses verschiedene Verhalten der einzelnen Reaktionen erklären sollen. Gehen wir zunächst von der reflektorischen Starre aus, so denken wir sie uns zustande gekommen durch eine Unterbrechung des Schaltapparates der aszendierenden pupillomotorischen Bahn unmittelbar vor dem Kerngebiet, während die vom Naheinstellungs- und vom Orbikulariszentrum zu ihm ziehenden Bahnen verschont blieben: Der Lichtreflex fällt isoliert aus, die Konvergenz- und Lidschlußreaktion bleibt bestehen (s. Fig. 7). Die zentral bedingte isolierte absolute Starre, der Ausfall der Licht- und Konvergenzreaktion, kann theoretisch betrachtet auf zwei Arten zustande kommen: einmal durch eine Degeneration des Sphinkterkerns und der angeschlossenen deszendierenden Bahn, zweitens, ohne eine solche, durch eine extranukleäre Unterbrechung der afferenten Licht- und Naheinstellungsbahnen vor ihrer Einstrahlung in den Kern (s. Fig. 7). Im ersten Fall ist zugleich auch jede andere zentrale Erregung des Kerns unmöglich: neben der Licht- und Konvergenzreaktion fehlt auch die Lidschlußreaktion. Bei extranukleärem Sitz des Herdes ergibt sich von vornherein die Möglichkeit größerer quantitativer Unterschiede in der Beeinträchtigung der einzelnen Sphinkterreaktionen, je nach der verschiedenen Dichtigkeit des Herdes in der Gegend der einzelnen reizzuleitenden Bahnen. Allgemein pflegt man eine supranukleäre Lähmung dann anzunehmen, wenn trotz Lähmung der willkürlichen die reflektorische Beweglichkeit eines Muskels oder Muskelgebietes erhalten geblieben ist. Der normale Ablauf der Lidschlußreaktion in manchen Fällen von absoluter Pupillenstarre weist darauf hin, daß die für diese Reaktion in Betracht kommende Bahn (und zu ihr gehört auch der Sphinkterkern und seine zentrifugale Bahn) intakt ist, und daß die Licht- und Naheinstellungsstarre — ich will mich vorsichtig ausdrücken — möglicherweise durch eine Unterbrechung oberhalb des Sphinkterkerns im Bereich der afferenten Bahnen entstanden ist.

Bis zu einem gewissen Grade bewiesen wird diese Annahme durch folgende Beobachtung: Bei einem 29 jährigen Manne bestand auf syphilitischer Basis eine doppelseitige absolute Starre mit erhaltener Lidschlußreaktion, ferner eine doppelseitige Proptosis und eine leichte Blickparese nach oben und weniger auch nach unten. Durch Schmierkur verschwanden die Augenmuskelstörungen, die Ptosis auf dem einen Auge ging vollständig, auf dem anderen Auge fast vollständig zurück, die vollkommene absolute Pupillenstarre wandelte sich in eine unvollkommene absolute Starre um. Dabei zeigte sich die Naheinstellungsreaktion auf dem einen Auge nur angedeutet, während die Lichtreaktion fast normal war, auf dem anderen Auge war in der üblichen Weise die Lichtreaktion nur angedeutet und die Naheinstellungsreaktion ausgiebig und fast normal. Die Lidschlußreaktion war beiderseits sehr deutlich auszulösen. Diese Umkehrung der normalen Reizvalenz der Naheinstellungs- und der Lichtreaktion kann nicht erklärt werden durch einen Herd im Kern oder in der zentrifugalen Bahn (s. S. 91), sondern durch einen Herd an der Stelle, wo die afferenten Bahnen des Lichtreizes und der Naheinstellung noch voneinander getrennt verlaufen, mit anderen Worten also durch einen supranuklearen Herd. Dieser wird überdies wahrscheinlich gemacht durch die vorausgehende Blicklähmung nach oben und unten.

Eine absolute Starre kann demnach zustande kommen: 1. durch einen supra-(extra-)nuklearen Herd, 2. durch einen Herd im Kern, 3. in der faszikulär-basalen Bahn, 4. im Ganglion ciliare und den hinteren Ziliarnerven, 5. im Muskel selbst.

Diese Befunde und Überlegungen haben auch in anderer Beziehung eine größere Bedeutung. Sie zeigen, daß man den negativen anatomischen Befunden an den paarigen kleinzelligen Mediankernen (EDINGER-WESTPHAL) bei klinisch festgestellter absoluter Pupillenstarre (SIEMERLING-BOEDEKER) keine absolute Beweiskraft gegen die Sphinkternatur dieser Kerne zusprechen darf.

§ 81. Eine ganz andere Bedeutung als die als Sphinkterlähmung aufzufassende absolute Starre hat die durch aktive Reizung des Sympathikus und gleichzeitige Hemmung des Sphinkters bedingte absolute Starre. Um den prinzipiellen Gegensatz auch in der Bezeichnung zum Ausdruck zu bringen, möchte ich für sie den Namen »spastische Starre« vorschlagen, zumal da es sich nicht um eine Lähmung, sondern nur um eine mehr oder weniger hochgradige Hemmung des Sphinktertonus handelt. Auf diese Störung werde ich in dem Absatz über die Störungen der Erweiterungsreaktion näher einzugehen haben (s. S. 106).

§ 82. In der Ätiologie der absoluten Starre steht die Lues bei weitem an erster Stelle, und zwar sowohl die erworbene wie die angeborene. Ebenso, wenn auch weniger häufig, begegnen wir ihr im Verlauf einer Metalues, hier vor allem bei der Paralyse (nach Marina [1896] in 44%, nach Weiler in 34%, nach Bumke in 41% der Fälle) und nach Uhthoff (1911) ganz besonders häufig bei der juvenilen Paralyse, seltener bei der Tabes (Uhthoff 1911), ferner, wenn auch verhältnismäßig selten bei Infektionen (Influenza [Franke 1819], Diphtherie) und wiederum häufiger bei Intoxikationen (Botulismus, Alkohol-Bleivergiftungen).

In seltenen Fällen kommt sie auch bei der typischen Migräne, entweder als anfallsweise auftretendes (Westphal 1911, 1912) oder als dauerndes Symptom (Rothmund) vor, wodurch diese Fälle in das Gebiet der Migraene ophthalmoplégique Charcot fallen. Auch bei der senilen Demenz ist absolute Starre beobachtet.

Auszuschließen ist natürlich immer die Möglichkeit einer arzneilichen Wirkung (Atropin, Homatropin, Skopolamin, Hyoszin u. a.), wobei es sich wohl meist um keine reine absolute Starre, sondern um eine Ophthalmoplegia interna handelt.

Beim Glaukom ist die nicht selten zu beobachtende Starre und Mydriasis wohl durch eine Drucklähmung der zwischen Sklera und Chorioidea verlaufenden kurzen Ziliarnerven zu erklären.

Durch direkte Schädigung des Sphinktermuskels oder auch der Endigungen der Ziliarnerven sehen wir infolge meist stumpfer Traumen eine absolute Starre entstehen (s. u.). Ebenso können Okulomotoriusschädigungen durch allgemeine (Steigerung des intrakraniellen Druckes) und umschriebene Ursachen (Tumoren, Abszesse, Entzündungen u. dgl.) gelegentlich einmal allein eine absolute Pupillenstarre bedingen.

Bei psychisch Minderwertigen finden wir in pathologischen Rauschzuständen fast immer eine Beeinträchtigung der Pupillenreaktionen, die sich bis zur ausgesprochenen Pupillenträgheit oder sogar bis zur absoluten Pupillenstarre steigern kann. Im normalen Rausch der Gesunden sind dagegen selbst bei großen Alkoholdosen keine gröberen Veränderungen an den Pupillen nachzuweisen (A. Cramer 1903, Vogt 1905, Stapel 1911).

Gelegentlich kann eine absolute Pupillenstarre mit Mydriasis das erste Symptom einer metastatischen Ophthalmie sein. So sah sie Pichler (1915) in 2 Fällen nach Lungenentzündung und in einem Fall bei Septikopyämie schon zu einer Zeit auftreten, wo die brechenden Medien noch vollkommen klar waren. Die Erklärung dürfte in einer toxischen Lähmung der im suprachorioidealen Raum nach vorn ziehenden Okulomotoriusfasern zu suchen sein. Auch dieser Befund spricht dafür, daß die langen Ziliarnerven des Sympathikus auf anderen, gegen intraokulare Drucksteigerung und intraokulare Entzündung geschützteren Wegen nach vorn gelangen.

Ebenso wie die reflektorische Starre besteht auch die absolute Starre gelegentlich schon bei der Geburt (Jess 1913). Ferner sieht man sie nicht selten bei Kindern, die von paralytischen Vätern oder Müttern abstammen und die sonst, abgesehen von einer positiven WASSERMANNschen Reaktion, keine Zeichen einer hereditären Lues darbieten. Ein familiäres Auftreten beschrieb NAPP (1909).

Nach STÖCKER (1914) unterscheidet sich das Verhalten der Pupillen bei der »progressiven Paralyse der Erwachsenen« von dem bei der sogenannten »juvenilen Paralyse« in eigenartiger Weise. Bei der progressiven Paralyse der Erwachsenen überwiegt die enge oder relativ enge lichtstarre Pupille im Sinne der reflektorischen Starre (57%), eine absolute Starre fand er nur in 34%. Bei der juvenilen Paralyse überwiegt dagegen die absolute Starre in auffallender Weise (67%) gegenüber der reflektorischen (17%). STÖCKER führt diese starken Unterschiede auf den Charakter der juvenilen Form der Paralyse zurück, die im Gegensatz zu der Paralyse der Erwachsenen die schwersten anatomischen Veränderungen in den Stammganglien, dem Thalamus und in der Brücke verursacht.

§ 83. An sich ist eine genaue Feststellung des Sitzes der Läsion innerhalb des motorischen Neurons aus der Pupillenstörung allein nicht möglich. KRUSIUS (1907) hat die SCHULZsche Feststellung, daß Eserin auf die Nervenendigungen im Sphinkter wirkt, für die Differentialdiagnose zwischen einer zentralen und einer peripheren Lokalisation vom Ganglion ciliare abwärts verwertbar zu machen gesucht, aber mit negativem Erfolg. Nach RUTTIN (1919) ist dieses jedoch möglich durch die Prüfung der Pupillenreaktion mittels des faradischen Stromes. Schwache faradische Ströme (15—20 Volt) lösen, besonders wenn der Strom durch das Unterlid eintritt, in normalen Pupillen zunächst eine geringe Erweiterung, darauf ein leichtes Schwanken des Pupillendurchmessers und schließlich einen Gleichgewichtszustand bei geringer Erweiterung aus. Die pathologisch weite Pupille verengt sich dagegen, wenn die Lähmung zentral, dagegen nicht, wenn die Lähmung peripher vom Ganglion ciliare lokalisiert ist (Atropin!).

§ 84. Eine besondere Abart der absoluten Starre kann sich im Anschluß an eine traumatische Schädigung der Sphinkterbahn, am häufigsten bei Läsionen des Okulomotoriusstammes entwickeln. In manchen Fällen ist dabei die Lichtreaktion mehr oder weniger vollkommen erloschen, die Konvergenzverengerung dagegen kaum gestört. Man hat deswegen als Bezeichnung dafür: Traumatische reflektorische Pupillenstarre (AXENFELD) gewählt und dadurch die Möglichkeit einer Verwechslung mit der echten reflektorischen Starre gegeben. Im Prinzip handelt es sich hier aber nur um eine etwas atypische Form der absoluten Starre, die eben dadurch möglich wird, daß die Konvergenzreaktion als Mitbewegung eine bedeutend größere Reizvalenz und damit eine viel größere Widerstandsfähigkeit pathologischen Prozessen gegenüber besitzt als die Lichtreaktion. Wenn man überhaupt eine besondere Bezeichnung für diese traumatische Pupillenstörung für nötig erachtet, so erscheint mir das Wort: »Pseudoreflektorische Starre«, den tatsächlichen Verhältnissen besser zu entsprechen, zumal da dieses bei der an sich schon komplizierten Nomenklatur der Pupillenstörungen vor verhängnisvollen Verwechslungen schützt.

Diese Einschränkung soll nun nicht ausschließen, daß in seltenen Fällen auch eine typische reflektorische Starre durch ein Schädeltrauma ohne Verletzung des Okulomotorius vorkommt (WICK, FINKELBURG u. a.), die dann aber anatomisch genau an der gleichen Stelle zu lokalisieren ist wie bei der metaluetischen Form (s. S. 77).

Endlich ist noch die Iridoplegia traumatica zu erwähnen, die wir gewöhnlich im Anschluß an eine Kontusionsverletzung des vorderen Bulbusabschnittes auftreten sehen. Es handelt sich bei ihr um eine direkte Schädigung des Muskels selbst, bzw. der in ihm enthaltenen Nervenendigungen, die offenbar durch eine hydrostatische Druckwirkung zustande kommt. Gewöhnlich finden wir hier auch eine Entrundung oder sogar eine Ektopie der Pupille und an ihrem Rande Einrisse (Epheublattform). Auch diese Form kann umschrieben auftreten und, ebenso wie die unvollkommene absolute Starre, häufiger auch eine stärkere Schädigung des Lichtreflexes als der Naheinstellungsverengerung erkennen lassen.

Während eine vollentwickelte, auf tabischer Grundlage beruhende reflektorische Starre wohl nicht oder nur ausnahmsweise einer Rückbildung fähig ist, sehen wir dieses Ereignis bei der absoluten Starre besonders im Verlauf oder im Anschluß an eine spezifische Behandlung, wenn auch nicht gerade häufig, aber doch hier und da einmal auftreten. Gelegentlich kommt bei Hirnlues die absolute Starre nicht zu einer vollkommenen Ausbildung, nur der Lichtreflex erscheint mehr oder weniger beeinträchtigt, ohne daß eine Störung der Konvergenzreaktion deutlich nachweisbar wäre. Gerade diese Fälle lassen am häufigsten eine Rückbildung der Pupillenstörung zu.

Über die Prognose der isolierten absoluten Starre auf syphilitischer Basis ist das gleiche zu sagen wie bei der isolierten reflektorischen Starre (s. S. 84).

Wenn die absolute Starre — und das gleiche gilt für die Ophthalmoplegia interna, — abgesehen von den Fällen, in welchen das Erhaltensein einer prompten Lidschlußreaktion schon einen supranuklearen Sitz des Herdes wahrscheinlich macht, in überwiegender Häufigkeit isoliert, ohne Beteiligung der äußeren Äste des Okulomotorius zur Beobachtung kommt, ebenso wie sie andererseits nicht selten bei typischen Erkrankungen der äußeren Okulomotoriusäste (kongenitaler Okulomotoriuslähmung, Polioencephalitis superior WERNICKE) fehlt, so bedarf diese Sonderstellung der interioren Fasern innerhalb des Okulomotoriusneurons einer Erklärung. Diese scheint sich mir darin zu bieten, daß innere und äußere Äste und ihre Ganglienzellen keine gleichartigen und gleichwertigen Nervenelemente darstellen: die äußeren Äste gehören dem animalischen, die inneren dem kranialautonomen System an, beide sind nur aus Zweckmäßigkeitsgründen in demselben Hirnnerven vereinigt. Es ist leicht möglich, daß sich die parasympathischen Zellen und Ganglien ebenso wie gewissen chemischen Giften gegenüber wie z. B. dem Nikotin, auch bestimmten endo- und exogenen Giften gegenüber (Syphilistoxinen) anders verhalten als die Nervenelemente des animalen Systems.

VI. Ophthalmoplegia interna.

§ 85. Wir haben uns gewöhnt, die Lähmung des gesamten Sphinkterapparates des inneren Auges, der Pupille sowohl wie der Akkommodation, als einen besonderen Krankheitstypus aufzufassen und ihn prinzipiell der isolierten absoluten Pupillenstarre gegenüber zu stellen. Begründet ist diese Sonderstellung einmal in der klinischen Tatsache, daß die Ophthalmoplegia interna (Hutchinson 1878) als einziges Symptom einer Okulomoteriuserkrankung auftreten und wieder verschwinden kann, ohne daß etwa eine isolierte Pupillenlähmung oder eine isolierte Akkommodationsschwäche zurückbleibt, andererseits darin, daß die inneren Augenmuskeln bei den kongenitalen Augenmuskellähmungen und der Polioencephalitis superior verschont bleiben, schließlich darin, daß nach Ansicht maßgebender Neurologen niemals eine Ophthalmoplegia interna bei Tabes dorsalis auftritt (Bumke), während sowohl die isolierte absolute Pupillenstarre wie auch ausnahmsweise einmal die isolierte Akkommodationslähmung nicht gegen diese Diagnose sprechen würde. Nach dieser Auffassung müßte das Bestehen einer Ophthalmoplegia interna die Annahme einer Tabes ausschließen, eine Auffassung, die sich jedoch nach meinen Erfahrungen nicht aufrecht erhalten läßt. Ich habe im Laufe von 12 Jahren 3 mal die Kombination einer einseitigen Ophthalmoplegia interna mit einer typischen reflektorischen Pupillenstarre auf dem anderen Auge beobachtet. Der eine dieser Fälle bot überdies alle klassischen Symptome der Tabes dorsalis dar. Das Vorkommen einer Ophthalmoplegia interna bei Tabes dorsalis dürfte also, wenn auch selten, erwiesen sein, womit nun allerdings nicht zugleich auch die tabische Grundlage dieses Symptoms gegeben ist, da es sich immerhin um das Nebeneinander einer echten Tabes und einer Lues cerebrospinalis bzw. ihrer Folgezustände (Narbenbildung) gehandelt haben könnte.

Die Ophthalmoplegia interna tritt in der Regel einseitig auf. Gewöhnlich beginnt die Lähmung des Ziliarkörpers und des Sphinkters gleichzeitig, wenn auch verschieden stark; nur ausnahmsweise geht die Lähmung des Sphinkters der Ziliarmuskellähmung voraus und umgekehrt (Uhthoff 1911).

§ 86. Für die Beurteilung der Pupillenweite bei der Ophthalmoplegia interna stehen mir 20 Fälle zur Verfügung. Im Gegensatz zu den Beobachtungen anderer Autoren ist die Ophthalmoplegia interna im Vergleich zu der ungemein großen Häufigkeit der isolierten Pupillenstörungen in Kiel recht selten. In der folgenden Tabelle habe ich die Fälle je nach dem Alter und der Pupillenweite geordnet. Die obere Zahl in jeder Reihe umfaßt die Fälle mit vollständiger Lähmung der Pupille und der Akkommodation, die untere die Fälle mit unvollständiger Lähmung der Akkommodation, die Pupille oder beider.

	2—3	4	5	6	7	8	über 8 mm	zusammen
bis 20 Jahre	—	—	—	—	1	—	—	1
	—	—	—	—	—	—	—	
20 bis 30 Jahre	1	—	—	—	2	—	2	9
	1	2	1	—	—	—	—	
30 bis 40 Jahre	—	—	1	—	3	—	—	6
	—	—	1	1	—	—	—	
40 bis 50 Jahre	—	—	2	—	—	1	—	4
	—	1	—	—	—	—	—	

Diese Tabelle zeigt, daß das Häufigkeitsmaximum noch früher erreicht wird als bei der absoluten Starre: bereits im dritten Dezennium (s. S. 93). Vom dritten Dezennium ab setzt ein allmähliches Abflauen ein, was wohl mit der physiologischen Abnahme der Akkommodationsbreite im Zusammenhang steht, die die leichteren Paresen des Akkommodationsmuskels klinisch nicht in die Erscheinung treten läßt.

Miose fehlt ebenso wie bei der absoluten Starre auch bei der Ophthalmoplegia interna, mittelweit waren die Pupillen 5 mal = 25 %, mydriatisch 15 mal = 75 %. Unter den fünf mittelweiten Pupillen überwiegen bei weitem die Ophthalmoparesen (4 : 1), während umgekehrt bei den mydriatischen Pupillen die vollkommenen Lähmungen durchaus im Vordergrund stehen. Bei einer Pupillenweite von über 7 mm Durchmesser fanden sich nur vollkommene Lähmungen. Wir sehen also, daß auch bei der Opthalmoplegia interna, ebenso wie bei der isolierten absoluten Starre in der Regel die Pupille um so weiter ist, je ausgesprochener die Lähmung der Pupille und der Akkommodation ist.

Teilen wir auch hier die Pupillen nur in enge (bis 3 mm Durchmesser) und weite ein, so finden wir im Gegensatz zu der reflektorischen Starre und in genauer zahlenmäßiger Übereinstimmung mit der (isolierten) absoluten Starre enge Pupillen in 10 %, weite Pupillen in 90 % der Fälle. Von der isolierten absoluten Pupillenstarre unterscheidet sich nun die Ophthalmoplegia interna prinzipiell durch ihre Vorliebe für die extremen Grade der Mydriasis. Rechnen wir diese von einem Pupillendurchmesser von 6 mm aufwärts, so finden wir sie bei der absoluten Starre in etwas über 18 %, bei der Ophthalmoplegia interna in 40 %. Wenn wir dann in Betracht ziehen, worauf ich oben bereits hingewiesen habe, daß die extreme Mydriasis bei der isolierten absoluten Starre vor allem die Fälle in höherem Alter betrifft, in dem die Akkommodationsfähigkeit schon erloschen oder so gering ist, daß sie nicht untersucht wurde, dann wird man die Möglichkeit nicht von der Hand weisen können, daß ein Teil dieser Fälle tatsächlich in das Gebiet der Ophthalmoplegia interna hineingehört, so daß der Unterschied zwischen der mit einer Akkommodationsparese vergesellschafteten und der isolierten absoluten Starre noch größer wird.

Diese Neigung der Ophthalmoplegia interna zu einer extremen Mydriasis weist ebenso wie ihre Vorliebe für ein rein einseitiges Auftreten darauf hin, daß hinsichtlich der Entwicklung und Lokalisation der Erkrankung besondere, bislang noch unbekannte Bedingungen vorliegen, die sie prinzipiell von der isolierten absoluten Starre unterscheiden.

Während man früher bei einer Ophthalmoplegia interna vorwiegend oder gar ausschließlich eine nukleäre Lokalisation (MAUTHNER, UHTHOFF 1911) annahm, neigt man jetzt mehr dazu, den Sitz im Okulomotoriusstamm zu suchen (BACH u. a.). Nach FUCHS (1907) haben im Okulomotorius die Bahnen für die interioren Muskeln eine zentrale Lage. Die Analogie zu der leichten Verletzlichkeit und häufigen isolierten Erkrankung des papillomakulären Bündels drängt sich hier ohne weiteres auf, so daß die Annahme einer isolierten axialen Neuritis des Okulomotoriusstammes die Lokalisation der Ophthalmoplegie im Nerven selbst nahezulegen scheint. Sektionsbefunde liegen bis jetzt noch nicht vor.

Immerhin erscheint mir die Vorliebe der isolierten Ophthalmoplegia interna für die extremen Grade der Mydriasis doch mehr dafür zu sprechen, daß in diesen Fällen der Sphinktertonus vollständig aufgehoben ist, was aber nur bei einer Schädigung des Ganglion ciliare bzw. seiner postganglionären Fasern möglich ist.

Für die mit extremer Mydriasis einhergehenden Fälle von Ophthalmoplegia interna (40% der Fälle) dürfte demnach eine Lokalisation im Endneuron der parasympathischen Bahn (Ganglion ciliare, postganglionäre Fasern, Endplatten in den Muskeln) wahrscheinlich sein.

Auch MARINA (1901) lokalisiert die Ophthalmoplegia interna in das Ganglion ciliare.

Für diese Annahme oder wenigstens für einen prinzipiellen Unterschied zwischen der absoluten Pupillenstarre und der Ophthalmoplegia interna dürften auch die Untersuchungen GROETHUYSENS (1920) sprechen, welcher mittels des v. HESSschen Differentialpupilloskops bei unvollständiger Ophthalmoplegia interna im Gegensatz zu der absoluten Pupillenstarre eine verhältnismäßig gut erhaltene motorische Unterschiedsempfindlichkeit fand (s. S. 151). Die Sphinkterkontraktionen sind zwar sehr klein, erfolgen aber mit normaler Schnelligkeit. Kaum findet man hier überdies die zackigen, oft unregelmäßigen Entrundungen und das gesonderte motorische Verhalten der einzelnen Ausbuchtungen wie bei der absoluten und reflektorischen Starre.

Die Ätiologie ist nur bei einem Teile der Fälle klar (nach Uhthoff in 50%), in einem Viertel der Fälle kommt Lues, relativ selten Tabes und Paralyse, Erkältung, Gehirnerkrankungen (Tuberkulose, Tumor), Erkrankungen der hinteren Nebenhöhlen der Nase (Grunert 1911), Botulismus u. a. in Frage, selten auch ist die Lähmung angeboren (Levinsohn 1907). In der Hälfte der Fälle bleibt die Ätiologie unklar.

Hinsichtlich der Pupillenbewegung besteht in keiner Beziehung ein Unterschied gegenüber der isolierten absoluten Starre, so daß alles dort Gesagte auch für die Ophthalmoplegia interna Gültigkeit hat.

VII. Die Weite der Pupille bei den typischen Pupillenstörungen.

§ 87. Im Anschluß an die Besprechung dieser wichtigsten typischen Formen der Pupillenstörungen stelle ich noch einmal meine Untersuchungsergebnisse über die Pupillenweite bei den wichtigsten Pupillenlähmungen übersichtlich zusammen:

	Es fanden sich bei der		
	Refl. Starre	Absol. Starre	Ophth. int.
Miose (bis 2 mm Durchmesser) in	31,5%	—	—
Mittelw. Pupillen 2—4 mm » »	59,9%	31%	25%
Mydriasis über 4 mm » »	8,6%	69%	75%
Darunter extreme Mydriasis (über 6 mm Durchmesser) in	—	18%	40%

Der Unterschied zwischen der reflektorischen Starre und den übrigen Pupillenstörungen wird noch deutlicher, wenn wir nur zwischen engen Pupillen (bis 3 mm) und weiten Pupillen unterscheiden.

Bei reflektorischer Starre fanden sich enge Pupillen in 75,4%
weite » » 24,6%
Bei absoluter Starre » » enge » » 9,1%
weite » » 90,9%
Bei Ophthalmoplegia interna » » enge » » 10%
weite » » 90%

Bei der reflektorischen Starre fehlt eine extreme Mydriasis, bei der absoluten Starre und der Ophthalmoplegia interna eine Miose. Je extensiver die Störung der inneren Augenmuskeln ist, um so größer ist die Neigung zu einer extremen Mydriasis.

Bei der reflektorischen Starre ist die Pupille in der Regel um so enger, bei der absoluten Starre und der Ophthalmoplegia interna dagegen um so weiter, je größer die Funktionsstörung ist.

Das Häufigkeitsmaximum der typischen Pupillenlähmungen findet sich
bei der reflektorischen Starre zwischen 40 und 50 Jahren
bei der absoluten Starre » 30 » 50 »
bei der Ophthalmoplegia interna » 20 » 30 »

VIII. Pathologie der Erweiterungsreaktionen.

Die Störungen der psychosensiblen Reaktionen haben naturgemäß für den Psychiater eine viel größere Bedeutung als für den Ophthalmologen. Es wird daher an dieser Stelle vor allem auf das für den Ophthalmologen Wissenswerte einzugehen sein. Bei den Störungen dieser Reaktionen ist daran zu denken, daß sie, wenn auch selten, bei Normalen insgesamt oder zum Teil (z. B. die Psychoreaktion) fehlen können (WASSERMEYER 1907, HÜBNER 1905), und daß größere individuelle Schwankungen schon normalerweise vorkommen (WEILER 1911).

Ein pathologischer Ausfall der Erweiterungsreaktionen kommt vor allem bei den mit schweren organischen Veränderungen der Hirnrinde einhergehenden Verblödungen zur Beobachtung (Imbezillität, Idiotie epileptischer und alkoholischer Demenz, sehr häufig bei progressiver Paralyse) ferner bei Pupillenstörungen (reflektorischer, absoluter Starre). Bei der reflektorischen Starre geht der Ausfall der sensiblen Reaktion manchmal den übrigen Störungen voraus (WEILER). Auch starke Bromdosen können sie aufheben.

§ 88. Große diagnostische Bedeutung hat das Fehlen der psychosensiblen Reaktionen bei den Erkrankungen der Katatoniegruppe gewonnen (BUMKES Symptom 1903). Sie fehlen in einem erheblichen Prozentsatz der Fälle, und zwar um so häufiger, je länger die Erkrankung dauert (RUNGE 1913). Der Ausfall zeigt sich zuerst bei herabgesetzter Beleuchtung (RUNGE). In allen diesen Fällen ist jedoch zu beachten, daß auch ohne nervöse Störungen eine Beeinträchtigung der Erweiterungsreaktionen durch atrophische Zustände im Bereich des Irisstromes eintreten kann (AXENFELD 1911). Bei der Dementia paranoides und bei Manisch-Depressiven kommt das BUMKESCHE Symptom anscheinend nicht vor (SIOLI 1910, WEILER 1910, HÜBNER 1905 u. a.).

Im ersten Teil ist bereits darauf hingewiesen, daß eine erhebliche Steigerung der psychosensiblen Reaktionen durch eine aktive Innervation des Dilatators und durch gleichzeitige bzw. vorangehende Hemmung des Sphinkters zu einer maximalen Mydriasis und zu einer anscheinend absoluten Pupillenstarre führen kann. Eine Untersuchung derartiger Fälle mittels vergrößernder Systeme zeigt aber, daß der Lichtreflex nicht ganz erloschen ist, daß (günstige Adaptationsverhältnisse vorausgesetzt) nach normal langem reizlosem Intervall eine kurze konzentrische Zuckung erfolgt, die aber rasch gestoppt wird. Diese Erscheinungen haben natürlich mit der eigentlichen absoluten Pupillenstarre nicht das geringste zu tun und werden von diesem typischen Krankheitsbild zweckmäßigerweise durch eine besondere Bezeichnung getrennt, als die ich »spastische Starre« vorschlagen möchte. Wir finden diese spastische Starre vor allem im Anfall bei der Epilepsie (MOELI 1882, THOMSEN 1886, RÄCKE 1903, SIEMERLING 1896, BUMKE u. a.),

ferner, wenn auch seltener, bei der Hysterie auf der Höhe des Anfalls (Retzlaff 1907, Karplus, Westphal 1901, Kempner u. a.).

Bei der Epilepsie ist der Erweiterungsimpuls so stark, daß er eine
vorher bestehende Eserinmiose ohne Schwierigkeiten überwindet (Sommer
1909). Nach Abklingen des Anfalls kehrt die Miose in ihrem früheren Umfang wieder.

Die in einzelnen Fällen bei der Migräne beobachtete Pupillenstarre dürfte,
wie schon hervorgehoben, als wirkliche, d. h. durch Schädigung des motorischen Sphinkterneurons entstandene absolute Pupillenstarre zu deuten sein
im Sinne der Migraene ophthalmoplégique.

In das Gebiet der spastischen Starre sind nun auch noch verschiedene
neuere Pupillenphänomene einzureihen, auf die ich, da sie vorwiegend
neurologisch-psychiatrisches Interesse bieten, nur kurz einzugehen brauche.

Als »Iliakalsymptom« wurde von E. Meyer (1910) eine mit einer
Aufhebung oder hochgradigen Herabsetzung der Lichtreaktion verbundene
Mydriasis beschrieben, die bei Druck auf den Iliakalpunkt auftritt und mit
dem Aufhören des Druckes sofort wieder verschwindet. Das Phänomen
wird vor allem bei der Dementia praecox, Katatonie, aber auch bei Hysterie
(Westphal) beobachtet.

Als »katatonische Pupillenstarre« wurde von Westphal (1909)
eine seltene, am häufigsten im vorgeschrittenen katatonischen Stupor auftretende Pupillenstarre bezeichnet, die mit raschen und regellosen Form-
änderungen (ovalen, verzogenen, spaltförmigen Pupillen) Hand in Hand geht.
Die Pupillenstörung tritt plötzlich auf und verschwindet ebenso plötzlich.
Manchmal findet sie sich nur einseitig, dann ist diese Pupille auch indirekt
starr, während von diesem Auge aus die bewegliche Pupille des anderen
durch Belichtung zur Kontraktion gebracht werden kann (Sioli). Zuweilen
besteht nur Licht- und keine Konvergenzstarre (Westphal).

Endlich ist noch das »Redlichsche Symptom« (1908) zu erwähnen,
bei welchem die Erweiterung der Pupille und die Beeinträchtigung des
Lichtreflexes durch kräftige Muskelanspannungen (z. B. durch einen sehr
kräftigen aktiven Händedruck) ausgelöst wird. Das Phänomen findet sich
vorzugsweise bei der Dementia praecox und fehlt bei dem manisch-depressiven Irresein.

§ 89. Reizzustände im Bereich der Sympathikusbahn

äußern sich ebenfalls vor allem in einer starken Mydriasis, die gewöhnlich
mit einer starken Herabsetzung oder gar einer (scheinbaren) Aufhebung der
Licht- und Konvergenzreaktion verbunden ist, wie ich es bei einem 8jährigen
Jungen beobachten konnte, bei dem eine akute entzündliche Anschwellung
der tiefen Halslymphdrüsen bestand. Die Mydriasis hatte sich ganz plötzlich eingestellt und klang allmählich mit dem Rückgang der entzündlichen

Erscheinungen an den Drüsen ab. Zugleich wurde die Licht- und Konvergenzreaktion wieder deutlich. Ähnliche Beobachtungen stammen von Brünnicke (1874), in dessen Fall die Reizung später in eine Lähmung überging, von v. Fodor (1910) u. a. Bemerkenswert ist ein Fall von Coppez (1907), in welchem durch stärkeres Vornüberneigen des Kopfes die vorher erweiterte, auf Licht kaum reagierende Pupille (spastische Starre) sich verengte (paralytische Miose). Durch den Druck des Sternokleidomastoideus (beim Vornüberneigen des Kopfes) auf die unter ihm gelegenen vergrößerten Lymphdrüsen entstand eine Lähmung des Sympathikus, der bei gerader Kopfhaltung durch die Drüsenschwellung in einen Reizzustand versetzt war.

Sympathikuslähmung.

§ 90. Die Lähmung des Halssympathikus führt zu einem typischen, schon seit langem bekannten Symptomkomplex. Von der Hornerschen Trias: Miose, Lidspaltenverengerung (Tiefstand des Oberlides und Hochstand des Unterlides) und Enophthalmus ist die Pupillenverengerung die wichtigste, da sie gewöhnlich die ausgesprochenste Veränderung ist und in den rudimentären Fällen häufig allein in die Erscheinung tritt. Ptosis und Miose gehen vielfach in ihrem Grade parallel (Metzner und Woelfflin 1915). Die Pupillendifferenz ist im Hellen in der Regel geringer als bei herabgesetzter Beleuchtung (Fuchs). Nach Levinsohn (l. c.) ist der Grad der Miose überdies abhängig von der Lokalisation der Schädigung. Wie schon hervorgehoben, bedingt nach ihm die Exstirpation des Ganglion cervicale supremum eine stärkere Miose als die Resektion des Grenzstranges. Die Licht- und Konvergenzreaktion ist in der Regel ungestört, doch sind Fälle beschrieben, in welchen eine Herabsetzung der Lichtreaktion vorzuliegen schien (de Lapersone und Cantonnet u. a., vgl. S. 80). Neben den Hornerschen Symptomen besteht gelegentlich Hypotonia bulbi, Depigmentierung der Iris (Heterochromie) event. in Verbindung mit einer Katarakt (Streiff), Hemiatrophia facialis (Moebius 1884, Bistis 1912), Erhöhung der Hauttemperatur der befallenen Gesichtshälfte (Moebius 1884), Störungen der Drüsenfunktionen (Metzner und Wölfflin 1915). Die sensiblen Reaktionen sind gewöhnlich weniger ausgiebig als beim normalen, aber deutlich nachweisbar, während die psychischen und sensorischen keine Änderungen zeigen (Weiler). Ätiologisch kommen in Betracht Strumen (Mendel 1904, Kaelin 1915 u. a.), Tumoren (Hitzig 1897, Pick 1896, Pfeiffer 1892 u. a.), Erkrankungen der Lungenspitzen, Pleuren und Halsdrüsen (Sergent 1912 u. a.), Aorten- und Karotisaneurysmen, Verletzungen (Cords 1910, Gross 1917 u. a.), Syringomyelie (Oppenheim 1903, Siemerling 1913 u. a.), Migraene ophthalmique (Jacobsohn 1898 u. a.), multiple Sklerose (Tibor 1915 u. a.). Von Pollak (1913), Mayou (1916) ist ein kongenitales Vorkommen beschrieben. In einem nicht unbeträchtlichen Teil der Fälle bleibt die Ätiologie unklar.

In zweifelhaften Fällen kann der Kokainversuch die Diagnose durch das Ausbleiben der Pupillen- und Lidspaltenerweiterung sichern. Manchmal ist die Gegend des Gangl. cervicale supremum auf Druck empfindlich.

Nach Magitot (1911) ist die Miose oft nur vorübergehend und kann in eine Mydriasis umschlagen, was durch die dilatatorischen Fasern des Gangl. ciliare (das aber doch in Wirklichkeit mit der Erweiterungsreaktion nicht das geringste zu tun hat) bedingt sein soll. Ich selbst habe eine derartige Änderung der Pupillenweite nicht beobachtet und möchte für solche Fälle eher annehmen, daß hier eine Okulomotoriusstörung vorgelegen hat.

Adrenalin, das, in den Konjunktivalsack getropft, unter normalen Verhältnissen keinen pupillomotorischen Effekt hat (Cords 1911), erweitert nicht nur, sondern entrundet auch die sympathisch starre Pupille, und zwar beides um so mehr, je frischer die Lähmung ist (Sébileau und Lemaitre 1911, Weekers 1912). Auffallend ist, daß die Reaktion nicht nach einfacher experimenteller Durchschneidung des Sympathikus, sondern nur nach Exstirpation des Gangl. cervicale supremum eintritt (Cords 1911). Shima (1909), Antoni (1914) sahen sie dagegen auch dann vorhanden, wenn die zentrale Sympathikusbahn einseitig zwischen Frontallappen und Austrittsstelle aus dem Rückenmark verletzt war. Nach Shima zeigt sich nach Exstirpation im Bereich des Frontallappens die Adrenalinmydriasis auf der gekreuzten Pupille.

IX. Anisokorie.

§ 91. Der Pupillendifferenz ist das signum mali ominis genommen, seitdem Pick (1900), Abelsdorff (1899) und Piper (1905) nachgewiesen haben, daß die konsuelle Reaktion weniger ausgiebig ist, als die direkte, und seitdem Hoche zeigte, daß auch bei gleich starker Belichtung beider Augen, aber bei seitlichem Lichteinfall die der Lichtquelle zugekehrte Pupille enger ist als die andere. Genauere Messungen an einem großen Material ergaben dann, daß auch bei sonst ganz gesunden Menschen eine Anisokorie als harmlose konstitutionelle Anomalie bestehen kann (Siemerling 1896, Frenkel 1897 u. a.). Über die zahlenmäßige Häufigkeit dieser harmlosen Anisokorie weichen die verschiedenen Statistiken (Terrien 1%, v. d. Scheer 1915 40%, Iwanoff 1887 90%, Bondi 1905 2%, Tzwaginzew 1887 10,8%, Walter 1916 30—40%) erheblich voneinander ab, was wohl zum Teil auch von der Genauigkeit der vorgenommenen Allgemeinuntersuchung abhängt, da, wie wir sehen werden, mannigfaltige Organstörungen, die der Untersuchung leicht entgehen, eine Pupillendifferenz bedingen können. Immerhin scheint der Skeptizismus Bychowskis (1902) nicht berechtigt, der die Pupillendifferenz prinzipiell als pathologisches Symptom angesehen wissen will. Ebensowenig dürften wir

berechtigt sein, den pathologischen Charakter einer Anisokorie von der Größe
der Differenz abhängig zu machen.

Nach WALTER (1916) ist die harmlose Anisokorie, die übrigens auch familiär
auftreten kann (PADERSTEIN 1913), des Morgens am stärksten. Sie wird im
Laufe des Tages geringer oder gleicht sich ganz aus, um dann des Abends
wieder deutlicher zu werden. Das letztere hängt wohl damit zusammen,
daß eine Anisokorie überhaupt in hellem Licht undeutlicher wird und sich
bei herabgesetzter Belichtung verstärkt. Natürlich hat in allen diesen Fällen
eine genaue körperliche und neurologische Untersuchung organische Störungen auszuschließen. Die Pupillenreaktionen müssen in jeder Beziehung
normal sein und der Kokainversuch darf keine Differenzen zwischen beiden
Seiten auftreten lassen.

Handelt es sich um einen dauernd gleichbleibenden Befund, so muß
man wohl daran denken, daß hier vielleicht eine kongenitale, abnorme
pupillomotorische Faserkreuzung im Chiasma vorliegt, die dem einen Kerngebiet ein Übergewicht verleiht.

Bei jeder Anisokorie ist noch mehr als bei den typischen Pupillenstörungen durch eine genaue Untersuchung am binokularen Mikroskop eine
okulare Ursache (Glaukom, Irisatrophie nach Iritis, hintere Synechien u. dgl.)
auszuschließen.

Auch infolge Anisometropie kann Anisokorie bestehen. Auf dem myopi-
schen Auge ist dann die Pupille weiter, auf dem hypermetropischen enger
(KOEGEL 1916), was offenbar dioptrisch bedingt ist.

Pathologische Anisokorie.

§ 92. Das Verhalten der Pupillenweite bei einseitigen Pupillenstörungen haben wir in den einzelnen Kapiteln schon genauer geschildert.
Bei einseitiger amaurotischer Starre ist die Pupille auf der Seite der Amaurose gewöhnlich etwas weiter. Handelt es sich um eine einseitige Amblyopie,
dann ist die auftretende Anisokorie im allgemeinen abhängig von der Lokalisation der Störung. Sitzt diese vorzugsweise im Bereich der ungekreuzten
Bahn bzw. der temporalen Netzhauthälfte, dann ist meistens die Pupille des
amblyopischen Auges enger. Bei zentralen Hemianopsien ist ebenfalls eine
Anisokorie, wenn auch nicht in der gleichen Regelmäßigkeit, nachweisbar
(nach KLIPPEL und WEIL [1912], in 40 % der Fälle). Im komafreien Stadium
ist die mit der Hemianopsie gleichseitige, dem Herd also gekreuzte Pupille
enger. Umgekehrt findet sich bei Traktushemianopsien die mit der Hemianopsie
gleichseitige, mit dem Herd gekreuzte Pupille erweitert.

Bei den Chiasmaerkrankungen tritt dann ebenfalls eine typische Pupillendifferenz auf, wenn das eine Auge erblindet ist und auf dem anderen ein
temporaler Gesichtsfelddefekt besteht. Wir finden in diesen Fällen gewöhnlich eine paradoxe Anisokorie. Die Pupille des erblindeten, amaurotisch

starren Auges ist enger als die des sehenden mit dem erhaltenen nasalen Gesichtsfeldrest.

Bei einseitiger reflektorischer Starre ist die erkrankte Pupille in der Regel die engere, bei einseitiger absoluter Starre und Ophthalmoplegia interna dagegen in der Regel die weitere. Dasselbe gilt bei doppelseitigen Störungen für die schwerer veränderte Pupille.

Nach Stoecker (1914) ist bei einer progressiven Paralyse der Erwachsenen eine Miose, bei der juvenilen progressiven Paralyse eine Mydriasis selten.

Als pathologische Anisokorien sind auch diejenigen zu bezeichnen, welche ohne eigentliche Erkrankungen der Pupillenbahnen von anderen Herden aus durch Fernwirkung auf diese zustande kommen.

So findet sich bei Blutungen im Stirnhirn (Wendel 1902), bei Verletzungen der Arteria meningea media (Custodis 1908) meistens die gleichseitige Pupille stark erweitert. Bei einseitiger zentraler Hemiplegie (Klippel und Weil 1912) pflegt die gleichseitige Pupille im Koma enger, im komafreien Stadium erweitert zu sein. Ebenso ist die gleichseitige Pupille bei lokalem Hirndruck erweitert (Hoessly 1919), ferner sieht man Anisokorie bei der Meningitis cerebrospinalis (Schottmüller 1905).

Extrakraniell entsteht eine solche Pupillendifferenz vor allem durch einseitige Prozesse an der Lunge (Sighicelli 1900, Bukolt 1913, Sergent 1912, Fodor 1910, Blumenthal 1920 u. a) und der Pleura (nach Chauffard und Laederich 1905 in 41 %). Gewöhnlich ist hier die gleichseitige Pupille erweitert, seltener enger, die Lichtreaktion anscheinend etwas herabgesetzt, mit auffallend rasch anschließender Erweiterung (Fodor 1910). Ferner bei Aortenveränderungen (Perier 1907).

Seltene Ursachen sind verzögerter Durchbruch der Weisheitszähne (Verry 1912), einseitige Verengerung des Nasenganges (Terrien 1913)..

Vorübergehende Anisokorie hat Knapp (1908) bei Dementia praecox beobachtet, Siemerling, Buchbinder (1910) im Anschluß oder als Vorbote von epileptischen Anfällen.

Auf eine ganz besondere Ursache hat zur Nedden (1914) aufmerksam gemacht. Er fand bei zentralen Hornhauttrübungen eine Erweiterung der gleichseitigen Pupille ohne Störung der Reaktion. Ich kann seine Angaben bestätigen. Die Ursache dieser Pupillendifferenz ist nicht ganz geklärt. Da nervöse Störungen ganz ausscheiden, kann es sich wohl nur um einen Unterschied in der Belichtung der beiden Netzhäute handeln. Vielleicht spielen hier aber ganz andere Faktoren mit, die wir bis jetzt noch nicht kennen (Verbesserung der Sehschärfe durch Pupillenerweiterung im Interesse des binokularen Sehens, Bestreben nach optimaler Abbildung und Regulierung der Bildentwicklung durch subkortikale Reflexe).

X. Seltene Pupillenstörungen.

Pupillotonie. Tonische Konvergenzreaktion. Myotonische Pupillenreaktion.

§ 93. Bei der Pupillotonie handelte es sich um ein typisches Krankheitsbild. Die Pupillen sind gewöhnlich erweitert, für die gewöhnlichen Reizlichter starr, auf Konvergenz verengern sie sich langsam, verharren in der Mehrzahl der Fälle noch längere Zeit nach Aufhören der Konvergenz in der Verengerung (Saengerscher Typus) oder beginnen zugleich mit dem Aufhören der Konvergenz (Strasburgerscher Typus) sich ganz langsam zu erweitern, so daß die ursprüngliche Weite erst nach mehreren Sekunden oder Minuten erreicht wird. Derartige Fälle sind beschrieben von Saenger (1900), Strasburger (1900), Markus (1906), Axenfeld, Nonne (1902), Roemheld (1902), Rothmann (1903), Lerperger (1914), Rönne (1909), Magitot (1911), Oloff (1914), Dimmer (1911), Jess (1920), Gehrcke (1921), Barkan (1920) und Behr (1920).

Die Pupillotonie oder, wie sie auch genannt wird, die tonische Konvergenzreaktion oder die myotonische Pupillenreaktion ist in der Regel einseitig, nur in 15 % der Fälle ist ein doppelseitiges Auftreten beobachtet. Sie ist charakterisiert bei Benutzung der gewöhnlichen Lichtquellen (des diffusen Tageslichts, der Nernstspaltlampe, Mikrobogenlampe), wie gesagt, durch eine vollkommene oder fast vollkommene Aufhebung der direkten und indirekten Lichtreaktion bei mittelweiter oder mydriatischer Pupille, durch einen verlangsamten Ablauf der Pupillenverengerung und der Pupillenerweiterung bei Konvergenz und in der Mehrzahl der Fälle auch durch ein Fortdauern der maximalen Konvergenzmiose nach Aufhören der Konvergenz. In manchen Fällen ist auch die Akkommodation beteiligt, deren Ablauf dann die gleichen Unterschiede zeigt wie die Konvergenzreaktion, ohne daß eine absolute Kongruenz zwischen beiden Reaktionen zu bestehen braucht. Sowohl Konvergenzmiose wie Akkommodation sind jedoch dem Umfange nach vollkommen normal. Es besteht also keine eigentliche Lähmung oder Parese. Pathologisch ist allein der langsame Ablauf der Verengerung und der Erweiterung. Daß ebenso die Lichtstarre nur vorgetäuscht ist (wenigstens in den daraufhin untersuchten Fällen), beweist die nach längerem Dunkelaufenthalt eintretende Erweiterung der Pupille und die langsame tonische Verengerung, die im Anschluß daran durch das diffuse Tageslicht ausgelöst wird. Es dürfte sich also bei der scheinbaren Lichtstarre in manchen Fällen ebenfalls um eine tonische Versteifung der Pupille durch den Lichtreflex handeln.

Eine Lues ist nur ausnahmsweise gefunden worden, so daß sie als Ursache dieser Pupillenstörung nicht in Betracht kommt, im diametralen Gegensatz zu den bekannten typischen Pupillenstörungen und der Ophthalmoplegia interna. Fast durchweg war der neurologische Befund und der Befund der Lumbalflüssigkeit entweder ganz normal, oder es fanden sich so geringe Störungen von seiten des Zentralnervensystems, daß eine sichere Diagnose einer zerebrospinalen Erkrankung nicht zu stellen war, auch nicht in den jahrelang beobachteten Fällen. In diesen blieb übrigens die Pupillen-veränderung dauernd stationär. Ein Übergang in eine der typischen Pupillen-störungen wurde bis jetzt nicht beobachtet, ebensowenig eine Restitutio ad integrum. Die allgemeinen Erkrankungen, die in manchen Fällen fest-gestellt werden konnten (Diabetes, Migräne, Alkoholismus chron., Morbus Basedow, Störungen der inneren Sekretion, Sympathikusstörungen u. dgl.), lassen vielleicht daran denken, daß der Pupillotonie eine Toxämie bzw. Störungen der inneren Sekretion zugrunde liegen. Auffallend häufig waren Zeichen einer neuropathischen Konstitution nachweisbar.

Jedenfalls sind wir auf Grund des bis heute vorliegenden Materials nicht berechtigt, aus dem Vorhandensein einer Pupillotonie auf ein allgemeines zerebrospinales Leiden, vor allem nicht auf eine zerebrospinale Lues oder auf eine Tabes zu schließen.

Es ergibt sich also, daß tonisch reagierende Pupillen sowohl dem klini-schen Bilde, wie der Ätiologie nach in allen wesentlichen Punkten von der reflektorischen und absoluten Starre und von der Ophthalmoplegia interna abweichen. Es handelt sich bei ihnen um ein selbständiges Krankheitsbild, das in seiner anatomischen Grundlage und in seiner Ätiologie allerdings vor-läufig noch in Dunkel gehüllt ist.

Behr (l. c.) nimmt den Sitz der Erkrankung im Kerngebiet an und er-klärt sie durch eine funktionelle Störung, durch eine Dysfunktion der Ganglienzellen, als eine Neurose. Die Zellen sind auf der einen Seite schwer erregbar (Lichtstarre, verlangsamte Konvergenzreaktion), auf der anderen Seite klingt in ihnen aber die trotzdem durch die Reizsteigerung (längere Dauer des Konvergenzimpulses, Auftreten des Lichtreflexes nach längerer Dunkeladaptation) gewonnene Erregung nur langsam ab. Es handelt sich hier offenbar um eine eigenartige Verlangsamung der chemisch-physikalischen Umsetzungen in den Zellen.

Neben diesem typischen und selbständigen Krankheitsbild der Pupillo-tonie sieht man in seltenen Fällen auch bei der tabischen reflektorischen Starre als Komplikation eine ausgesprochene Verlangsamung im Ablauf der Konvergenzreaktion, deren Ursachen offenbar in gleichen oder ähnlichen Veränderungen im Sphinkterkern zu suchen sind, wie wir sie für die ty-pische Pupillotonie angenommen haben.

Neurotonische Reaktion.

§ 94. Als Gegenstück zu der myotonischen Reaktion, bei welcher vor allem die Konvergenzreaktion einen tonischen Ablauf zeigt, wurde von

Piltz (1914) eine neurotonische Pupillenreaktion beschrieben, bei welcher die Lichtreaktion unter den Zeichen einer tonischen Bewegung abläuft. Die Pupille verengt sich langsam auf Licht, verharrt dann längere Zeit in der Verengerung und erscheint währenddessen lichtstarr. Piltz sah diese Reaktion bei einer Psychose, Westphal (1913) bei einer Neurose.

Die Seltenheit des Krankheitsbildes rechtfertigt eine kurze Mitteilung zweier eigener Beobachtungen.

Der erste Fall betraf ein 22 Jahre altes Mädchen mit der Diagnose: »Verdacht auf Syringomyelie, starker funktioneller Einschlag«. Es bestand ein leichter Strabismus convergens links, beiderseits ein hypermetropischer Astigmatismus, Visus R. corr. $^6/_{12}$, links Fingerzählen in 4 m, Gläser besserten nicht. Der Optikus war normal. Pupillen im diffusen Tageslicht rechts 2,5, links 2,25 mm, vollkommen lichtstarr, auf Konvergenz prompte Verengerung auf 1,75 mm bds. Nach Aufhören der Konvergenz sofort prompte Erweiterung auf die frühere Größe. Lidschlußphänomen beiderseits deutlich vorhanden. Sensorische, sensible, psychische Reaktionen erhalten. Hielt man die Augen mit der Hand eine viertel Minute verdeckt, so erweiterten sich die Pupillen etwas (rechts auf 2,75, links auf 2,5 mm). Auf Belichtung mit diffusem Tageslicht trat dann nur eine Andeutung einer Verengerung ein. Im Dunkeln erweiterten sie sich sehr bald auf 4 mm. Nach einem Dunkelaufenthalt von mehreren Minuten ließ sich dann eine prompte und ausgiebige Lichtreaktion nachweisen. War die Belichtung nur von kurzer Dauer, dann blieb die Deutlichkeit der Reaktion bei den aufeinanderfolgenden Prüfungen unverändert. Durch längere Belichtung mit einer 25 kerzigen Birne stellte sich wieder eine neurotonische Starre ein. Eine gleichzeitige Akkommodation ließ sich durch die skiaskopische Untersuchung ausschließen.

Der zweite Fall betraf ein 17 jähriges Mädchen, bei welchem einige Tage nach einem schweren psychischen Trauma Doppelsehen aufgetreten war. Objektiv fand sich beiderseits Proptosis. Die Pupillen waren im diffusen Tageslicht eng und reagierten auf Belichtung kaum merklich, auf Konvergenz prompt. Am binokularen Mikroskop sah man, daß nach vorausgegangener Dunkeladaptation von etwa $^1/_4$ Minute auf Belichtung mit der kleinen Glühbirne des Apparats nach anscheinend normal langem, reizlosen Intervall konzentrisch eine prompte Verengerung einsetzte, die aber sofort wieder gestoppt wurde, so daß der Bewegungsausschlag nur minimal war. Nach längerem Dunkelaufenthalt ($^1/_2$ Stunde) waren die Pupillen mittelweit und reagierten auf Belichtung mit einer elektrischen Taschenlampe prompt und ausgiebig. Wiederholungen der Belichtung führten bald zu einer Abschwächung der Reaktion Der übrige Befund an den Augen war, abgesehen von einer latenten Divergenz, normal. Einige Tage später wurde nach dem Bericht des Hausarztes unter hohem Fieber eine Encephalitis lethargica manifest.

Eine Erklärung für diese eigenartige Störung vermag ich nicht zu geben. Vielleicht handelt es sich hier um eine zentrale Sympathikusstörung.

Pathologische Mitbewegungen der Pupille.

§ 95. In manchen Fällen von absoluter, seltener auch von reflektorischer Pupillenstarre stellt sich eine pathologische Mitbewegung des Sphinkters mit der Abduktion ein (**Abduktionsphänomen**) (v. Graefe 1856, Sichel 1876, Samelsohn 1894, Jessop 1885, Bielschowsky 1904, Behr 1920).

Ihr klinisch wohl charakterisiertes Bild ist dadurch ausgezeichnet, daß die Pupillenverengerung in der Mehrzahl der Fälle nur eintritt, wenn der Impuls der Seitwärtswendung ein abnorm starker ist, wenn der vergebliche Versuch gemacht wird, durch gesteigerte Innervation die extreme Abduktionsstellung noch zu vergrößern, zweitens dadurch, daß die Pupillenreaktion nicht sofort mit dem Beginn der forcierten Seitwärtswendung, sondern erst einige Zeit später beginnt (BEHR). Die Dauer dieses reizlosen Intervalls ist umgekehrt proportional der Innervationsenergie. Sofort mit dem Aufhören der übermäßigen Abduktionsinnervation beginnt die Erweiterung. In den meisten Fällen war auch die Lidschlußreaktion in abnormer Deutlichkeit auszulösen. In zwei Fällen wurde das Abduktionsphänomen auch bei einer peripheren Lähmung des zugehörigen Abduzens beobachtet, wodurch die Entstehung desselben durch eine periphere Anastomose zwischen N. abducens und Okulomotorius im Sinne ADAMÜKS ausgeschlossen werden kann. Da das Abduktionsphänomen nur bei der Seitwärtswendung in der Horizontalen nicht auch beim Blick nach oben bzw. unten außen eintritt, und da es andererseits auch ausgelöst werden kann, wenn man mit einer Doppelpinzette den Bulbus in der Mittelstellung zwischen Primärstellung und extremer Seitwärtswendung fixiert und den Widerstand durch forcierte Innervation zu überwinden versuchen läßt, kann eine periphere Reizwirkung auf die hinteren Ziliarnerven (durch Rollung des Bulbus) ausgeschlossen werden. Die Kombination des Abduktionsphänomens mit einer reflektorischen Starre weist vielmehr auf eine zentrale Übertragung des Abduktionsreizes auf die Sphinkterbahn hin.

Das Erhaltensein einer prompten, gegenüber der Norm meistens ganz erheblich gesteigerten Lidschlußreaktion bei absoluter Pupillenstarre macht es wahrscheinlich, daß der Ausfall der Licht- und Konvergenzreaktion in solchen Fällen nicht durch einen Herd im Sphinkterkern selbst oder dessen zentrifugaler Bahn, sondern extranukleär, oberhalb des Kerns im Bereich der afferenten Bahnen des Lichtreflexes und der Naheinstellung vor ihrer Einstrahlung in den Sphinkterkern zustande kommt (s. Fig. 8). Wenn unter solchen Verhältnissen die Bahn der Lidschlußreaktion verschont geblieben ist, ist damit nach BEHR die Möglichkeit gegeben, daß innerhalb des supranuklearen Herdes der vom pontinen Blickzentrum durch Vermittlung des hinteren Längsbündels in das gleichseitige Okulomotoriuskerngebiet einstrahlende Seitwärtswendungsimpuls auf die unmittelbar benachbarte Bahn der Lidschlußreaktion (Fazialiskern-Sphinkterkern) überspringt und so zum Sphinkterkern gelangt.

In einzelnen Fällen trat das Abduktionsphänomen sofort mit dem Beginn der Seitwärtswendung ohne forcierte Innervation auf. Ferner war die Lidschlußreaktion nicht auszulösen (BIELSCHOWSKY). Für diese Fälle muß angenommen werden, daß durch die krankhaften Zustände im Sphinkterkerngebiet der einfache Seitwärtswendungsimpuls vom pontinen Blickzentrum durch Vermittlung des hinteren Längsbündels nicht nur dem gleichseitigen Internuskern, sondern zugleich auch dem Sphinkterkern zugeleitet wird. Vielleicht ist dieser Weg der zentralen Übertragung des Seitwärtswendungsimpulses vom Internuskerngebiet zum Sphinkterkerngebiet für alle diese Fälle anzunehmen, wodurch eine einheitliche Erklärung gegeben wäre.

Pathologische Mitbewegungen der Pupille können aber auch mit einzelnen vom Okulomorius versorgten Muskeln aufreten (BIELSCHOWSKY 1910, KATZ, BAUER 1918, BEHR 1920). Diese unterscheiden sich jedoch klinisch grundsätzlich von dem Abduktionsphänomen und sind auch anders zu erklären. Sie treten sowohl bei zentralen wie bei peripheren Lähmungen des Okulomotorius auf, es fehlt bei ihnen das reizlose Intervall und in der Regel genügt für ihre Auslösung die gewöhnliche Innervation des exterioren Muskels. Sie erfordern keine forcierte Innervation. Meistens, bei peripheren lokalisierten Störungen regelmäßig, findet sich eine partielle oder komplette Lähmung des exterioren Okulomotorius und in allen Fällen eine vollkommene oder unvollkommene absolute, seltener auch eine reflektorische Starre oder Ophthalmoplegia interna. Mit LIPSCHITZ (1906) lassen sich diese Mitbewegungen ungezwungen durch die auch anatomisch gestützte Annahme erklären, daß die sich regenerierenden Nervenfasern in falsche Bahnen gelangen und dadurch peripherwärts mit heterogenen Elementen, in diesem Fall also mit den Pupillenfasern, in Verbindung treten.

Von LOHMANN (1911) wurden umgekehrt Mitbewegungen äußerer Augenmuskeln mit der Pupille beobachtet. Es handelte sich dabei um erblindete Augen, auf denen eine Bewegung im Sinne des Obliquus inferior eintrat, wenn die Pupille des sehenden Auges verdeckt wurde. In einem anderen Fall trat ein Auswärtsschielen des blinden Auges ein, sowohl wenn das sehende Auge verdeckt, wie auch, und zwar deutlicher, wenn dieses belichtet wurde. LOHMANN nimmt ein Überspringen des Reizzustandes von der Bahn des Lichtreflexes in die Nervenfasern der äußeren Augenmuskulatur an, und zwar dort, wo die Pupillenfasern noch dem Obliquus inferior beigemischt sind. Ein Reizzustand in der Sphinkterbahn, der überspringen kann, ist aber doch wohl nur vorhanden bei Belichtung des einen oder des anderen Auges, nicht aber bei der Beschattung. Der Erklärung LOHMANNS fehlt also bis auf den letzten Fall die objektive Grundlage. Viel wahrscheinlicher ist die Erklärung BIELSCHOWSKYS, welcher die isolierte Senkung des amblyopischen Auges nicht auf die Pupillenerweiterung, sondern auf ein dissoziiertes Vertikalschielen zurückführt.

Zyklische Okulomotoriuslähmung (AXENFELD und SCHÜRENBERG 1901).

§ 96. Auch diese Erkrankung fällt ganz aus dem Rahmen der typischen Pupillenstörungen heraus und stellt ein eigenes, wohl charakterisiertes und gut abgegrenztes Krankheitsbild dar. Es handelt sich dabei um eine angeborene, meistens komplette Okulomoriuslähmung. Nur vereinzelt ist die Adduktion und die Senkung, seltener auch die Hebung schwach erhalten. Anfallsweise hebt sich das Oberlid, die Ptosis verschwindet, zugleich verengt sich die Pupille, der Bulbus tritt in leichte Adduktionsstellung und die Akkommodation spannt sich an. Mit dem Sinken der Lider verschwindet die Adduktion und die inneren Augenmuskeln fallen in den Lähmungszustand zurück. Die direkte und indirekte Lichtreaktion und die Konvergenzreaktion fehlen dauernd. Bei festgehaltener Adduktion verläuft die Pupillenverengerung meist rascher. Aber nur ausnahmsweise bleibt dann die Miose dauernd bestehen (BIELSCHOWSKY). In Abduktionsstellung wird die Pupille manchmal weiter als in der Primärstellung, ebenso verengt sich die Lidspalte mehr. Die zyklische Innervation der genannten Okulomotoriusäste tritt aber auch in dieser Stellung ein, jedoch gewöhnlich mit geringerem Effekt als bei Adduktion und in der Primärstellung (RAMPOLDI, FUCHS 1907, AURAND-BREUIL, FROMAGET 1906, LEVINSOHN 1907, FRANKE 1909, KRÄMER, MEISSNER, UHTHOFF 1913, HESSE, SALUS 1911, COATS 1914, GROETHUYSEN, v. HIPPEL 1914).

SALUS erklärt das Zustandekommen durch die LIPSCHITZsche Theorie (1906), nach der, wie erwähnt, bei Querschnittsläsionen des Okulomotorius die sich regenerierenden Fasern in falsche Bahnen kommen und infolgedessen mit heterogenen peripheren Elementen in Verbindung treten. Wenn auch so der Einfluß der Adduktion auf die Pupille ungezwungen erklärt wird, so bleibt doch die Frage im wesentlichen ungelöst, wodurch die Automatie der Innervation, die spontane zyklische und gleichzeitige Kontraktion der an sich gelähmten Muskelgruppen, des Lidhebers, des Internus und der inneren Augenmuskeln, zustande kommt, während die anderen vom Okulomotorius versorgten Muskeln unbeweglich bleiben.

In dieser Hinsicht scheint mir das Verhalten der Lidschlußreaktion von großer Bedeutung. In 9 Fällen wurde sie untersucht (AURAND und BREUIL, LEVINSOHN, FRANKE (in zwei Fällen), HESSE, KRAMER (in zwei Fällen), UHTHOFF, v. HIPPEL). Zweimal (LEVINSOHN, KRÄMER) war sie erhalten. Dieses Erhaltensein wenigstens einer der physiologischen Pupillenbewegungen beweist, daß der Sphinkterkern und seine zentrifugale Bahn erhalten und auf bestimmte Reize hin noch erregbar sein kann. Ebenso beweist auch die automatische Innervation des Levator palpebrae und in einzelnen Fällen auch des Rectus internus, daß diese Muskeln an sich nicht gelähmt sind. Sie haben lediglich ihre Erregbarkeit durch die physiologischen Reize verloren. Demgegenüber bleiben aber die anderen vom Okulomotorius versorgten Muskeln vollkommen unbeweglich.

Die Frage ist also zunächst zu beantworten, warum der eine Teil der Muskeln trotz des Ausfalls der willkürlichen Bewegungen automatisch und gleichmäßig zyklisch bewegt wird, während der andere Teil dauernd in

Lähmung verharrt. Diese Frage kommt der Lösung näher, wenn man bedenkt, daß die zu den automatisch bewegten Muskeln gehörenden Nervenkerne in dichter Nachbarschaft die vordere Spitze des Okulomotoriuskerns einnehmen, während sich die Kerne der dauernd gelähmten Muskeln in den mittleren und hinteren Partien des Hauptkerns ausbreiten. Nun ist es aber durch die Untersuchungen BERNHEIMERS erwiesen, daß für jeden dieser beiden Bezirke des Okulomotoriuskerns eine gesonderte Gefäßversorgung besteht. Der vordere Pol wird durch Äste der aus der Karotis stammenden Art. communicans posterior ernährt, der hintere durch Äste der aus der Art. basilaris hervorgehenden Art. cerebri posterior. Da es sich, von seltenen Ausnahmen abgesehen, um ein angeborenes Leiden handelt, ist angesichts der potentiell erhaltenen Erregbarkeit der vorderen Kerne die Annahme einer kongenitalen Aplasie der kortiko-nuklearen Bahnen und der reflektorischen Kontaktneurone naheliegend. Durch besondere noch unerforschte Unterschiede in der Blutversorgung bleiben die Zellen des vorderen Kernabschnittes von einer vollkommenen Degeneration verschont, während die hinteren degenerieren. Die ersteren sind aber infolge der Aplasie der Kontaktneurone (wenn wir von der Ausnahme der erhaltenen Verbindung mit dem Orbikulariszentrum im Fazialiskern absehen) und damit infolge des Fortfalls afferenter Reize willkürlich und reflektorisch nicht erregbar. Andererseits bietet aber das Erhaltensein der Kerne und der zentripetalen Bahnen die Möglichkeit, daß durch die normale Blutzufuhr eine Energieanhäufung in den Ganglienzellen entsteht, die sich in rhythmischer Folge in die muskuläre Peripherie entlädt, ähnlich wie wir es bei den athetotischen Bewegungen spastisch gelähmter Extremitäten beobachten.

Auf jeden Fall glaube ich, daß man kaum darum herumkommt, einerseits eine kongenitale zentrale Schädigung anzunehmen, welche die willkürliche und reflektorische Lähmung sämtlicher Okulomotoriusäste verursacht, und andererseits die automatische zyklische Innervation der vorderen Kerngruppen mit der besonderen Gefäßversorgung des Kerngebietes in Zusammenhang zu bringen.

Hippus. Springende Pupillen.

§ 97. Nach GAUPP, BACH und BUMKE besteht dieses Krankheitsbild in rhythmisch, aber regellos im Laufe einiger Sekunden erfolgenden Schwankungen des Pupillendurchmessers von mehreren Millimetern, die unabhängig sind von der Belichtung, der Konvergenz und von psychischen und sensiblen Einflüssen, in der Regel doppelseitig auftreten an sonst normalen Augen oder in Verbindung stehen mit Lähmungen äußerer Augenmuskeln und der Pupille. Hippus ist beobachtet bei Hemiplegie (DAM 1890), bei multipler Sklerose (v. MICHEL, PARINAUD 1884, DAM 1890, KUNN 1897), bei Meningitis und zerebralen Veränderungen (DÉJÉRINE 1914), namentlich bei Paralyse (SIEMERLING 1896, RAECKE 1902). Ich selbst habe es mehrmals bei der tonischen Reaktion scheinbar lichtstarrer Pupillen beobachtet. Selten kommt Hippus auch bei ganz normalen Menschen vor (Gordon, Norrie 1888). Über seine Ursache und Lokalisation läßt sich zur Zeit noch nichts Bestimmtes sagen.

Wahrscheinlich in nahen Beziehungen zum Hippus stehen die springenden Pupillen (springende Mydriasis), bei denen sich bald die rechte, bald die linke Pupille gewöhnlich in längeren Zwischenräumen erweitert. Sie sind ebenfalls bei Tabes und progressiver Paralyse (Siemerling 1896, Oppenheim 1887, Raecke 1902), aber auch bei harmloseren Erkrankungen, wie bei der Neurasthenie (Michloscewski 1900, Pelicaeus 1889, Riegel 1900), bei Veronalvergiftung (Roemer, Fleischer 1920) oder bei sonst ganz normalen Menschen (Cramer 1911) beobachtet. Auch hier ist die Ätiologie und die Lokalisation noch ungeklärt.

Zu der zyklischen Okulomotoriuslähmung dürfte weder der Hippus noch die springenden Mydriasis in Beziehung stehen (v. Hippel 1906), wenn sie auch gelegentlich zusammen beobachtet werden (Franke 1909).

Diagnostisch und prognostisch scheinen diese Veränderungen ohne erhebliche Bedeutung zu sein.

Eigenartige Verhältnisse lagen in einem Fall von Hilbert (1915) vor, in dem sich bei einer alten Eisensplitterverletzung an einen akut entzündlichen Reizzustand dieses Auges, auf dem anderen sonst normalen Auge ein Hippus anschloß (die mittelweite Pupille zog sich alle 1—2 Sekunden etwas zusammen, um sich dann sofort wieder zu erweitern). Nach Abblassung des verletzten Auges verschwand der Hippus.

Anhangsweise füge ich hier eine von Wiener und Wolfner (1915) beschriebene Störung der Pupillenbewegung an, die sie bei allgemeiner Arteriosklerose mit erhöhtem Blutdruck beobachteten. Die Pupille ist weiter als in dem betreffenden Alter (4,5—5,0 mm), die Lichtreaktion ist zwar erhalten, die Pupille kehrt aber sofort zu ihrer früheren Weite zurück, trotzdem der Lichtreiz fortbesteht. Es dürfte sich hier wohl um eine mangelhafte Blutversorgung des Sphinkterkerngebietes handeln.

Die paradoxe Lichtreaktion.

§ 98. Unter paradoxer Lichtreaktion versteht man eine Umkehrung der Reflexbewegung der Pupille bei Belichtung bzw. Beschattung des Auges. Belichtung führt zu einer Erweiterung, Beschattung zu einer Verengerung. Von den zahlreichen in der Literatur mitgeteilten Fällen halten nur wenige einer Kritik stand. In den meisten liegen offensichtlich Verwechselungen, vor allem mit der Lidschlußreaktion, mit psychosensiblen Erweiterungsreaktionen, mit Divergenzbewegungen bei Insuffizienz der Interni, mit Hippus und mit dem Abduktionsphänomen und dem Schlesingerschen Phänomen (s. S. 40) vor. Die bis zum Jahre 1902 veröffentlichten Fälle hat Piltz (1902) kritisch gesichtet. Er erkennt nur 4 Fälle an: Morselli, Leitz,

v. Bechterew (1897), Silex (1901). Von den seitdem veröffentlichten Fällen Piltz (1902), Hess (1909), Secrêt (1907), Deutschmann (1910), di Marquez (1908), Westphal (1912) dürften die Fälle von di Marquez und von Deutschmann nicht hierher gehören.

Im Falle di Marquez bestand nach einer Contusio bulbi Amaurose. Auf Belichtung erweiterte sich die Pupille. Die Ursache dürfte hier unschwer in mechanischen Difformitäten des Irisrandes (Einrissen und hinteren Synechien) ähnlich wie in dem Fall von Burchardt (1890) (Iriskolobom und partielle hintere Synechien) zu suchen sein. Durch Zug des sich kontrahierenden und zum Teil fixierten Sphinkters werden die Kolobomschenkel auseinandergezogen. Im Deutschmannschen Fall (Papilloretinitis mit amaurotischer Starre und starker Amblyopie) lag wahrscheinlich eine Konvergenzinnervation vor.

In den übrigen einwandsfreien Fällen zeigte sich die paradoxe Reaktion gewöhnlich nur bei Belichtung (Morselli, Piltz, v. Bechterew, Westphal, Silex, Hess, Secrêt), seltener bei Beschattung und bei Belichtung (Leitz), oder nur bei Beschattung (Piltz). Während der Beschattung waren die Pupillen regelmäßig eng.

Allerdings ist die Schnelligkeit der Bewegung in den einzelnen Fällen verschieden groß. In allen, außer dem Piltzschen Fall, vollzog sie sich ziemlich rasch, in diesem ganz langsam. Umgekehrt verhält es sich mit Verengerung bei der Beschattung in den andern Fällen, in welchen eine Erweiterung auf Belichtung eintrat, und die Beschattung anscheinend keinen pupillomotorischen Effekt hatte. In allen diesen Fällen wird aber angegeben, daß die enge Pupille sich durch Belichtung erweiterte, woraus ohne weiteres folgt, daß sie sich während der Beschattung, wenn auch ganz allmählich, wieder verengt haben muß. Der Unterschied ist also in den einzelnen Fällen nur ein scheinbarer: in der einen Gruppe überwiegt die Erweiterungs-, in der andern die Verengerungsphase durch die Schnelligkeit ihrer Bewegung.

Die paradoxe Lichtreaktion ist durchweg eine Komplikation einer reflektorischen oder seltener einer absoluten Starre. Sie beruht offenbar auf einer komplizierten Funktionsstörung der nervösen Elemente (Wechsel in der Deutlichkeit der paradoxen Reaktion, Verschwinden der paradoxen Reaktion). Sie tritt auch konsensuell auf, was für eine zentrale Lokalisation spricht. Beobachtet ist sie bei schweren zerebralen Affektionen: Tabes dorsalis (Secrêt), Paralyse (Morselli, Piltz, Westphal), Lues cerebri (v. Bechterew, Hess), Meningitis tuberculosa (Leitz), schwerem Schädeltrauma mit nachfolgenden funktionellen Störungen (Silex).

Ich selbst habe eine typische paradoxe Lichtreaktion bei einem schon seit längeren Jahren in meiner Beobachtung stehenden 53jährigen, an atypischer Tabes dorsalis leidenden Mann unter meiner Beobachtung auftreten sehen. Früher bestand eine doppelseitige reflektorische Starre mit Miose und leichter

Anisokorie. Ohne ersichtlichen Grund hatte sich dann eine paradoxe Reaktion entwickelt, auf der Seite mit der weiteren Pupille sehr deutlich und auf der andern Seite nur angedeutet. Ebenso verhielt sich die indirekte Reaktion. Bemerkenswerterweise wechselte nach einiger Zeit die Anisokorie und mit ihr auch die Deutlichkeit der paradoxen Reaktion. Das Spiel wiederholte sich im Laufe von 6 Wochen mehrfach. Immer war die paradoxe Reaktion auf der Seite der weiteren Pupille sowohl direkt wie indirekt deutlicher als auf der andern Seite.

Es geht jedenfalls auch aus dieser Beobachtung hervor, daß es sich hier primär nicht um anatomische, sondern um funktionelle Störungen in der Reflexübertragung handelt, daß die bestehenden anatomischen Veränderungen nur den Boden vorbereiten.

Übereinstimmend findet sich, wie schon hervorgehoben, in allen Fällen während der Beschattung eine Miose, die auf einen Reizzustand im Kerngebiet hinweist, da sonst bei der potentiell erhaltenen Erregbarkeit des Sphinkterkerns eine Pupillenerweiterung bei der Beschattung hätte vorhanden sein müssen. Die genauere Lokalisation der funktionellen Störung ist nun wahrscheinlich nicht im Sphinkterkern selbst zu suchen: wegen der prompten und normalen Naheinstellungsreaktion in den Fällen mit reflektorischer und der prompten Lidschlußreaktion in den Fällen mit absoluter Starre, sondern in dem Schaltneuronsystem zwischen afferenter pupillomotorischer Bahn und Sphinkterkern.

Die einfachste Erklärung scheint mir folgende zu sein: Das Schaltneuronsystem bzw. die es beherrschenden Ganglienzellen befinden sich durch den Krankheitsprozeß im Zustand einer pathologischen Erregung (Miose während der Beschattung). Jede Belichtung der Retina führt diesen Zellen neue Reize zu, die von ihnen aber nicht physiologisch umgeschaltet werden können. Nach dem SCHULTZ-ARNDTschen Gesetz können in erkrankten Zellen schon die physiologischen Reize zu einer Lähmung führen. Unter dieser Annahme erklärt sich sowohl die Erweiterung durch die Belichtung, wie auch die Verengerung durch die Beschattung. Der Lichtreiz führt durch Summation mit dem intrazellularen pathologischen Reizzustand zu einer Lähmung der Zelle und damit zu einer Herabsetzung des Tonus des Sphinkterkerns. Die Folge ist die Pupillenerweiterung bei Belichtung. Die Beschattung gestattet den Zellen sich zu erholen, der frühere Reizzustand stellt sich wieder her und erhöht den Tonus des Sphinkterkerns. Es entwickelt sich eine Miose, trotz des Fortfalls des physiologischerweise zur Miose führenden Reizes.

Seltener kommt auch eine Umkehrung der Reaktionsbewegung bei der Naheinstellung zur Beobachtung: Bei Konvergenz erweitern und bei der Rückkehr in die Primärstellung verengern sich die Pupillen (perverse Pupillarreaktion [YSIN 1896, SPILLER 1903, FRIDENTHAL 1919, BRUNTON 1900, BAUER 1918]).

Willkürliche Pupillenbewegung.

§ 99. Wenig wahrscheinlich dürfte die »willkürliche Pupillenerweiterung« sein (DONATH 1904, SZONTAGH, BLOCH 1906, v. BECHTEREW 1897, HAMBURGER 1911 u. a.). In manchen Fällen dürfte es sich um das REDLICHSCHE Phänomen, in andern um eine Hypermetropie gehandelt haben, bei welcher die willkürliche Akkommodationsentspannung eine willkürliche Pupillenerweiterung vortäuschte, oder um eine Psychoreaktion. Mit BACH und BUMKE möchte ich annehmen, daß, abgesehen von den physiologischen indirekten willkürlichen Beeinflussungen, unmittelbare Willensbewegungen der Pupille nicht vorkommen.

Pupillennystagmus.

§ 100. Von DIMITZ und SCHILDER (1920) wurde als Pupillennystagmus ein dauernder Wechsel zwischen Erweiterung und Verengerung der Pupille beschrieben, der synchron mit nystagmischen Zuckungen der Augen erfolgt. In einem Fall bestand eine Encephalitis epidemica, in einem andern eine Eklampsie, die offenbar zu einer Reihe kleiner Entzündungsherde bzw. kleiner Blutungen in die Kerngebiete geführt und die Bahn zwischen DEITERSSCHEM Kern und Okulomotoriuskern geschädigt hatten. Die besondere Ursache des Pupillennystagmus wird entweder in einer besonderen Disposition der Pupille zu Mitbewegungen oder in einer erhöhten Erregbarkeit der Pupillenzentren infolge Dissoziation gesucht. Eine ähnliche Beobachtung wurde auch von ROQUES und CONDAT (1920) bei einer 20jährigen an typischem kryptogenen Tetanus erkrankten Frau gemacht. Es bestand ein dauernder Wechsel zwischen starker Erweiterung und Verengerung der Pupille. Die Licht- und Konvergenzreaktion waren weniger ausgiebig als diese.

»Periodisch wandernde Pupillen« wurden von ERLENMEYER (1912) in einem Fall von Hysterie beobachtet. Anfallsweise traten unter Verdunkelungen und Schleiersehen langsame Bewegungen des Pupillenrandes auf, die zunächst zu einer Vergrößerung des senkrechten Pupillendurchmessers führten. Die Pupille bildete ein senkrecht stehendes Oval. Dann trat eine seitliche Verschiebung der Pupillenränder ein und die Pupille verwandelte sich in ein liegendes Oval. Schließlich kehrte die runde Form wieder. Der Anfall dauerte 16—20 Sekunden.

D. Schemata der Bahn des Lichtreflexes.

§ 101. Aus Gründen, die wir oben genauer ausgeführt haben, läßt uns vorläufig wenigstens noch die anatomisch-mikroskopische Untersuchungsmethode bei der Erforschung der zentralen Wege der afferenten Bahn des Lichtreflexes im Stich. Wir sind hier ausschließlich auf die Verwertung der klinischen Beobachtungen angewiesen. Trotzdem müssen wir uns doch wohl eine bestimmte Vorstellung über die zentrale Verknüpfung der beiden

Reflexschenkel machen, wenn wir nicht überhaupt auf eine einheitliche Erklärung aller Störungen des Lichtreflexes verzichten wollen. Es sind darum auch verschiedene Schemata aufgestellt, von denen natürlich dasjenige den tatsächlichen Verhältnissen am nächsten kommt, welches alle bekannten Beobachtungen ungezwungen und einheitlich erklärt.

Wenn wir daher im folgenden die wichtigsten der bis jetzt aufgestellten Schemata kritisch untersuchen, so erscheint es zweckmäßig, noch einmal alles dasjenige in gedrängter Kürze zusammenzufassen, was neben den gewöhnlichen Erscheinungsformen des Lichtreflexes unter physiologischen und pathologischen Bedingungen (direkte und indirekte Reaktion, amaurotische, hemianopische Starre, reflektorische Starre, absolute Starre) noch durch das Schema erklärt sein muß.

1. Bei gleichmäßiger Belichtung beider Augen von vorn sind die beiden Pupillen gleichweit. Fällt dagegen das Licht gleichmäßig von einer Seite in beide Augen, so ist die Pupille des der Lichtquelle (Fenster) zugekehrten Auges enger (Hoche, Behr).

2. Bei einseitiger Belichtung ist die Pupille des belichteten Auges etwas enger. Wir finden darum bei einseitiger Amaurose und normalem anderen Auge die engere Pupille auf dem sehenden Auge. Diese Anisokorie wird größer, wenn das sehende Auge von temporal belichtet wird, sie verschwindet oder kehrt sich sogar in die entgegengesetzte Anisokorie um, wenn das sehende Auge von nasal her belichtet wird.

3. Bei Traktushemianopsien ist die dem Herd gekreuzte Pupille weiter als die herdseitige. Die direkte Lichtreaktion der weiteren Pupille ist (bei geringer Intensität des Reizlichtes) weniger ausgiebig, als die des anderen Auges unter den gleichen Bedingungen.

4. Bei Chiasmaherden mit einseitiger Amaurose und nasalem Gesichtsfeldrest auf dem anderen Auge ist die Pupille des blinden Auges trotz der amaurotischen Starre enger als die des noch sehtüchtigen Auges.

5. Bei einseitiger Amaurose und Amblyopie des anderen Auges ist die indirekte Reaktion in manchen Fällen deutlicher als die direkte (Goldflam). Nach meinen Erfahrungen ist diese Umkehrung des physiologischen Verhaltens vor allem dann vorhanden, wenn sich die Gesichtsfelddefekte auf die temporalen und zentralen Bezirke beschränken, m. a. W. wenn von allen Pupillenfasern allein die sich im Chiasma kreuzenden, von den intermediären und peripheren Teilen der nasalen Netzhauthälfte kommenden Fasern leitungsfähig geblieben sind.

6. Bei der einseitigen reflektorischen Starre ist die reflektorisch starre Pupille sowohl direkt wie indirekt lichtstarr, während auf dem anderen Auge sowohl die direkte wie die indirekte Lichtreaktion erhalten ist. Dabei besteht auf der lichtstarren Pupille eine absolute oder relative Miose. Bei abwechselnder Belichtung der nasalen und temporalen Netzhauthälfte des

reflektorisch starren Auges mit dem Hemikinesimeter fehlt auf dem normalen Auge die indirekte Reaktion, wenn das Licht auf die nasale Netzhauthälfte des reflektorisch starren Auges fällt.

Schema von Bach.

§ 102. BACH geht von der Tatsache aus, daß bei Tieren mit Totalkreuzung der Sehnervenfasern im Chiasma eine indirekte Pupillenreaktion fehlt, woraus sich mit zwingender Notwendigkeit eine zweite zentrale Kreuzung der Pupillen-

Fig. 3.

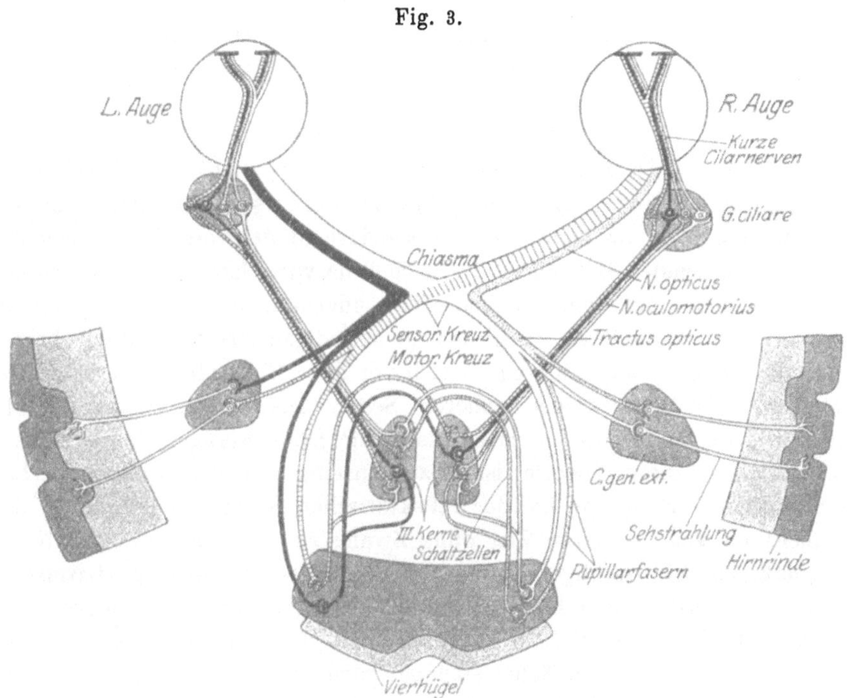

Schema der Pupillenbahnen nach BACH.

bahnen ergibt, da die andere theoretische Möglichkeit, daß nicht die afferenten, sondern die efferenten Bahnen (motorischen Sphinkterbahnen) sich zentral, d.h. infranukleär kreuzen, mit den anatomischen Tatsachen im Widerspruch steht.

Bei den Geschöpfen mit partieller Kreuzung der Fasern im Chiasma bleibt die direkte Lichtreaktion nicht hinter der indirekten zurück, sondern ist ihr überlegen. Da die sich im Chiasma kreuzenden Bahnen wesentlich zahlreicher sind als die ungekreuzten, erscheint es BACH bis zu einem gewissen Grade wahrscheinlich, daß auch in diesen Fällen eine zweite Kreuzung stattfindet, durch welche der größere Teil der Fasern auf die Seite gelangt, wo der Reflex ausgelöst ist. Trotzdem auch hier die zentrale Kreuzung im Bereiche der afferenten Bahn angenommen wird (s. Fig. 3), nennt Bach sie »motorische Kreuzung«, was zu Mißverständnissen Veranlassung geben kann.

Die Schwierigkeiten dieses Schemas liegen vor allem in der Erklärung der einseitigen reflektorischen Starre. Da jeder Sphinkterkern mit beiden afferenten Bahnen in Verbindung steht, muß nicht nur ein doppelter Herd angenommen, sondern es muß außerdem postuliert werden, daß von den beiderseitigen afferenten Bahnen immer nur ein Teil der Degeneration verfällt, während der andere Teil ungestört bleibt. Dagegen würde durch das Schema das Überwiegen der direkten Reaktion über die indirekte, die gleichseitige relative Miose bei einseitiger Belichtung, die Anisokorie bei Traktusaffektionen und die Anisokorie bei seitlicher Belichtung beider Augen zu erklären sein.

Schema von Levinsohn.

§ 103. Das Schema von Levinsohn (s. Fig. 4) sieht eine Zweiteilung des Sphinkterkerns vor. Die eine Hälfte des Kerns steht in Verbindung mit der afferenten Bahn des Lichtreflexes, die andere mit den vom Naheinstellungszentrum kommenden Bahnen. Für beide Teile wird ferner eine gesonderte Verbindungsbahn mit dem Ganglion ciliare angenommen. Die afferenten, in einem Traktus vereinigten, von den gleichseitigen Netzhauthälften beider Augen kommenden Bahnen kreuzen sich vor ihrer Einstrahlung in das Kerngebiet mit den Bahnen der anderen Seite. Die direkte und indirekte Reaktion wird durch Kommissurenfasern, die beide Kerngebiete verbinden, gewährleistet. Diese Theorie ist allzu einseitig auf die doch immerhin beschränkten Verhältnisse bei der reflektorischen Starre zugeschnitten, die sie allerdings zum größeren Teil ohne Zwang zu erklären vermag. Nicht nur, daß sie bei einseitiger Starre nur einen Herd voraussetzt (Levinsohn verlegt den Herd in den Lichtreflexanteil des Kerngebietes), sondern auch dadurch, daß die unmittelbare Nachbarschaft des Herdes ein Übergreifen des Reizzustandes auf den Naheinstellungsanteil des Kerngebietes ermöglicht, wodurch die bei reflektorischer Starre so häufige Miose erklärt ist. Nun gehört aber die einseitige reflektorische Starre doch zu den Ausnahmen. Für die doppelseitige wäre demnach ein doppelseitiger symmetrischer Herd in einem bestimmten Teil beider Kerngebiete zu postulieren. Diese Annahme dürfte aber doch wohl umso schwieriger zu begründen sein, wo bei der eigentlichen Lues cerebrospinalis gerade die gesamte Sphinkterfunktion mit so großer Vorliebe erloschen zu sein pflegt. Für die Metalues aber eine besondere Giftwirkung anzunehmen, geht nach dem Stande unserer heutigen Kenntnis doch wohl kaum mehr an. Auch die Metalues ist eine unmittelbare Spirochätenerkrankung. Dann ist es aber nicht zu verstehen, weshalb in dem einen Fall (Lues cerebrospinalis) die gesamte Sphinkterfunktion, im anderen Fall (Tabes) nur ein Teil derselben durch die gleiche Krankheitsursache vernichtet wird und namentlich nicht, weshalb bei der

reflektorischen Starre trotz der unmittelbaren Nachbarschaft des Lichtreflex-
und des Naheinstellungsanteils des Sphinkterkerns der letztere Anteil prinzipiell von der Erkrankung verschont bleibt. Ferner läßt sich durch das
Schema das Überwiegen der direkten Reaktion über die indirekte nicht erklären, da nach ihm die direkte Reaktion ja nur durch Kommissurenfasern

Fig. 4.

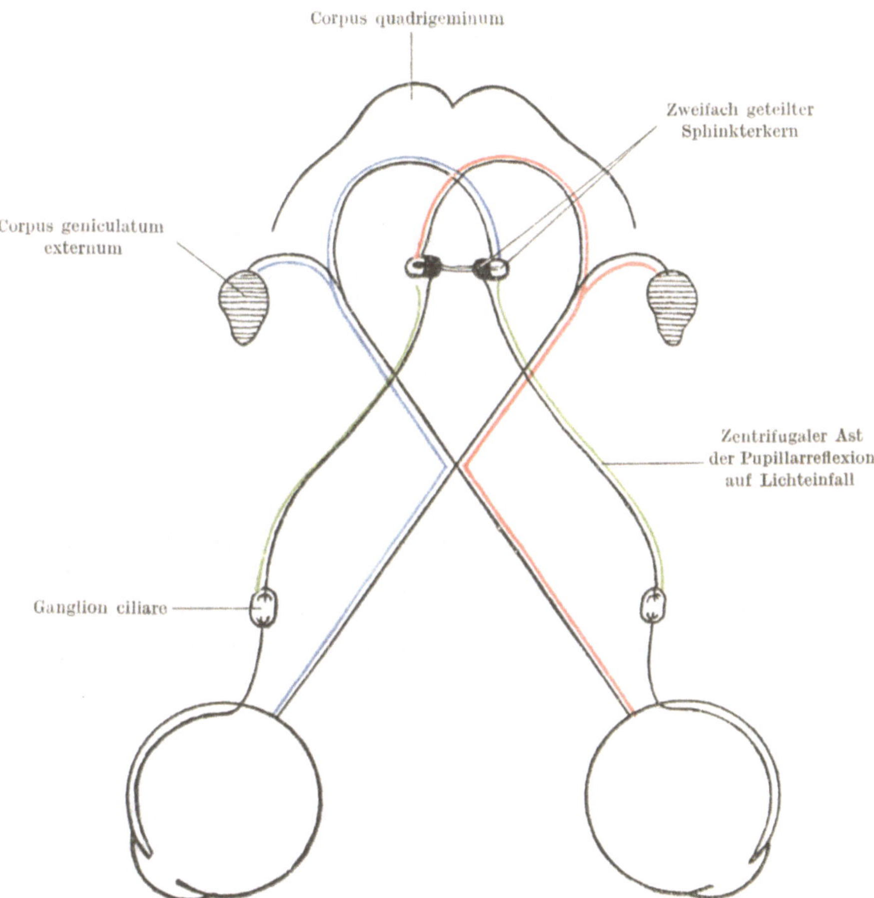

Schema der Pupillenbahnen nach LEVINSOHN.

zustande kommt, während die konsensuelle Reaktion durch direkte Reizung
des Kerns erfolgt. Nach diesem Schema müßte doch eigentlich die indirekte
Reaktion über die direkte überwiegen. Widerlegt wird das Schema durch
die Tatsache, daß ein Kernzentrum allein erregt und damit zu einer einseitigen Pupillenverengerung Veranlassung geben kann (Orbikularisphänomen
s. S. 36), mit anderen Worten, daß keine Kommissurenfasern zwischen beiden
Kerngebieten vorhanden sind.

Liepmann-Bumkesches Schema.

§ 104. Nach Liepmann und nach Bumke (s. Fig. 5) teilen sich die aus einem Traktus kommenden, den gleichseitigen Netzhauthälften zugehörigen afferenten Bahnen in zwei Teile, von denen jeder, der eine gekreuzt, der andere ungekreuzt in je ein Kernzentrum einstrahlt. Also auch Bumke nimmt mit Liepmann eine zentrale Kreuzung im aszendierenden Teil des Reflexbogens, aber nur für einen Teil der Fasern, an. Er läßt die Frage offen, ob diese doppelseitige Verbindung durch Teilung der Pupillenbahnen zustande kommt, oder ob bestimmte Fasern von vornherein dem gleichseitigen und bestimmte andere Fasern dem gegenüberliegenden

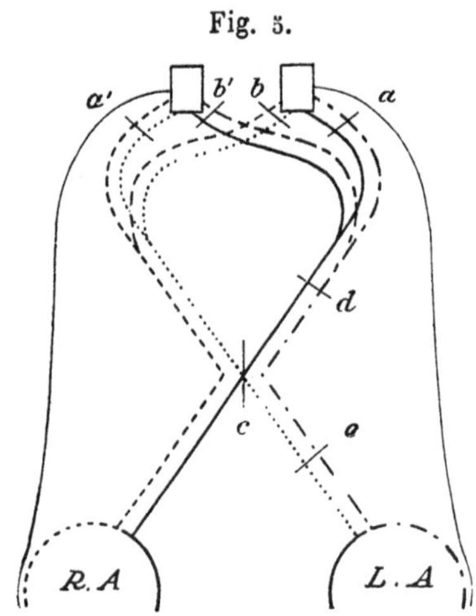

Fig. 5.

Schema der Pupillenbahn nach Liepmann-Bumke.
$a' b'$ Rechtsseitige reflektorische Starre, $a\, b\, a'\, b'$ doppelseitige reflektorische Starre, c bitemporale hemianopische Starre, d hemianopische Starre bei rechtsseitiger homonymer Hemianopsie, e linksseitige amaurotische Starre.

Kernzentrum zugeordnet sind. Die Annahme einer zentralen dichotomischen Teilung aller Pupillenfasern erscheint mir kaum gerechtfertigt angesichts der typischen halbseitigen Orientierung aller zentripetalen Bahnen des Sehnerven außer den Makulafasern. Es bleibt demnach nur die Annahme, daß den einzelnen Fasern schon von vornherein der Weg zu dem einen oder zu dem anderen Kerngebiet vorgeschrieben ist. Es ist ein schwacher Punkt des Bumkeschen Schemas, daß uns keine Klarheit darüber gegeben wird, welche Fasern und damit auch welche Netzhautteile mit dem gleichseitigen und welche mit dem gegenüberliegenden Kerngebiet in Verbindung treten.

Auch das Bumkesche Schema ist ebenso wie dasjenige Levinsohns vor allem auf die Verhältnisse bei der reflektorischen Starre eingestellt. Trotzdem bestehen schon hier Schwierigkeiten für die Erklärung durch die doppelseitige Verbindung der Traktusfasern mit den Kernen. Bei einseitiger reflektorischer Starre hat man einen doppelten Herd (bei a und b), bei doppelseitiger vier Herde bei (a, b, a', b') anzunehmen, was angesichts des gar nicht so seltenen Vorkommens einer isolierten doppelseitigen reflektorischen Pupillenstarre, die überdies jahrelang und noch länger isoliert bleiben kann, sehr schwer zu verstehen sein dürfte. Nicht erklärt wird durch das Schema die Anisokorie bei einseitiger Belichtung normaler Augen, da durch die Teilung der afferenten Bahn der pupillomotorische Reiz in beide Kerngebiete in gleicher Stärke gelangt, ebensowenig die Anisokorie bei Traktushemianopsie und das Überwiegen der direkten über die indirekte Reaktion.

Groethuysens Schema.

§ 105. Von allen das einfachste Schema hat GROETHUYSEN (1921) seinen theoretischen Betrachtungen zugrunde gelegt (s. Fig. 6). Er verzichtet sowohl auf eine Verbindung der im Tractus optici zusammengeschlossenen Pupillenfasern mit beiden Kerngebieten, wie auf die Annahme einer internuklearen Verbindung. Die von zwei homonymen Netzhauthälften ausgehenden Fasern strahlen in ihrer Gesamtheit in das gleichseitige Kerngebiet ein. Die Einwände, welche sich gegen ein derartiges Schema anführen lassen, sind bereits lange vor seiner Aufstellung von BACH gewürdigt. Sie betreffen vor allem den physiologischen Unterschied zwischen der direkten und der indirekten Reaktion. Da die gekreuzten Fasern an Zahl die ungekreuzten nicht unbeträchtlich übertreffen, da überdies die Ausdehnung des pupillomotorisch wirksamen Bezirkes in der Retina nach v. HESS, auf dessen Arbeiten sich die Befunde GROETHUYSENS aufbauen, auf der nasalen Netzhauthälfte (gekreuzte Bahn) größer ist als auf der temporalen, muß nach dem GROETHUYSENschen Schema die indirekte Reaktion über die direkte überwiegen, was mit dem tatsächlichen Verhalten im Widerspruch steht. Ebensowenig ist die bei einseitiger

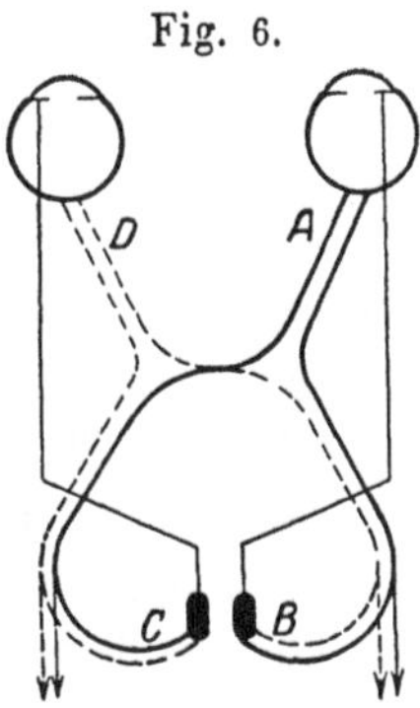

Fig. 6.

Schema von GROETHUYSEN.

Belichtung auftretende Anisokorie (mit der engeren Pupille auf dem belichteten Auge) mit dem GROETHUYSENschen Schema zu vereinigen, das gerade eine umgekehrte Anisokorie postuliert. Bei Traktushemianopsien müßte schließlich sowohl die direkte wie die indirekte Reaktion auf der Seite des Traktusherdes ausfallen, was ebenfalls nicht zutrifft. Von allen bisher besprochenen Schematen kann demnach das GROETHUYSENsche die geringste Wahrscheinlichkeit für sich in Anspruch nehmen.

Behrs Schema.

§ 106. BEHR hat versucht, unter Verwertung unserer gesamten heutigen Kenntnisse der Physiologie und Pathologie der Pupillarbewegung ein für alle Verhältnisse gültiges Schema (s. Fig. 7 u. 8) aufzustellen und dieses durch experimentelle Untersuchungen mit bestimmter Fragestellung auch objektiv zu stützen. Die Voraussetzungen und Grundlagen seines Schemas sollen hier in kurzer Zusammenfassung zusammengestellt werden. Bei Traktushemianopsien mit vertikaler durch den Fixierpunkt gehender Trennungslinie ist sowohl die direkte wie die indirekte Reaktion erhalten. Daraus geht unmittelbar hervor, daß die in einem Traktus vereinigten Bahnen der beiden gleichseitigen Netzhauthälften mit beiden Kerngebieten in Verbindung treten müssen. Andererseits zeigt aber die von BEHR gefundene, für Traktushemianopsien (auch für solche mit einer durch den Fixierpunkt gehenden vertikalen Trennungslinie) charakteristische Anisokorie mit der weiteren Pupille auf der dem Herd gekreuzten Seite, daß in beide Kernzentren eine verschieden starke pupillomotorische Energie hineingelangt.

Daß dabei kein über den physiologischen Bereich hinausgehender Unterschied zwischen der direkten und indirekten Reaktion besteht, darf nicht als Gegenbeweis herangezogen werden. Die Pupillodynamik ist eben nicht in gleichem Maße ein zuverlässiger Gradmesser für die in die Kerngebiete gelangende pupillomotorische Energie wie die Pupillostatik. Bei ersterer gehören doch schon erhebliche Differenzen in der Stärke der Reizlichter dazu, um überhaupt einen deutlichen Unterschied in dem Ausschlag der Pupillenbewegung zu verursachen. Ganz anders liegen die Dinge bei der Pupillostatik. Wenn der momentane Reiz der Lichtreaktion verklungen ist, stellt sich das antagonistische System der Iris in einen neuen Gleichgewichtszustand ein, der erst allmählich mit der zunehmenden pupillomotorischen Adaptation in die physiologische Pupillenweite überleitet. In dem Verhalten der Pupillenweite haben wir wenigstens zu Anfang der pupillomotorischen Adaptation ein zuverlässiges Mittel, um unter sonst gleichen Bedingungen die Reizvalenz zweier Lichter zu vergleichen. Wir können dieses um so mehr, wenn es sich, wie im vorliegenden Fall bei der Tractushemianopsie, darum handelt, die Einwirkung der Belichtung eines Auges auf die Kernzentren der beiden Seiten zu vergleichen. Die weitere Pupille zeigt an, daß das zugehörige Kerngebiet weniger starke Reize empfängt, als das gegenüberliegende.

Den tatsächlichen Beweis dafür hat die weitere, von Behr nachgewiesene Pupillenstörung bei Traktushemianopsie erbracht: nämlich der Unterschied in der direkten Reaktion beider Augen. Die Lichtreaktion ist auf dem Auge mit der weiteren Pupille deutlich weniger ausgiebig als auf dem anderen. Diese Unterschiede zeigen sich jedoch nur bei Verwendung schwacher Reizlichter (Untersuchung der Reaktion mit dem Planspiegel aus größerer Entfernung).

Aus diesen Symptomen, die von Schlesinger, Best u. a. bestätigt sind, und deren diagnostischer Wert auch von diesen Autoren besonders hervorgehoben wird, geht hervor, daß das dem Traktusherd gegenüberliegende Kernzentrum eine wesentlich geringere pupillomotorische Energie erhält, als das gleichseitige. Behr hat daraus den einzig zulässigen Schluß gezogen, daß die größere Menge der in einem Traktus vereinigten Pupillenbahnen zum Kerngebiet der anderen Seite hinüberkreuzt. Eine andere Möglichkeit besteht nicht, da internukleare Verbindungen zwischen beiden Kerngebieten nicht bestehen.

Eine weitere Vereinfachung gewann das Problem durch die Feststellung, daß schon unter physiologischen Bedingungen eine Anisokorie auftritt, und zwar dann, wenn das Licht schräg von der Seite in beide Augen hineinfällt: Die Pupille auf der Seite der Lichtquelle ist die engere. Ferner durch die Beobachtung, daß bei einseitigen Störungen in der peripheren Sehbahn trotzdem die zugehörige (an sich normal reagierende) Pupille dann enger ist als die des normalen anderen Auges, wenn die Störungen zu größeren, auf die nasale Gesichtsfeldhälfte beschränkten Defekten geführt hatten, wenn also vor allem die temporale Netzhauthälfte oder die ihr angeschlossenen Bahnen im Sehnerven leitungsunfähig geworden waren.

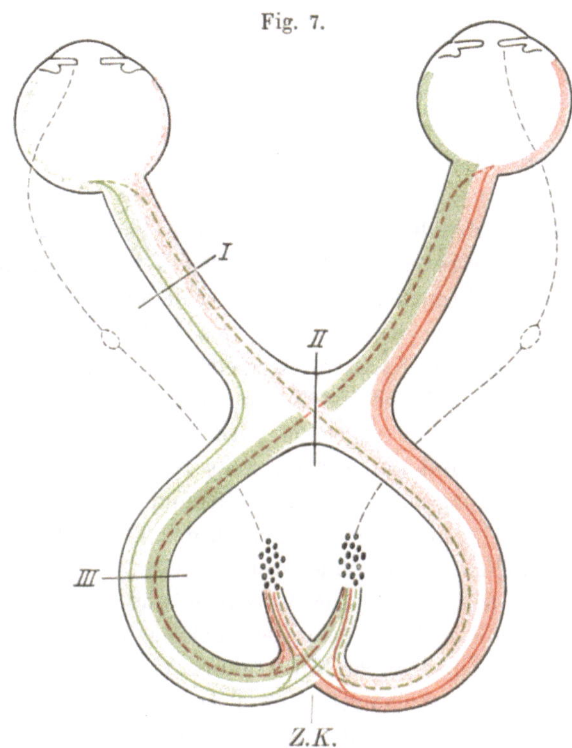

Schema der Bahn des Lichtreflexes nach Behr.

Gestrichelt rot-grün: Gekreuzte afferente makulare Bahnen. Ausgezogen rot-grün: Ungekreuzte afferente makulare Bahnen. *II* Partielle basale Kreuzung der afferenten Pupillenbahnen. *Z.K.* Zentrale Kreuzung der afferenten Pupillenbahnen mit Teilung der makularen Bahnen. Herd bei *I*: Linksseitige amaurotische Starre (Aufhebung der direkten Lichtreaktion links und der indirekten Lichtreaktion rechts bei erhaltener direkter Lichtreaktion rechts und indirekter links). Herd bei *II*: Bitemporal-hemianopische Starre. Herd bei *III*: Rechtsseitige hemianopische Starre. Schwarz gepunktet: Sphinkterkern. Schwarz gestrichelt: Efferente Sphinkterbahn mit Ganglion ciliare.

Aus allen diesen Beobachtungen zog Behr den Schluß, daß die Pupillenbahnen zentral noch eine Kreuzung vornehmen und das es in erster Linie die von den extramakularen Netzhautteilen kommenden Fasern sind, die sich kreuzen.

Da sich bei intensiver Belichtung die direkte und indirekte Reaktion bei Traktushemianopsie kaum unterscheiden, mußte die weitere Annahme gemacht werden, daß die hierfür notwendige Verbindung der Traktusfasern mit beiden Kernhälften durch sich teilende oder von vornherein doppelt angelegte (s. oben Fibrillentheorie) Makulafasern gewährleistet wird, mit anderen Worten, daß neben einer sensorischen auch eine pupillomotorische Doppelversorgung der Makula besteht. Jede Makula ist nicht nur durch ihre visuellen Fasern mit beiden kortikalen Sehzentren, sondern auch durch ihre pupillomotorischen Fasern mit beiden Sphinkterkernen verbunden. Auf diese Überlegungen hat Behr folgendes Schema aufgestellt (s. Fig. 7 u. 8).

Den Beweis für die Zulässigkeit des Schemas bringen alle physiologischen und pathologischen Erscheinungen:

Die relative Pupillenerweiterung auf dem blinden Auge mit amaurotischer Pupillenstarre bei Belichtung des normalen anderen Auges erklärt sich dadurch, daß dem Sphinkterkern der sehenden Seite durch die zentrale Kreuzung die an Zahl größeren primär gekreuzten, von den nasalen Netzhauthälften ausgehenden pupillomotorischen Fasern zugeführt werden, während der Kern der Seite der Amaurose mit den an Zahl bedeutend geringeren, primär ungekreuzten Bahnen in Verbindung tritt. Da sich durch die pupillomotorische Doppelversorgung der Makula die von ihr zentral geleitete Energie auf beide Kernzentren gleichmäßig verteilt, ruft das Mehr an Energie, welches durch die im Chiasma gekreuzten Bahnen dem Kernzentrum der sehenden Seite zugeleitet wird, hier eine etwas größere Verengerung im Vergleich mit der anderen Seite hervor. Dasselbe ist der Fall bei einseitiger Belichtung und normalem Zustande beider Augen (Fig. 7).

Die hemianopische Starre ist durch den Traktusherd und die Halbkreuzung der Pupillenbahnen ohne weiteres erklärt. Durch das Schema erklärt sich aber auch die typische Anisokorie und die Abschwächung der direkten Lichtreaktion auf der dem Herd gekreuzten Pupille. Infolge der Abdrosselung der Pupillenbahnen im Traktus gelangen in das gegenüberliegende Kernzentrum pupillomotorische Reize nur durch die Vermittlung der doppelversorgenden Fasern der Makula, während auf der Herdseite zu diesen noch die von der Peripherie der sehenden Netzhauthälften kommenden Impulse hinzutreten. Wegen des prinzipiellen Überwiegens der makularen Erregung sehen wir daher die Anisokorie bei starker Belichtung sich vermindern, bei herabgesetzter Belichtung sich vergrößern (Fig. 7).

In dergleichen Weise erklärt sich die Abschwächung der direkten Reaktion auf der dem Herd gekreuzten Pupille, die sich ebenfalls besonders bei herabgesetzter Belichtung zeigt.

Die einseitige reflektorische Starre lokalisiert sich, wie hervorgehoben, in dem Schaltneuronsystem, das die aus dem vorderen Vierhügelarm kommenden Traktusfasern mit dem Sphinkterkern verbindet. Im Prinzip handelt es sich also um einen der hemianopischen Pupillenstarre sehr ähnlichen Zustand. Der Unterschied besteht nur darin, daß bei der reflektorischen Starre die Traktusfasern **nach** ihrer zentralen Kreuzung, unmittelbar vor dem Kerngebiet unterbrochen sind. Dadurch sind aber auch die doppelversorgenden, von der anderen Seite kommenden Makulafasern unwegsam geworden. Der Effekt ist eine Aufhebung der direkten und indirekten Reak-

Fig. 8.

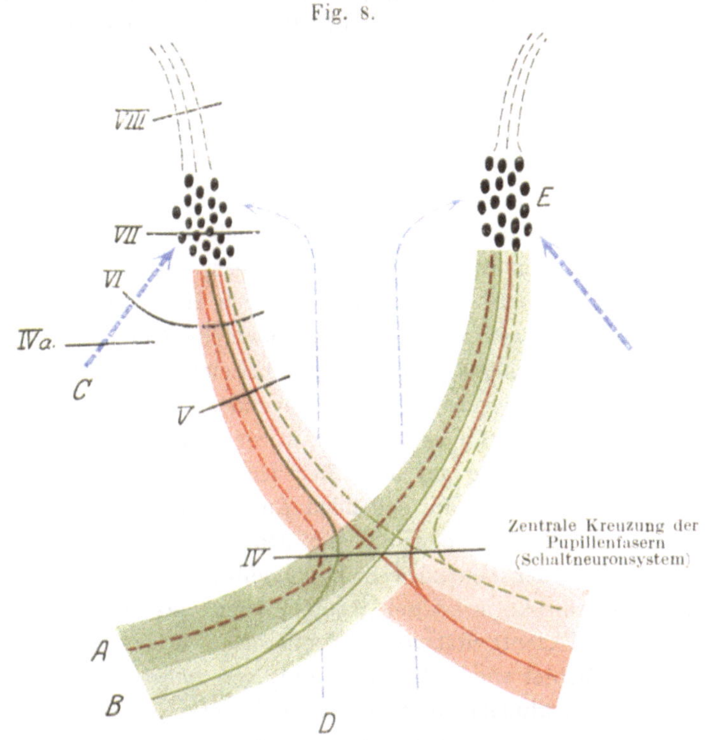

Gebiet des Sphinkterkerns nach BEHR.
(Vergrößerung des Kerngebietes der Fig. 6.)

Grün-rot: Afferente Bahn des Lichtreflexes. Gestrichelt rot-grün (*A*): Gekreuzte, und ausgezogen rotgrün (*B*): Ungekreuzte makulare afferente Bahnen. Blau dick gestrichelt (*C*): Afferente Bahn der Naheinstellung (Konvergenzreaktion). Blau zart gestrichelt (*D*): Afferente Bahn der Lidschlußreaktion. Schwarz gepunktet (*E*): Sphinkterkern. Schwarz gestrichelt: Efferente Sphinkterbahn im Okulomotorius. Herd bei *IV* (Gegend der zentralen Kreuzung mit der makularen Doppelversorgung): Doppelseitige reflektorische Starre (Aufhebung der Lichtreaktion beiderseits, Erhaltensein der Konvergenzreaktion und der Lidschlußreaktion). Herd bei *V*: Linksseitige reflektorische Starre (Aufhebung der direkten und indirekten Lichtreaktion links, bei erhaltener direkter und indirekter Reaktion rechts, und normaler Konvergenz- und Lidschlußreaktion beiderseits). Herd bei *IVa*: Isolierter Ausfall der Konvergenzreaktion bei erhaltenem Lichtreflex. Herd *VII* und bei *VIII*: Absolute Pupillenstarre links (Aufhebung der direkten und indirekten Lichtreaktion, der Konvergenz- und der Lidschlußreaktion bei normaler rechter Pupille). Herd bei *VI*: Supranuklear bedingte absolute Starre (Aufhebung der direkten und indirekten Lichtreaktion und der Konvergenzreaktion bei erhaltener Lidschlußreaktion links und normaler rechter Pupille).

tion bei erhaltener Naheinstellungs- und Lidschlußreaktion, sowie normalem Verhalten des anderen Auges. Die unmittelbare Nachbarschaft des Herdes am Kern bedingt einen Reizzustand und damit eine dauernde relative oder absolute Miose, die auch durch experimentelle Reizung des Sympathikus nur wenig oder gar nicht verringert werden kann. Bis zu einem gewissen Grade bewiesen wird diese eben theoretisch entwickelte Lokalisation durch den von BEHR erbrachten Nachweis einer indirekten halbseitigen Lichtstarre auf dem sehenden Auge bei abwechselnder Belichtung der beiden seitlichen Netzhauthälften des reflektorisch starren Auges. Belichtung der temporalen Netzhauthälfte mit dem Hemikinesimeter bedingt auf dem (beschatteten) anderen Auge eine prompte indirekte Reaktion, bei Belichtung der nasalen Hälfte bleibt dagegen die Pupille dieses Auges unverändert.

Die doppelseitige reflektorische Starre läßt sich nach dem Schema durch einen einzigen Herd an der Kreuzungsstelle sämmtlicher Fasern erklären. Auch die dabei bestehende doppelseitige Miose wäre zugleich durch die Nachbarschaft der Kerne erklärt (Reizwirkung!). Die große Häufigkeit der doppelseitigen reflektorischen Starre und auch ihres isolierten Vorkommens macht es, wie schon mehrfach hervorgehoben, zum mindesten sehr wahrscheinlich, daß sie nur durch einen einzigen Herd verursacht ist (Fig. 8).

BEHR hat dann versucht, auch experimentelle Grundlagen für das Schema zu schaffen. Das Schema postuliert, daß bei einseitiger amaurotischer Starre die Pupillendifferenz wechseln muß, je nachdem die nasalen oder temporalen Hälften des sehenden Auges belichtet werden. Denn die makulare Energie verteilt sich gleichmäßig auf beide Kernzentren, während die von den temporalen Netzhauthälften des sehenden Auges zentral geleitete Energie dem Kerngebiet der blinden Seite, die von den nasalen Hälften zentral geleitete dem Kerngebiet der sehenden Seite zugeführt wird. Dieses trifft in der Tat zu. Die Anisokorie ist am größten, wenn das sehende Auge von temporal in einer Exzentrizität von 45° mit einer 10kerzigen, $^3/_4$ m entfernten Glühlampe belichtet wird. Bei Belichtung von nasal verschwindet sie unter den gleichen Belichtungsbedingungen oder sie verkehrt sich sogar in ihr Gegenteil. Die Pupille des sehenden Auges wird weiter als die des erblindeten. Die von WEVE (1918) an normalen Augen erhobenen Werte der Pupillenweiten bei Belichtung der temporalen und der nasalen Netzhauthälfte des einen Auges, nach denen für beide Netzhauthälften ein nahezu vollkommener Parallelismus zwischen direkter und indirekter Reaktion besteht, können nicht als Gegenbeweis angesprochen werden wegen der zu geringen Exzentrizität (20°), in der die Reizung der Netzhautperipherie erfolgte. Bei derartig geringen Entfernungen der Reizstelle von der Foveamitte bleibt pupillostatisch sowohl wie pupillomotorisch die Reizung der Fovea durch das Zerstreuungslicht allein maßgebend, so daß sich der geringfügige Reizzuwachs in dem einen Kern nicht in eine merkliche Verengerung der gleichseitigen Pupille auswirken kann. (Vgl. die Ausführungen S. 4 über die pupillomotorische Hemmung der Netzhautperipherie bei gleichzeitiger fovealer Reizung.)

Viel eindeutiger als physiologische Untersuchungen an normalen Augen sind hier die uns durch die Natur am Lebenden gelieferten Ausfallserscheinungen zu verwerten, namentlich solche Fälle, in denen es sich um typische, immer

wiederkehrende Befunde handelt wie z. B. bei der Anisokorie bei Traktushemianopsie, bei der paradoxen Anisokorie bei einseitiger Amaurose und
temporaler Hemianopsie des anderen Auges u. dgl., Fälle, in denen uns
die Gesichtsfelduntersuchung einen genauen Einblick in den Ort und auch
in den Umfang des Faserausfalles gestattet.

Alles in allem scheint mir die Hypothese der pupillomotorischen Doppelversorgung der Makula und der zentralen Kreuzung der halbseitigen intermediären und peripheren Pupillenbahnen sowohl durch pathologische wie
durch physiologische Befunde genügend begründet, um, vorläufig wenigstens,
als Schema der Pupillenbahn im Sinne einer Arbeitshypothese dienen zu
können.

E. Die Untersuchung der Pupille.

Die Untersuchung der Pupille erstreckt sich auf die Feststellung einmal
der Pupillenweite unter den verschiedenen Bedingungen und zweitens auf
die Beobachtung des Ablaufes der Bewegung sowie der Beziehungen zwischen
Größe und Art des Reizes einerseits und der Pupillenbewegung andererseits. Wir unterscheiden demnach eine Pupillometrie und eine Kinesi-
metrie.

I. Pupillometrische Methoden.

§ 107. Messung durch Vergleich mit einer Meßskala oder
mit Kreisflächen von verschiedener Größe. Bei diesen Methoden
handelt es sich lediglich um die Feststellung des Durchmessers der ruhen-
den Pupille. Der Ablauf der Reaktion wird vollständig vernachlässigt, nur
ihr Effekt ist Gegenstand der Untersuchung.

Die einfachsten Methoden bestehen in einer Abtastung des Pupillendurchmessers mittels eines Zirkels, sei es am Auge selbst oder an seinem
Spiegelbild (Kussmaul 1855, Heddaeus
1886) oder in einem Vergleich mit vor
oder neben dem Auge gehaltenen Maß-
stäben z. B. mit einem Zentimetermaß
oder mit der Skala des Strabometers
von Lawrence. Hierher gehört auch
das Keratoskop von Wessely, das jedoch wesentlich genauere Messungen

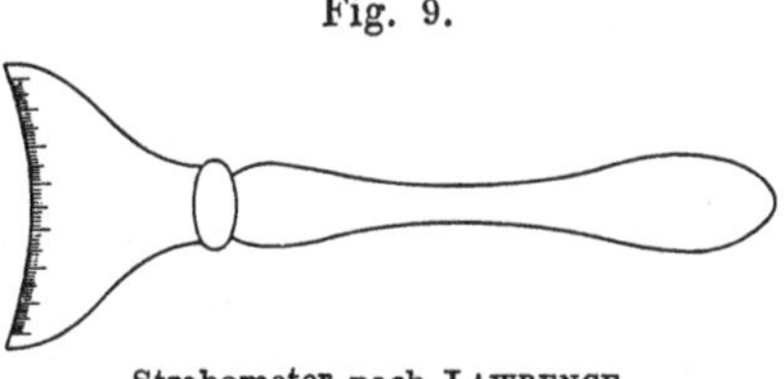

Fig. 9.

Strabometer nach Lawrence.

zuläßt, dessen Werte aber durch die leichte Abdunkelung der Pupille bei
der Untersuchung und durch die nicht ganz zu vermeidende Auslösung
einer Psychoreaktion etwas beeinträchtigt werden.

In der Praxis hat sich am meisten eingebürgert die Vergleichs-
untersuchung mittels Kreisen. Unter den hier angegebenen Modellen ist der
Haabsche Pupillometer (Fig. 10) der handlichste. Die schwarze Pupille
wird mit schwarzen, auf weißem Papier angebrachten Kreisflächen von 1,5

bis 8 mm Durchmesser in Größenabstufungen von 0,5 mm verglichen. Die auf einem schmalen Papierstreifen aufgeklebte Skala kann unmittelbar seitlich am Auge vorbeigeführt werden, ohne den Untersuchten in irgendeiner Weise zu beeinflussen. Bei einiger Übung gelingt es, Größenunterschiede bis zu 0,25 mm ziemlich genau zu schätzen. Sehr ähnlich sind die Pupillometer von Follin, Jessop (1886) und Guilloz (1899).

Diese Methode ist zweifellos besser als die von Schnabel, Follin u. a. angegebene, welche verschieden große Kreise in Glas einritzten und dann durch das Glas die Pupille mit den Kreisen

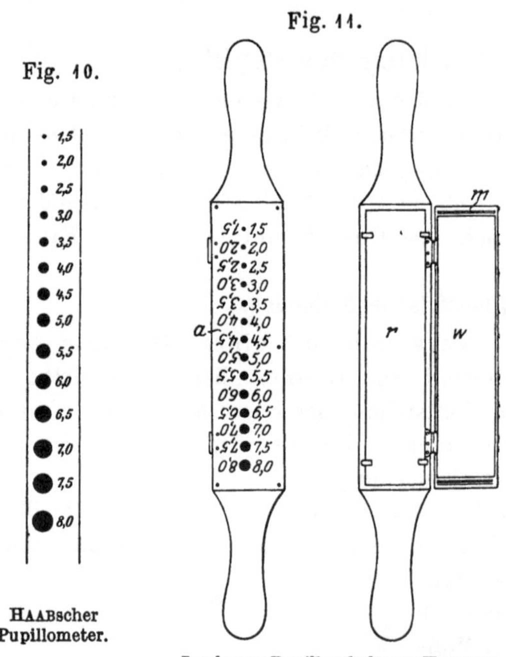

Fig. 10.

Fig. 11.

HAABscher Pupillometer.

Isochrome Pupillenskala von Krusius.

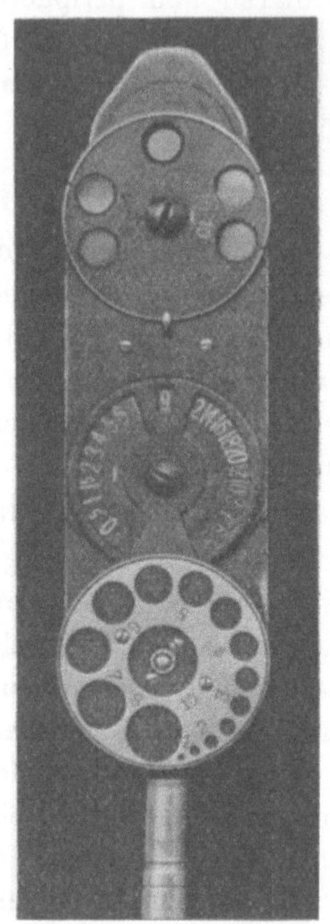

Fig. 12.

MORTONscher Augenspiegel.

verglichen. Ein besonderer Nachteil ist hier dadurch gegeben, daß die Glasscheibe vor dem Auge hin und her geschoben werden muß, wodurch, abgesehen von ungewünschten Spiegelreflexen psychische Erweiterungsreaktionen ausgelöst werden können. Diese Nachteile fallen bei dem HAABschen Pupillometer fort.

Bei dem nach dem HAABschen Prinzip konstruierten Meßskalen finden sich dagegen andere Übelstände: 1. sind die Größen und die Form der auf Karton gedruckten schwarzen Vergleichsflächen nicht durchaus exakt und konstant in den einzelnen Blättern, 2. führt die Vergleichung der im durchfallenden Lichte im dunklen Grunde hell aufleuchtenden Pupille mit den schwarzen Kreisen auf hellem Grunde bei der HAABschen Skala gelegentlich zu nicht unbeträchtlichen Fehlern bei der Größenabschätzung namentlich bei dunkler Iris und 3. vergrößert gelegentlich der ektropionierte Pigmentsaum des Pupillenrandes die tatsächliche Pupillenöffnung um die Breite dieses Saumes verglichen mit der sich im durchfallenden Licht ergebenden Größe der leuchtenden Pupille (KRUSIUS 1909).

Diese Übelstande hat KRUSIUS durch die Konstruktion seiner isochromen Pupillenskala (Fig. 11) vermieden, die nach dem HAABschen Prinzip die Pupillenweite sowohl im auffallenden wie im durchfallenden Licht zu messen gestattet. Sein Apparat besteht aus einer Aluminiumplatte a, die an beiden Enden handgriffartig abgesetzt ist. In ihr finden sich untereinander eingestanzte Löcher von 1 bis 8 mm Durchmesser. Hinter den Löchern ist eine matte Rotglasscheibe r befestigt, an die sich eine abklappbare geschwärzte Metallplatte m anschließt. In deren Innenfläche läßt sich eine weiße Kartonplatte einschieben. Zugeklappt erscheinen die Kreise schwarz, durch Aufklappen wird durch das eingeschobene weiße Papier w, je nach der Winkelstellung abstufbar, Licht durch die jetzt rot aufleuchtenden Löcher hindurchgeschickt, wodurch der Vergleich mit der bei der Untersuchung im durchfallenden Licht rot aufleuchtenden Pupille erleichtert wird.

Von MORTON (Fig. 12) sind an dem von ihm angegebenen Augenspiegel auf einer drehbaren Scheibe in Kreisform verschieden große Kreise angebracht. Die Einstellung kann unmittelbar neben dem Auge vorgenommen werden. Das gleiche Prinzip ist an dem WEEKSschen Augenspiegel durchgeführt.

Tangentialpupillometer (A. Fuchs).

§ 108. Das einfachste, von SCHLOESSER (1893) angegebene Instrument dieser Art (Fig. 13) besteht aus einer länglichen Glasplatte, in welche ein spitzer Winkel eingraviert ist. Die beiden Schenkel sind durch immer größer werdende parallele Linien von 1—15 mm verbunden, deren jede um 1 mm größer oder kleiner ist als die unmittelbar benachbarten. Die mittleren Abstände sind durch kleine nach außen gehende Linien an den Schenkeln markiert. Das Instrument wird vor dem Auge auf- und abgeschoben. Es gestattet den Pupillendurchmesser bis auf 0,25 mm genau abzulesen. Ein ähnliches Instrument ist von SUREL angegeben.

Wesentlich kompendiöser und zuverlässiger ist der von SOMMER (1909) angegebene Apparat (Fig. 14), der es überdies ermöglicht, durch einen Rheostaten abzustufende und für jede Rheostatenstellung photometrisch zu bestimmende Lichtmengen in das zu untersuchende Auge zu werfen. Die Messung der Pupillenweite geschieht auf optisch-mathematischem Wege nach Einstellung von zwei parallelen Fäden von veränderlicher Weite und Achsenstellung, auf den Rand der Pupille. Der Vorzug dieses Apparates liegt vor allem in einer recht genauen Bestimmung des Pupillendurchmessers bei bekannten, variablen Lichtreizen. Der Apparat ist auch für Gaslicht konstruiert.

Das von der Lampe L ausgehende Licht wird von der schräg gestellten Mattglasscheibe M in einen durchlochten Konkavspiegel S so reflektiert, daß es durch den Tubus III in das Auge des Patienten fällt. Bei a und b sind zwei parallele Fäden angebracht, deren Abstand von außen so verändert wird, daß sie dem Beobachter an den Rändern der Pupille zu liegen scheinen. Der Abstand der Fäden und damit der Durchmesser der Pupille wird an einer Skala abgelesen.

Am vollkommensten ist der von WEILER konstruierte Apparat, der es außerdem gestattet, den zeitlichen Ablauf der Pupillenbewegung photographisch festzulegen, weshalb ich auf ihn bei der Besprechung der photographischen Methoden genauer eingehen werde (s. S. 144). Der Meßapparat besteht aus einer mattgrauen Glasplatte, auf welcher zwei parallel gestellte Metallstäbe durch einen Zahnradmechanismus gegeneinander bewegt werden können. Durch Spiegelung wird das Bild dieser beleuchteten Platte an den Pupillenort gebracht. Die beiden Stäbe werden durch den Triebapparat so lange gegeneinander verschoben, bis ihre Bilder als Tangenten an den Rädern der Pupille stehen. Die Distanz und damit die Größe des Pupillendurchmessers wird an einer graduierten Scheibe in $^1/_{10}$ mm direkt abgelesen.

Fig. 13.

Fig. 14.

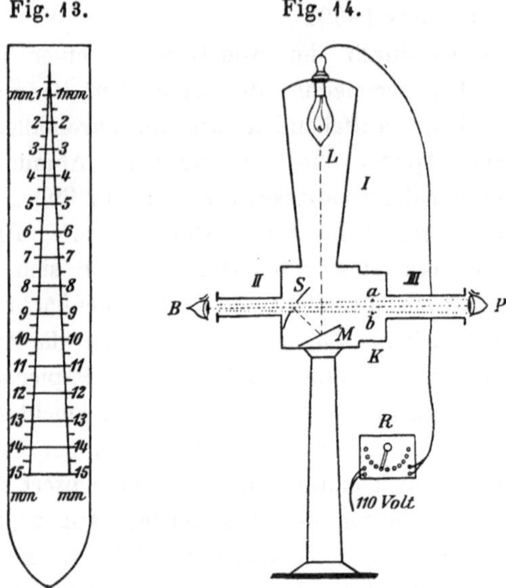

Tangentialpupillometer von SCHLOESSER.

Pupillenmeßapparat von SOMMER.

Doppelbilderprinzip nach Landolt.

Fig. 15.

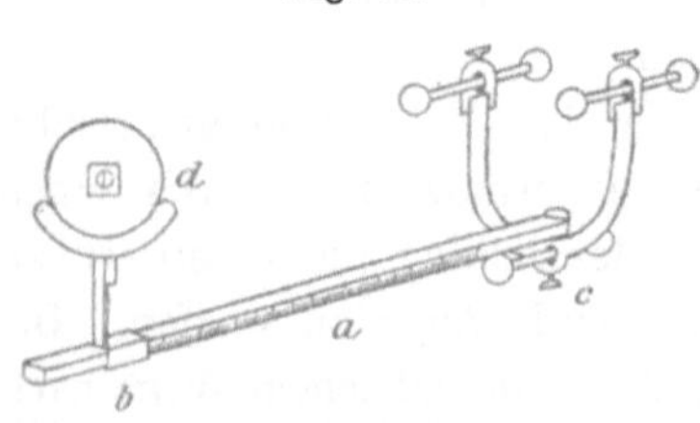

LANDOLTs Pupillometer nach dem Doppelbilderprinzip.

§ 109. Der LANDOLTsche Apparat (Fig. 15) beruht auf dem Prinzip, daß der Abstand der durch zwei, mit ihrer brechenden Kante sich berührende Prismen entwickelten Doppelbilder eines Gegenstandes abhängig ist von der Entfernung zwischen Prismen und Gegenstand einerseits und der Größe des Gegenstandes andererseits. Der Apparat besteht aus einem Stab, der auf der einen Seite durch eine besondere Vorrichtung gegen den Orbitalrand fest angedrückt werden kann, und auf dessen anderer Seite eine verschiebliche Platte angebracht ist. In diese sind zwei mit ihrer brechenden Kante aneinander befestigte Prismen eingefügt, durch welche die zu beobachtende Pupille doppelt gesehen wird. Die Platte wird nun so lange verschoben, bis sich beide Pupillen mit ihren Rändern gerade berühren. Eine Skala auf dem Stab gibt an dieser Stelle den Pupillendurchmesser in Millimeter an.

Entoptische Methode.

§ 110. Bringt man in den vorderen Brennpunkt des Auges eine punktförmige Lichtquelle, so erscheint sie auf der Netzhaut als ein Kreis, dessen Größe direkt proportional dem Pupillendurchmesser ist. Diese Methode gestattet vor allem die subjektive Prüfung des Ablaufes der indirekten Reaktion. Als Methode der Messung der Pupillenweite kommt sie heute wohl nicht mehr in Betracht. Die von FICK (1855) und von BADAL (1876) angegebenen Apparate bieten zwar manches theoretisch interessante, genügen aber den heutigen Anforderungen in keiner Weise. Dasselbe Prinzip liegt der von GRADLE benutzten Methode zugrunde, der eine entferntstehende Lichtquelle durch eine Sammellinse von 20 D. ansehen läßt. Das Licht erscheint dem Untersuchten als Zerstreuungskreis, dessen Größe der Pupillenweite proportional ist.

Projektionspupillometer.

§ 111. Die Projektionspupillometer sind zuverlässiger als die meisten der bisher besprochenen Apparate, da sie durch geeignete Spiegelvorrichtungen einen Maßstab in die Pupille oder in ihr Spiegelbild projizieren, so daß beide unmittelbar aufeinander liegen.

Bei dem BUMKEschen Pupillometer (Fig. 16) spiegelt eine in einem Winkel von 45° geneigte plane Glasplatte g die Millimetereinteilung M in die Pupillenebene, in der ihr Bild erst dann scharf erscheint, wenn Pupillenebene und Maßstab vom Glase G gleichweit ($4\,^1/_2$ cm) entfernt sind. In dieser notwendigen genauen Einstellung der Pupillarebene liegt eine Unbequemlichkeit bei der Handhabung des Apparates, die durch einen den Supraorbitalbogen fixierenden Bügel B, der entsprechend der Tiefenlage des Auges eingestellt werden muß, nur zum Teil behoben wird. Durch die genügend weit angesetzte Entfernung kann sowohl Licht wie Konvergenzreaktion ausgelöst und untersucht werden. Der Maßstab ist in seinem Mittelpunkt derart drehbar, daß verzogene Pupillen in jedem Durchmesser gemessen werden können. Durch eine Linse von 9 Dioptrien, die vor

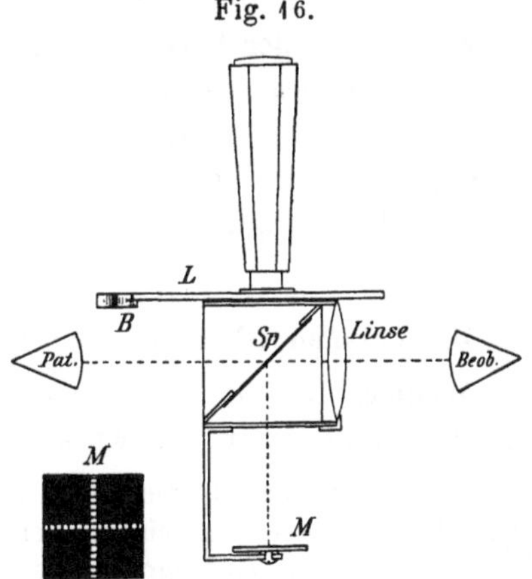

BUMKES Pupillometer.

dem Instrument angebracht werden kann, wird Auge und Maßstab $2\,^1/_2$ fach vergrößert und die Beobachtung wesentlich erleichtert.

SCHIRMER (1897) wandte zuerst das Prinzip an, durch Spiegelung einen Maßstab in die Pupillenebene zu projizieren (Fig. 17). Er verwandte ein Prisma, dessen Kathetenfläche (a) als Spiegel diente, dessen andere Kathetenfläche b mit Quecksilber belegt war. In dieser spiegelte sich ein vor der Hypothenusenfläche aufgestellter vertikaler Maßstab m, der solange verschoben wurde, bis die Teilung in der Pupille erschien. Die Skala ist, in halbe Millimeter geteilt, auf eine matte, schwarze Metallplatte eingeritzt, welche

Fig. 17.

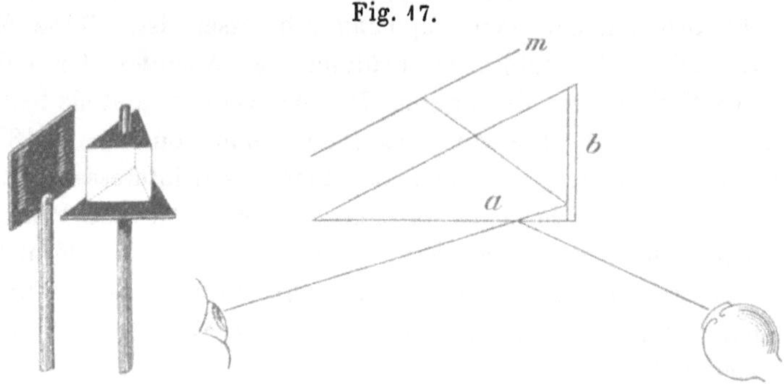

SCHIRMERs Pupillometer.

gleichzeitig einen guten Hintergrund für die Pupille abgibt. Das Bild wird mittels einer Lupe von 10 Dioptrien betrachtet. Da die Pupille des untersuchten Auges sich seitlich von der als Spiegel dienenden Kathetenfläche befindet, erscheint der horizontale Meridian verkürzt und nur der vertikale (abgesehen von der Vergrößerung infolge Hornhautwirkung) in natürlicher Größe. Darin liegt natürlich ein wesentlicher Nachteil des Apparates.

Ein ähnliches Prinzip liegt dem Apparat von CONTINO (1911) zugrunde. Die Pupille wird durch ein Prisma reflektiert und durch ein horizontalgestelltes Mikroskop betrachtet. Eine Skala wird als Tangente auf die Pupille eingestellt.

Unokularpupillometer und Binokularpupillometer von Krusius.

Weniger für die Praxis als für physiologische Untersuchungen ist der Unokularpupillometer von KRUSIUS (1907) bestimmt (Fig. 18).

Der Apparat besteht aus einem in dem Ansatzrohr A verschiebbaren Beobachtungsrohr O. An dessen einem, dem Auge des Beobachters zugekehrten Ende ist eine Blende Bl und eine Sammellinse von 7 Dioptrien angebracht. Das eigentliche Gehäuse des Apparates wird mit mehreren Bändern und durch eine weiche Polsterung lichtdicht an den die Orbita umschließenden Knochen befestigt. Das zu beobachtende Auge bei B ist von dem um seine Vertikalachse drehbaren Spiegel S etwa 1 cm entfernt. Der Spiegel trägt eine horizontal eingeritzte Graduierung in Millimetern. An der einen Seite des Beobachtungskastens befindet sich ein ein kleines Glühlämpchen

V von 4 Volt tragender Behälter. Die Lichtstärke kann durch Einschieben von Milch- und Rauchglasplättchen M von verschiedener Dichtigkeit beliebig verringert werden. Der Apparat dient lediglich zur Messung und Beobachtung der indirekten Reaktion.

Ein ähnliches Prinzip liegt dem 1907 von Krusius veröffentlichten Binokularpupillometer zugrunde (Fig. 19).

Der Apparat besteht aus zwei Stereoskopansatzkästen, die durch Polsterung p sich leicht an die Orbitalränder anschmiegen. In jedes von den Ansatzkästen mündet ein mit einer kleinen Glühlampe L versehenes und von dem Ansatzkasten durch eine Milchglasplatte y—y_1 getrenntes Kästchen G. Gegenüber der Pupille des zu beobachtenden Auges findet sich eine Öffnung für ein Ansatzrohr A, in welchem ein zweites Rohr X von 1,3 cm Länge verschoben werden kann. Dieses führt bei D eine Sammellinse von 7,5 D., die nach außen durch eine Blende B mit Klappverschluß verdeckt werden kann. Das Rohr wird nach der Seite des zu be-

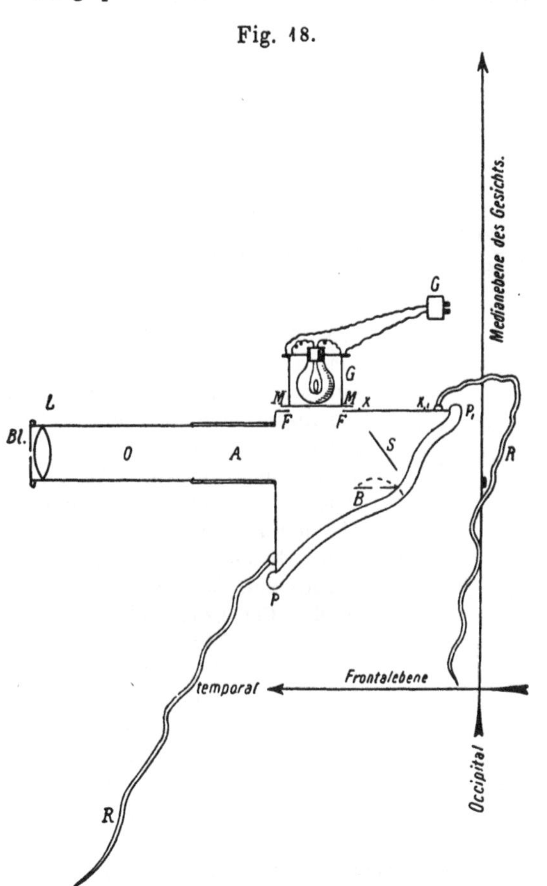
Fig. 18.

Unokularpupillometer von Krusius.

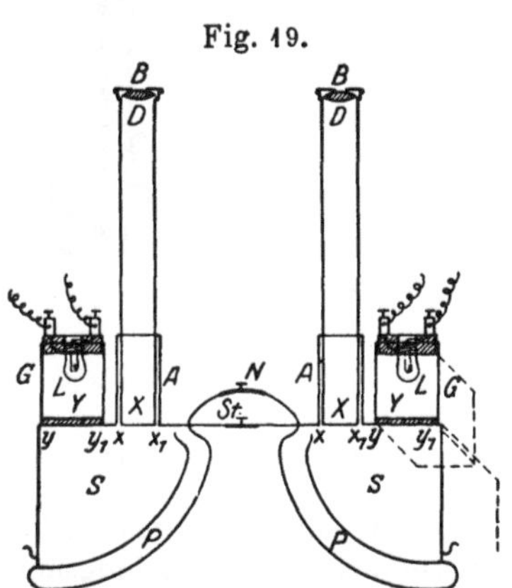
Fig. 19.

Binokularpupillometer von Krusius.

obachtenden Auges hin durch eine feine Glasplatte x—x_1 verschlossen, die einen Linearmaßstab in Millimetern trägt. Die beiden Lämpchen können durch einen Schaltapparat sowohl gleichzeitig wie einzeln ausgeschaltet, auf schwache und auf maximale Helligkeit eingestellt werden. Letztere beträgt jedoch nur eine Meterkerze. Man beobachtet jedes Auge einzeln, beide Augen nacheinander. Ein großer Nachteil des Apparates liegt in der zu schwachen Beleuchtung und ihrer zu geringen Abstufbarkeit.

Das binokulare Pupillometer von Ohm (Fig. 20)

gestattet einen Vergleich beider Pupillen dadurch, daß beide durch mehr-
malige Spiegelung nebeneinander zu liegen kommen.

»Der Apparat besteht aus Spiegelvorrichtung, Meßvorrichtung und Kopfstütze.
Die Spiegelvorrichtung ist zusammengesetzt aus fünf Prismen, vier kleineren und
einem größeren. Die vier kleinen Prismen Ia, Ib, 2a und 2b sind in gleicher
Höhe, parallel der Verbindungslinie beider Pupillen aufgestellt. Die beiden äußeren
Prismen Ia und Ib sind in horizontaler Richtung verschiebbar und wenden ihre
Hypotenusenfläche, an der sie Spiegelbelag tragen, der nur an einer schmalen

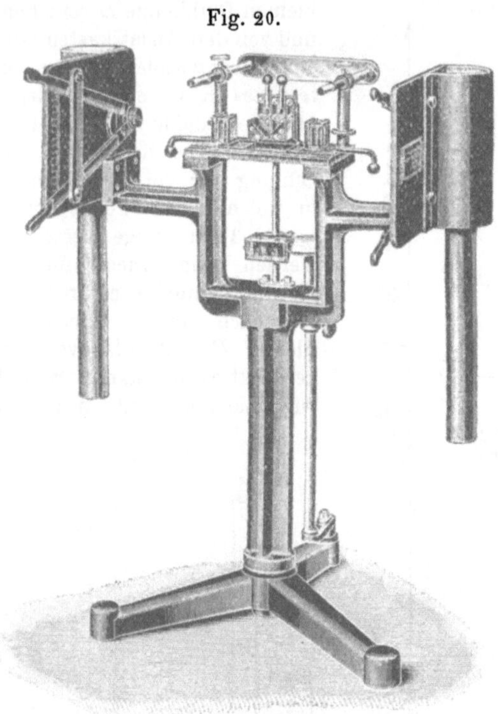

Fig. 20.

Binokulares Pupillometer nach OHM.

senkrechten Partie B fehlt,
den Pupillen P zu und reflek-
tieren die von der Iris kommenden Strahlen gegen die
Mitte, wo sie auf die in vertikaler Richtung verstellbaren
Prismen 2a und 2b treffen, die
sie nach unten werfen. Das
unter diesen mittleren Prismen
stehende große Prisma 4 sendet
sie in das Auge des Beobachters. In diesem Prisma 4 sieht
man also beide Pupillen nebeneinander, und zwar infolge
der mehrfachen Spiegelung mit
ihrem oberen Scheitel um $90°$
nach außen gedreht. An die
beiden äußeren Prismen Ia und
Ib sind zwei Hilfsprismen 3a
und 3b angekittet, so daß
daraus eine planparallele Platte
wird. Der Untersuchte kann
durch beide Prismen, und zwar
durch die Lücke im Spiegelbelag, in die Ferne schauen,
wodurch Akkomodation und
Konvergenz ausgeschaltet werden. Zur Messung wird eine
feine, 15 mm lange Lichtlinie L

verwendet, die beiderseits seitlich ca. 13,5 cm von der Mitte des Apparates
entfernt auf der Verbindungslinie der beiden belagfreien Stellen fest aufgestellt
ist. Sie wird gewonnen durch einen feinen Spalt, der vor einer Milchglasplatte
steht, die von einer Kerze K beleuchtet wird. Die Strahlen dieser Lichtlinie
nehmen ihren Weg durch die belagfreie Stelle B des Doppelprismas Ia, IIa bzw.
IIIb unabgelenkt hindurch und gelangen in die Bahn der von der Iris ausgehenden
Strahlen. Da das Doppelprisma horizontal verschieblich ist, kann man Pupille
und Lichtlinie so zueinander stellen, daß letztere die Pupille halbiert. Natürlich
liegt auch die Lichtlinie im unteren Prisma horizontal. Die Lichtlinie wird nun
durch zwei Hebel H von oben und unten so verkleinert, daß sie genau den
Durchmesser der Pupille bildet. Aus dem Abstand der beiden Hebel an der
Skala S läßt sich dann die Größe des vertikalen Pupillendurchmessers ablesen.

Die Skala ist 7,5 cm lang und in Millimeter geteilt. 1 mm der Skala entspricht also $^1/_5$ mm der Lichtlinie. Die Einstellung geht folgendermaßen vor sich: Durch die Kinnstütze werden die Mittelpunkte der Pupillen, deren Verbindungslinie horizontal gelegen sein muß, möglichst in Höhe der Mittelpunkte der kleinen Prismen aufgestellt und der Untersuchte angewiesen, eine mehrere Meter entfernte, gleich hoch gelegene Marke zu fixieren. Dann stellt man die äußeren Prismen so ein, daß die Lichtlinien die Pupillen halbieren. Der Abstand der belagfreien Stellen der Doppelprismen, der an der Skala M auf dem die kleinen Prismen tragenden Tische ablesbar ist, gibt dann genau die Pupillardistanz in Millimeter an. Nun ist genau darauf zu achten 1. daß die Pupillar-Ebene möglichst vertikal steht, und 2. daß die Pupillen symmetrisch zur Mittellinie des Apparates liegen und den gleichen Abstand von der belagfreien Stelle der Doppelprismen erhalten wie die fest aufgestellte Lichtlinie. Nur bei gleicher Entfernung fehlt die die Einstellung der Hebel störende parallaktische Verschiebung. Den Abstand der Pupillen kann man durch Verstellen der Stirnstütze regeln. Durch vertikale Verschiebung der mittleren Prismen IIa und IIb läßt sich dann noch die Lage der Pupillen, ohne daß ihr Verhältnis zur Lichtlinie geändert wird, zur Mittellinie des untern Prismas IV variieren« (Ohm).

Ein sehr handliches Projektionspupillometer ist neuerdings von Trendelenburg (1920) angegeben. Arzt und Patient sehen im Winkel von 45° durch einen Spiegel, der aus einer halbversilberten d. h. einen schwachen Silberbelag tragenden Spiegelglasplatte besteht. Der Belag ist so gewählt, daß von dem auffallenden Licht etwa die Hälfte reflektiert, die andere Hälfte durchgelassen wird, dabei entsteht ein geometrisch richtiges Spiegelbild, das nur etwas lichtschwächer ist, als bei einem vollbelegten Spiegel. Hinter dem Spiegel liegt dann das Raumbild der Patientenpupille, das mit einem dort angebrachten Maßstab zusammen fällt.

Ein ähnliches Prinzip lag schon der 1893 von C. Hess angegebenen Methode zugrunde.

Auch für die Pupillenmessung gut verwendbar ist der Wesselysche Keratometer (s. o.).

II. Kinesimetrische Methoden.
Photographische Methoden.

§ 112. Als erster verwandte Cl. du Bois-Reymond (1888) und kurz nach ihm Cohn (1888) die Blitzlichtphotographie zur objektiven Messung der Pupillenweite im Dunkeln. Ersterer versuchte durch Reihenaufnahmen bei photometrisch genau abgestuften Lichtreizen eine Kurve für das Gesetz der Pupillenweiten herzustellen.

Durch die Einführung beweglicher Bromsilberstreifen, auf denen sich durch einen Spalt die Pupille und ihre Umgebung abbildete, gelang es dann Bellarminoff (1885) auch den Ablauf der Pupillenbewegung objektiv festzulegen. Sein Apparat bestand aus einer photographischen Kamera, in welcher an Stelle der photographischen Platte ein hölzerner Kasten mit herausschiebbarer Wand angebracht werden konnte. Hinter letzterer befand sich eine kleine polierte Kautschukplatte mit einem senkrechten Spalt, der durch einen um seine Längsachse drehbaren Zylinder ausgefüllt war. Das lichtempfindliche Papier wurde auf diesem und zwei andern Zylindern, die durch einen endlosen Riemen in Bewegung gesetzt werden konnten, aufgewickelt. Das Papier rollte sich dann von dem Stammzylinder über den mittleren, dem Spalt angefügten, zu dem dritten in Drehung versetzten Zylinder ab. Außerdem besaß diese Vorrichtung eine mittels eines Metronoms in Gang gesetzte Zeitschreibung. Die Pupille bildet sich als ein horizontaler heller Streifen auf dem entwickelten Papier ab. Ihre Größenveränderungen projizierten sich in Änderungen der Breite desselben. Die gleiche Methodik verwandten Dogiel (1894) und vor allem auch Braunstein (1894) bei ihren Tierexperimenten.

Eine weitere wesentliche Verbesserung erfolgte durch Garten (1897), indem er bei ähnlicher Methodik ultraviolettes Licht zur Beleuchtung der gereizten Pupille verwandte.

A. Fuchs (1903) kehrte bei seiner Methode zu den Platten zurück. Sein Apparat bestand aus einer Kamera mit einem stark lichtempfindlichen Objektiv. Die Platte wurde mittels eines Uhrwerks an der Hinterwand der Kamera verschoben. Das Uhrwerk gestattete eine genaue Regulierung der Bewegung. Der Spalt, durch welchen hindurch die Aufnahme des Auges vorgenommen wurde, hatte eine Breite von $^1/_2$ mm. Zur Fixation des Kopfes diente eine Einbeißvorrichtung, als Lichtquelle eine Bogenlampe von etwa 800 Meterkerzen, die in einer Entfernung von 10—12 cm links oder rechts von dem untersuchten Auge aufgestellt war. Zwischen Lampe und Auge wurde zunächst auf fünf Minuten zur pupillomotorischen Adaptation eine dunkelblaue Glasplatte eingeschoben, alsdann wurde der Apparat in Gang gesetzt und die Pupille grell belichtet.

Ein weiterer Apparat stammt von Piltz (1904) (s. Fig. 21).

Er besteht aus dem Objektiv A von Suter in Basel, mit einer wirksamen Öffnung von $F/3,12$, welches in dem Rohr B festsitzt.

Fig. 21.

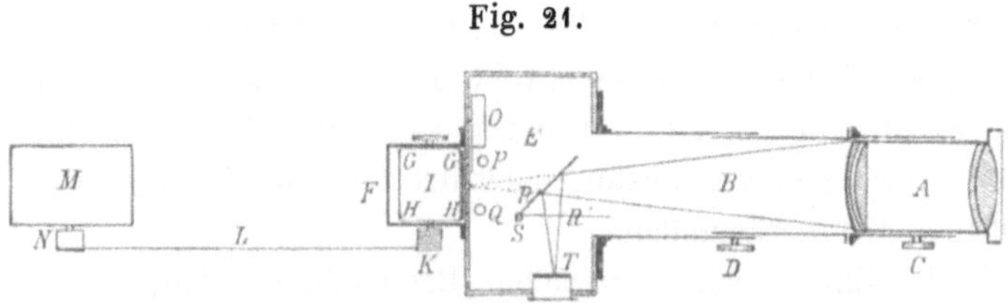

Photographischer Apparat von Piltz.

Das Hin- und Herschieben des Objektivs in dem Rohr B wird bewirkt durch die zwei Zahntriebe C und D. Das Rohr B ist befestigt an der Kamera E, welche hinten eine Filmkassette besitzt, die man am hellen Tage laden und entladen kann. Das lichtempfindliche Papier $G\,H$ (auf der Figur sieht man es im

Durchschnitt) ist auf den Zylinder I (plaziert in der Filmkassette) gewickelt; während der Aufnahme wird dieselbe in vertikaler Richtung in Bewegung gesetzt durch die Bewegung des Zylinders I. Der Zylinder wird durch das Uhrwerk M bewegt, mit welchem er durch ein leicht biegsames, metallisches Seil L verbunden ist. Das Uhrwerk steht auf einer gesonderten Unterlage. Die Geschwindigkeit des Uhrwerks M ist regulierbar. In Anbetracht dessen, daß jedes Uhrwerk zur Erreichung einer gegebenen konstanten Geschwindigkeit eine gewisse Zeit in Anspruch nimmt, und um andererseits dem Beobachter die Möglichkeit zu geben, das lichtempfindliche Papier willkürlich in Bewegung zu setzen oder es anzuhalten,

Fig. 22.

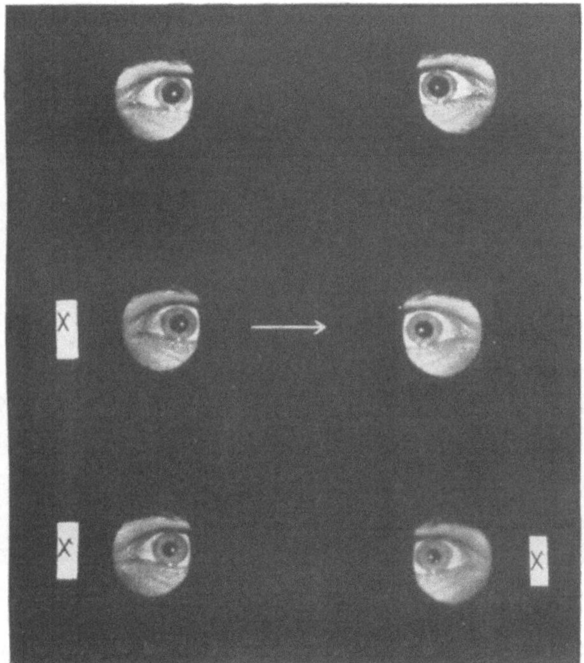

Aus WEILER: Untersuchung der Pupille. Berlin: Julius Springer 1911.

wurde an dem Uhrwerk M ein besonders elektro-magnetisches System angebracht, das den Zylinder N (des Uhrwerkes M), auf welchen das Seil L gewickelt wird, mit der sich immer in Drehung befindlichen Achse des Uhrwerks M verbindet oder von ihr trennt. Zu diesem Zwecke dient ein elektrischer Stromschalter U, welcher an der Decke der Kamera E angebracht ist.

Die Geschwindigkeit des lichtempfindlichen Papiers, die Dauer der Beobachtung und die Dauer der Pupillenbewegung gibt das Chronoskop O an, welches im Innern der Kamera E versteckt und mit einer Glühlampe P ausgestattet ist. Derselbe gibt Teilstriche, welche $\frac{1}{18}$ Sekunde entsprechen und welche sich auf dem lichtempfindlichen Papier parallel zu dem Bilde der Pupille photographieren.

Die Aufnahmen werden bei gewöhnlichem Tageslicht gemacht, der Kopf des Patienten wird durch einen gewöhnlichen Kopfhalter fixiert.

Während die bisher besprochenen photographischen Methoden es nicht gestatten, ein Urteil über die anderen als senkrechten Pupillendurchmesser zu gewinnen, da ja die einzelnen Bilder bei dem langsamen Vorbeiziehen der photographischen Aufnahmefläche übereinander geschoben werden, gelang es Weiler (1910) durch Einführung der kinematographischen Methode vermittels des ruckweisen Vorschiebens des Filmstreifens, der im Augenblick der Aufnahme stillsteht, scharfe nebeneinander gereihte Bilder der ganzen Pupille zu erzeugen. Der von ihm angegebene Apparat (Fig. 24) gestattet nicht nur mittels einer exakten Tangentialpupillometrie (s. S. 136) eine genaue Messung des Pupillendurchmessers in allen Meridianen bis auf $^1/_{10}$ mm, sondern auch Reihenaufnahmen, so daß der Ablauf einer Pupillenbewegung

Fig. 23.

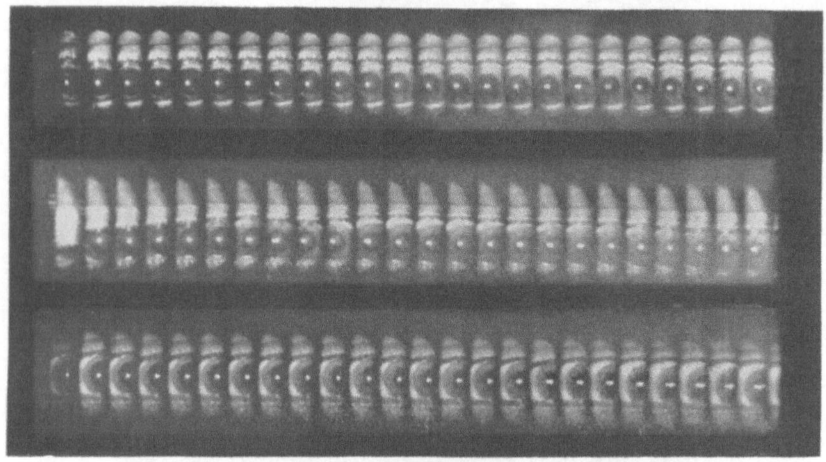

Aus Weiler: Untersuchung der Pupille. Berlin: Julius Springer 1911.

in jedem Augenblick an einem vollständigen Bilde abgelesen werden kann. Überdies hat er den Vorzug, auch die Pupillenreaktion bei der Naheinstellung aufzunehmen (Fig. 21 u. 22).

In dem Kasten I ist die Beleuchtungsvorrichtung untergebracht. Als Lichtquelle dient eine Nernstlampe. Wie aus der Fig. 24 deutlich ersichtlich ist, sind zwei Nernstlampen, für jedes Auge eine, eingebaut. Das Licht der Lampen wird durch einen Kondensator b, c an einem Punkte vereinigt, der in der oberen Platte des Kastens I liegt. Hier ist in diesem ein kleines, rundes Loch von 1 cm Durchmesser eingebohrt d. Durch diese Öffnung kann das Lichtbündel in den dem ersten aufgebauten Kasten II gelangen. Dabei muß es zunächst noch ein Filter e durchdringen, dessen Bedeutung weiter unten beschrieben wird. Das austretende Licht wird von Metallhülsen f umschlossen und von einer plankonvexen Linse g aufgefangen, wodurch die Strahlen zu einem parallelen Bündel zusammengefaßt werden. Nach dem Durchgang durch die Linse trifft das Strahlenbündel unter einem Winkel von 45° auf einen Spiegel h, der die Metallhülse nach oben abschließt, verläßt diese darauf durch die Öffnung I und tritt bei K aus dem Apparat aus. Das Auge der Versuchsperson befindet sich bei A, die Pupille in der Ebene von l. Der Kopf der Versuchsperson wird durch eine verstellbare Kinnstütze m und durch Anlegen der Orbitalränder an die aus der Wand des Apparates vorstehenden Metallhülsen gehalten. Das Lichtbündel fällt etwas schräg ins Auge (unter einem Winkel von etwa $10^{\,0}$), damit mög-

Fig. 24.

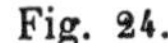

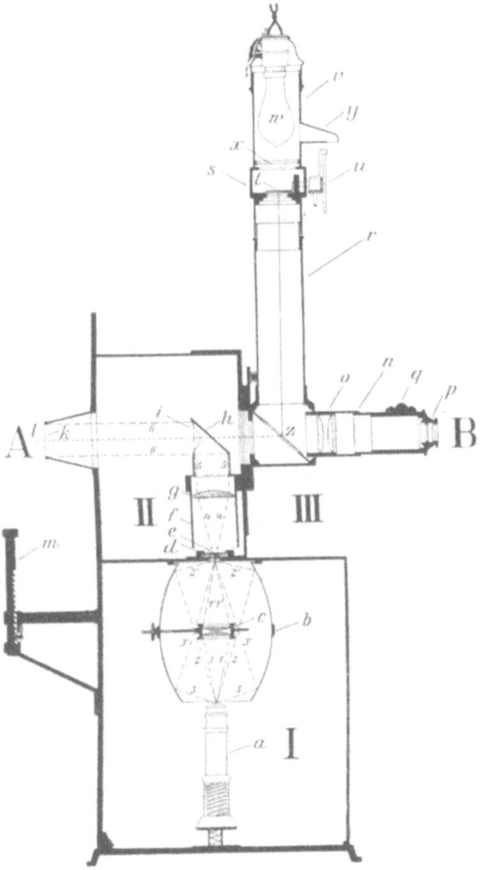

Fig. 25.

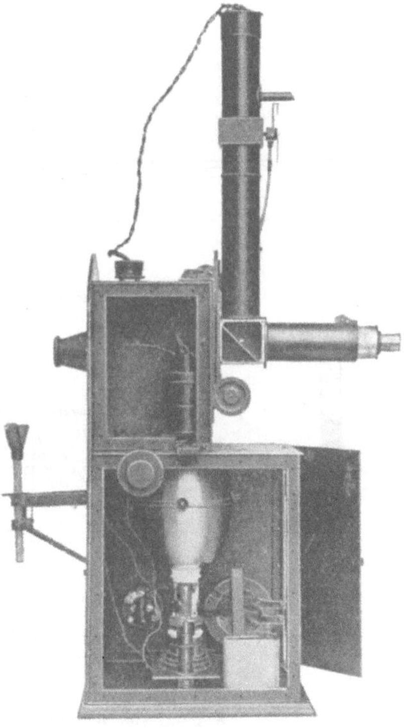

Apparat zur Pupillenuntersuchung von WEILER.

lichst der zentrale Retinalteil von dem Licht getroffen wird. Während die Lichtquellen im hinteren Kasten nur durch die Kondensorvorrichtung abgeschlossen sind, ist der obere Kasten durch eine Scheidewand in zwei Hälften lichtdicht getrennt.

Der dritte Teil des Apparates (III) dient zur Beobachtung der Pupille. Der Beobachter schaut bei B durch einen Vergrößerungsapparat, der ähnlich wie die BRÜCKEsche Lupe konstruiert ist, d. h. wie eine Lupe mit sehr langer Brennweite. In dem Rohr u zeigt Fig. 24 das Objektiv O; bei p ist das Okular eingesteckt, das durch einen Zahntrieb qu gegen das Objektiv verschoben werden kann. Diese Lupe steckt in einem kleinen viereckigen Kästchen, auf dem sich in einem rechten Winkel ein zweites Rohr r erhebt. Auf dieses ist ein kleines Kästchen s aufgesteckt (drehbar um die vertikale Achse), in dem ein Meßapparat t untergebracht ist. An der Außenseite des Kästchens befindet sich eine eingeteilte Scheibe u, auf welcher der jeweilige Stand des Meßapparates abgelesen

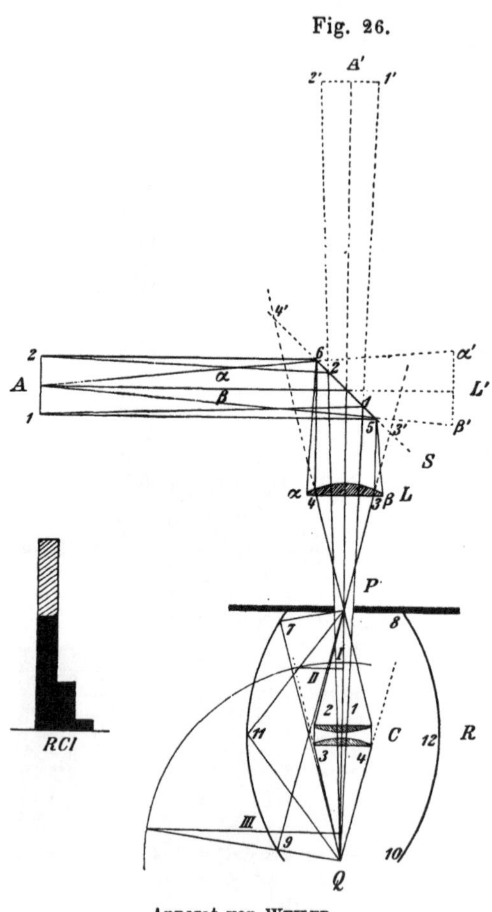

Fig. 26.

Apparat von Weiler.

werden kann (s. unten). Über dem Kästchen erhebt sich nochmals ein Rohr v, in dem eine Glühlampe w eingebaut ist. Deren Licht fällt auf eine Mattscheibe x, die in der Decke des Kästchens s befestigt ist. Das Licht der Glühlampe wird durch eine Spiegelvorrichtung y zugleich zur Beleuchtung der Skala u benutzt. Der Meßapparat t ist durchscheinend, sein Bild wird von einer unter einem Winkel von 45° gestellten planparallelen Glasplatte z, die in dem Verbindungskasten der Lupe und des Rohres v untergebracht ist, reflektiert. Der Apparat ist so eingerichtet, daß die Entfernung Az gleich lz ist. Nach den Gesetzen der Reflexion erscheint demnach das Bild des Meßapparates A am Pupillenort l, da es um die gleiche Strecke hinter der spiegelnden Glasplatte zu liegen scheint, wie es tatsächlich davorsteht. Der Beobachter B sieht also die Pupille und den scheinbar darin liegenden Meßapparat in vergrößertem Maßstab. Die Vergrößerung ist veränderbar; sie schwankt zwischen drei- bis neunmaliger, je nachdem bei p schwächere oder stärkere Okulare eingeschoben werden.

Ein einfacherer und handlicherer Apparat als der vorzügliche Weilersche ist von Hübner (1907) angegeben. Er besteht aus einem Beleuchtungsapparat, der jedes Auge mit abstufbaren Lichtmengen gesondert zu belichten gestattet und einem sogenannten Ablesemikroskop, das aus dem Objektiv I und dem Okular O von Leitz besteht, und in dessen Tubus (Länge von 170 mm) sich eine Meßskala befindet, die das Ablesen der Pupillenweite schon bei einer Lichtstärke von 16 Meterkerzen gestattet.

Messende Untersuchung der pupillomotorischen Erregbarkeit der Reiz- und Unterschiedsschwelle.

§ 113. Für die messende Untersuchung der pupillomotorischen Erregbarkeit bieten sich zwei Wege: Einmal die Untersuchung der Reizschwelle und zweitens die Untersuchung der Unterschiedsschwelle. Im ersten Fall sind die kleinsten Lichtstärken zu ermitteln, die eine nur eben merkliche Pupillenreaktion auslösen. Im zweiten Fall sucht man die kleinsten Lichtstärkenunterschiede auf, die bei abwechselnder Bestrahlung des untersuchten Auges mit verschieden starken Lichtern eine noch eben merkliche Verengerung auslösen.

§ 114. Die **Reizschwelle** der Lichtreaktion der Pupille haben SCHLESINGER (1913) und ENGELKING (1919) mit besonderen Apparaten zu bestimmen versucht.

Der SCHLESINGERsche Peripupillometer (Fig. 27) besteht aus einem Beobachtungs- und einem Beleuchtungssystem. Das horizontal gelagerte Beobachtungssystem ist ein festeingestelltes Mikroskop, dessen Objektiv (I) von dem Patientenauge ein reelles Bild auf der Strichplatte 2 (Okularmikrometer) entwirft. Der Pupillendurchmesser kann hier in zwei zueinander senkrechten Meridianen abgelesen werden. Damit die Pupille, auch wenn sie nicht vom Reizlicht getroffen wird, gesehen werden kann, wird sie durch das an einem schwenkbaren Arm befestigte Lämpchen (7) von der Schläfenseite beleuchtet. Zur raschen und bequemen Einstellung

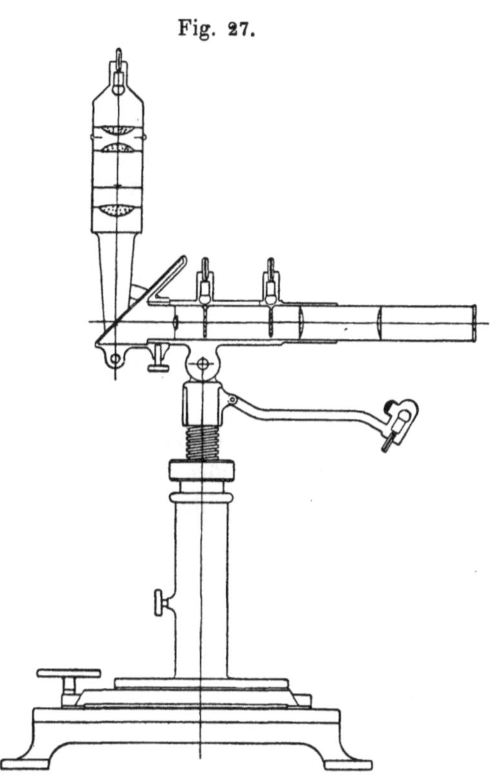

Fig. 27.

Peripupillometer von SOHLESINGER.

ist der Apparat auf einem Kreuzschlitten aufmontiert. Die Reizung des Auges erfolgt durch das senkrecht stehende Beleuchtungssystem. Das Kondensorsystem ist so angeordnet, daß das Reizlicht dem Untersuchten als eine kleine leuchtende Scheibe von etwa $1/50$ Pupillendurchmesser im Unendlichen mit Hilfe des unbelegten Glasspiegels (13) erscheint. Die Helligkeit des Reizlichtes wird dadurch verändert, daß der Durchmesser der zwischen den beiden Kondensatoren (10) liegenden Irisblende (14) variiert wird. Um auch seitliche Teile der Netzhaut reizen zu können, ist das Beleuchtungssystem um die Achse verschiebbar, die Drehachse geht durch den Mittelpunkt der Pupille.

10*

Der Vorzug dieses Apparates besteht vor allem darin, daß das diffuse Zerstreuungslicht und die diasklerale Belichtung so weit wie vielleicht überhaupt möglich, ausgeschaltet bzw. auf ein die Untersuchung nicht störendes Minimum beschränkt ist.

Mittels einer andern einfacheren Methodik versuchte ENGELKING das Problem der Untersuchung der Reizschwelle zu lösen. Sein Apparat dient aber nur der physiolgischen Untersuchung des Lichtreflexes (s. Fig. 28).

Fig. 28.

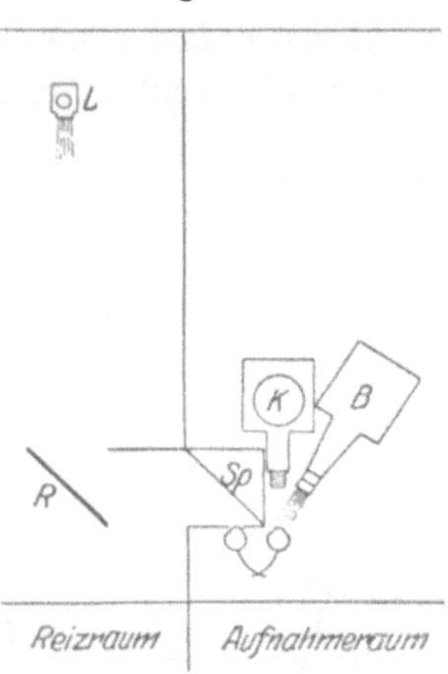

Untersuchungsanordnung
von ENGELKING.

Dem linken Auge der Versuchsperson wurde unter vollständig lichtdichtem Abschluß gegen die Umgebung ein Spiegel *Sp* dargeboten, in dem sich die im Nachbardunkelzimmer aufgestellte Reizfläche *R* abbildete. Durch Veränderung des Abstandes der zur Beleuchtung verwandten Lampe oder auch durch vorgeschaltete Graufilter konnte die Intensität des Reizes variiert werden. Die Helligkeit wurde photometrisch bestimmt. Vor dem Beobachtungsauge wurde durch ein photographisches Objektiv das Bild der Iris und Pupille auf einer Kymographiontrommel entworfen. Die Photographien wurden 0,9 Sekunden nach Beginn der Reizung des anderen Auges ausgeführt mit einer Belichtungsdauer zwischen $^1/_6$ und $^1/_{38}$ Sekunde. Die Fehlergrenzen der Einzelmessung muß auf $^1/_4$ veranschlagt werden.

§ 115. Für die Untersuchung der **Unterschiedsschwelle** hat v. HESS (1916) einen kompendiösen Apparat — das Differentialpupilloskop — konstruiert, der auch für die Klinik von großer Bedeutung zu werden verspricht.

Fig. 29.

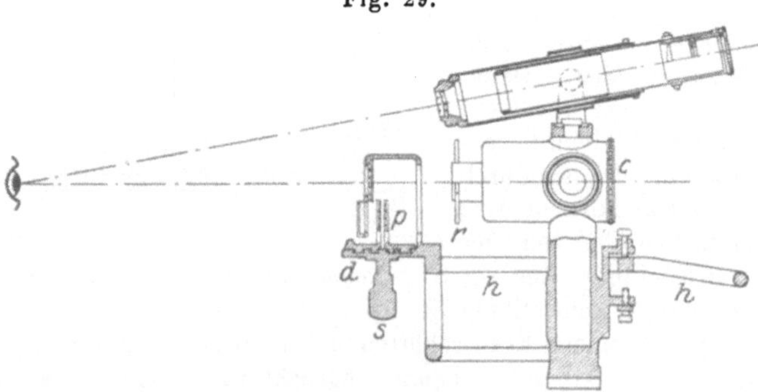

Differentialpupilloskop von v. HESS.

Das Wesentliche des Apparates ist aus den Fig. 29 u. 30 zu entnehmen: »durch die Nernstlampe *a* wird mit Hilfe einer in dem Arme *b* angebrachten Linsenkombination und eines bei *a c* unter einem Winkel von 45° stehenden, total reflektierenden Prismas eine kreisförmige Fläche stark und angenähert gleichmäßig erleuchtet. Der Durchmesser dieser Fläche beträgt in einem Abstande

von etwa 20 cm von der Frontlinse des Apparates ungefähr 1,5 bis 2,0 cm.
Unmittelbar vor dieser Frontlinse ist der Doppelrahmen d angebracht, der vom
Beobachter vermittels des Hebels h leicht nach oben bzw. nach unten verschoben
werden kann. Die untere Hälfte des Doppelrahmens trägt zwei sehr spitzwinkelige
Prismen aus angenähert farblos grauem Glase, mit einer Länge von 70 mm,
einer Höhe von 18 mm und einem brechenden Winkel von 1,8°; sie sind an
ihrer Basis 2,5 mm, nahe der Kante 0,25 mm dick. Diese grauen Glaskeile
sind mittels einer Schraube leicht gegeneinander verschieblich, so daß bei der

Fig. 30.

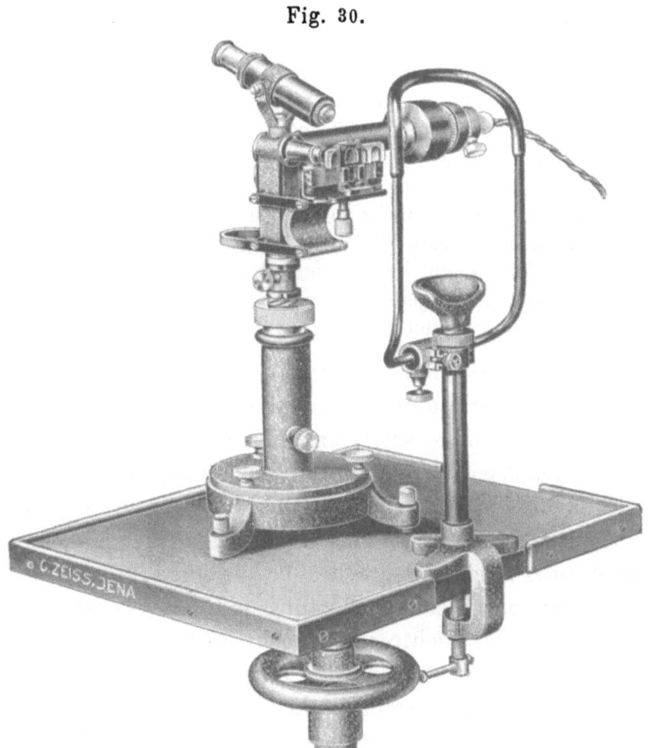

Differentialpupilloskop von v. Hess.

einen Endstellung die den beiden Basen zunächst gelegenen Keilpartien übereinander liegen und entsprechend wenig Licht durchlassen, während bei der anderen
Endstellung die den brechenden Kanten zunächst gelegenen Partien übereinander
liegen und entsprechend größere Mengen des von a kommenden Lichtes durchlassen. Für diese Stellung der beiden Graukeile, die an einer unter ihnen
angebrachten Skala abgelesen wird, ist die Menge des durchgelassenen Lichtes
photometrisch bestimmt und aus einer dem Apparate beigegebenen Tabelle zu
entnehmen.

Die obere Hälfte des Doppelrahmens nimmt einen Schieber auf, der vier
verschieden hell- bzw. dunkelgraue quadratische Glasplatten enthält, deren Durch-
lässigkeitswerte gleichfalls genau bekannt sind. Der untere Rand dieser Glasplatten stößt fast unmittelbar an den oberen Rand der Graukeile. Bei Verstellung

des Hebels h kommt also abwechselnd eine von diesen grauen Glasplatten und danach fast ohne Zwischenbelichtung eine Stelle der beiden sich mehr oder weniger deckenden Graukeile vor die Frontlinse des Apparates zu liegen. Ein dicht vor der Frontlinse angebrachter Schieber r enthält drei runde Ausschnitte, von denen einer frei, die beiden anderen mit verschieden dunkelgrauen Gläsern von bekannter Durchlässigkeit versehen sind. Durch Vorschieben eines derselben kann die Gesamtlichtstärke von a entsprechend herabgesetzt und somit die Untersuchung bei verschieden hohen Lichtstärken vorgenommen werden.

Das Fernrohr f gestattet die Beobachtung der untersuchten Pupille in geringem Abstande (etwa 15 bis 30 cm) bei etwa achtfacher Vergrößerung. Der zu Untersuchende wird im Dunkelzimmer in passendem Abstand vor den Apparat gesetzt, sein Kopf durch eine Kinnstütze fixiert. Die Schraube des Stativs ermöglicht leicht eine rasche Einstellung auf das betreffende Auge. Man ermittelt nun die motorische Unterschiedsempfindlichkeit des untersuchten Auges für eine gegebene Lichtstärke, indem man für eines der grauen Gläser des oberen Schiebers jene Stellungen der Graukeile aufsucht, bei welchen abwechselnde Belichtung keine merkliche Änderung der Pupillenweite zur Folge hat. Durch eine größere Reihe solcher Bestimmungen lernt man die durchschnittliche motorische Unterschiedsempfindlichkeit normaler Augen kennen und kann an Hand dieser Werte nicht nur feststellen, ob ein krankes Auge eine Herabsetzung der motorischen Unterschiedsempfindlichkeit zeigt, sondern auch den Grad der Störung zahlenmäßig ausdrücken.

Der Gang der Untersuchung ist folgender:

Zur Bestimmung der motorischen und optischen Unterschiedsempfindlichkeit des normalen Auges setzt man in den oberen Rahmen eines der drei konstanten Graugläser, deren Lichtdurchlässigkeit bekannt ist, und stellt die beiden Graukeile durch Drehen an der Scheibe so ein, daß ihr Absorptionsvermögen größer ist als das des Grauglases. Sodann sucht man sich durch langsames Drehen der Schraube diejenige Stellung der Graukeile heraus, bei welcher die Wechselbelichtung mit dem konstanten Grauglas keinen Unterschied in der Lichtreaktion mehr erkennen läßt. An der Skala wird dann die Keilstellung und aus der beigegebenen Tabelle die der Keilstellung entsprechende Lichtdurchlässigkeit abgelesen. Aus dieser Untersuchungsanordnung ergibt sich, um wieviel Prozent die Lichtdurchlässigkeit der Graukeile geringer sein kann als die der Vergleichsgläser, ohne daß die Lichtreaktion Unterschiede zeigt. In der gleichen Weise bestimmt man die pupillomotorische Gleichung auf der weniger stark absorbierenden Seite der Graukeile, indem man von einer Stellung mit größerer Lichtdurchlässigkeit ausgeht. Durch Division der Prozentzahl der Durchlässigkeit der ersten Keilstellung mit der größeren Lichtabsorption durch die Prozentzahl der Durchlässigkeit der zweiten Stellung mit der geringeren Lichtabsorption als die der Vergleichsgläser, ist man dann in der Lage, die motorische Unterschiedsempfindlichkeit zahlenmäßig festzustellen. Dieser Quotient der Lichtdurchlässigkeit ist für alle drei konstanten Vergleichsgraugläser gleich und beträgt beim Normalen 0,9. Ist er kleiner als 0,8, so besteht eine pathologische Herabsetzung der Unterschiedsempfindlichkeit. Aus dem Wert von $Q = 0,9$

ergibt sich, daß eine normale pupillomotorische Erregbarkeit dann besteht, wenn zwei Lichtstärken, die sich wie 95:100 verhalten, schon genügen, um beim Erscheinen des stärkeren Lichtes eine größere Pupillenverengerung hervorzurufen als bei dem schwächeren. Im allgemeinen genügt es, nur ein, und zwar das dunkelste graue Vergleichslicht (Durchlässigkeit 5 %) zur Untersuchung zu benutzen. Die indirekte motorische Unterschiedsempfindlichkeit ist gleich der direkten. Die Untersuchung der optischen Unterschiedsempfindlichkeit wird in der gleichen Weise vorgenommen. Der Untersuchte hat anzugeben, welches der beiden Lichter das hellere ist. Normalerweise ist der Quotient für die motorische und optische Unterschiedsempfindlichkeit der gleiche. Nur bei schwachen Lichtern, die hier nicht zur Verwendung kommen, ist die optische Unterschiedsempfindlichkeit wesentlich größer.

Durch Groethuysen (1920) sind ausgedehnte Untersuchungen mit dem Differentialpupilloskop vorgenommen, deren Ergebnisse ich hier in kurzer Zusammenfassung anfüge.

Groethuysen teilt die Störungen ein in 1. dioptrische, 2. Empfängerschädigungen, 3. Faserschädigungen, 4. Schaltschädigungen, 5. Kernschädigungen, 6. Okulomotoriusschädigungen und 7. Muskelschädigungen. Ad 1. Zwischen Sehschärfe und optischer Unterschiedsempfindlichkeit läßt sich keine Parallele ziehen. Trübungen der Linse bleiben ohne Einfluß auf die motorische und optische Unterschiedsempfindlichkeit; dasselbe kann der Fall sein bei Glaskörpertrübungen. Die Größe der Pupillenkontraktion ist jedoch kleiner als auf dem anderen Auge. Ad 2. Die motorische Unterschiedsempfindlichkeit wird herabgesetzt bei Lochbildung der Makula (dagegen nicht bei der senilen Makula), unverhältnismäßig stark bei der Retinitis albuminurica, nur wenig bei der Chorioiditis centralis, nicht bei der Chorioiditis disseminata, ad 3 bei der genuinen Atrophie des Sehnerven ist die motorische und optische Unterschiedsempfindlichkeit stets um denselben Betrag herabgesetzt, ebenso bei der akuten retrobulbären Neuritis, während bei der chronischen Form die motorische Unterschiedsempfindlichkeit in der Regel stärker vermindert ist als die optische, ad 4 reflektorische Trägheit: Die motorische Unterschiedsempfindlichkeit ist entsprechend dem Grade der Zerstörung herabgesetzt, die optische dagegen stets normal. Die Schädigung ist für verschiedene Abschnitte der Pupille oft verschieden, einzelne Teile des Sphinkters benötigen zum Auslösen einer Kontraktion größerer Lichtstärkenunterschiede als andere. Im Beginn der Störung ist die Pupille unten immer weiter und verengt sich dort weniger. Für die Frühdiagnose der reflektorischen Pupillenstarre ist die Hesssche Methode von größter Bedeutung. Ad 5—7. Schädigungen im motorischen Neuron. Zu den Schädigungen des Lichtreflexes, die sich wie bei der reflektorischen Starre darstellen, treten Schädigungen der Naheinstellungsreaktion.

Methoden zur Untersuchung der Größe und Ausdehnung des pupillomotorisch wirksamen Bezirkes der Netzhaut und zur vergleichenden Untersuchung der pupillomotorischen Empfindlichkeit der einzelnen Netzhautteile.

§ 116. Diese Methoden sind vor allem durch v. Hess (1907, 1908) ausgearbeitet, welcher auch auf die Fehlerquellen hingewiesen hat, die bei den sonst üblichen Untersuchungsmethoden unberücksichtigt geblieben sind: Die Wirkung der diaskleralen Belichtung und die Wirkung des diffusen Zerstreuungslichtes. Die reine diasklerale Belichtung kann allein schon eine Pupillenverengerung auslösen. v. Hess hat auch gezeigt, daß selbst das Irisgewebe nicht ganz lichtundurchlässig ist. Mittels Abbildung feiner Lichtpunkte konnte er ferner nachweisen, daß schon geringe Schwankungen der Stärke des Lichtpünktchens eine merkliche Pupillenverengerung (mittels der entoptischen Methode an der indirekten Reaktion beobachtet) zur Folge haben. Die Ausschaltung der diaskleralen Belichtung läßt sich durch Verschmälerung des Reizbüschels erreichen. Das Zerstreuungslicht läßt sich unwirksam machen dadurch, daß man es in der betreffenden Untersuchungsreihe auf eine konstante Größe bringt.

Der Pupillenperimeter (v. Hess)

dient vor allem der Untersuchung der Ausdehnung des pupillomotorisch wirksamen Bezirkes der Retina, in dem man Reizlichter von verschiedener Stärke zunächst auf dem blinden Fleck abbildet und dann durch Bewegung des Bogens auf gleichweit von der Fovea entfernte sehende Netzhautstellen überführt. Die Beobachtung wird entoptisch auf dem anderen Auge an der indirekten Reaktion vorgenommen.

Der Apparat besteht aus einem um eine wagerechte Achse mit einem Radius von 35 cm drehbaren, an einem Stativ befestigten Metallarm, an welchem ein verschiebliches, durch eine Milchglasplatte verschlossenes und ein kleines Lämpchen führendes Gehäuse angebracht ist. Eine Irisblende vor der Milchglasscheibe gestattet den Durchmesser der Reizfläche zu variieren. Durch Verschieben der Lampe auf dem Bogen sowie durch Drehen des Bogens um seine Achse können bei beliebiger Exzentrizität und Stärke des Reizlichtes verschiedene gleichweit vom Netzhautzentrum entfernte Stellen gereizt werden. Zur Fixation dient ein kleines Glühlämpchen im Drehpunkt des Bogens.

Methode der Wechselbelichtung (v. Hess).

Das Prinzip der Methode beruht darauf, daß bei der wechselnden Belichtung zweier Netzhautstellen die Gesamtmenge des ins Auge fallenden Lichtes dauernd konstant gemacht wird und damit auch die Menge des diffusen Zerstreuungslichtes (Fig. 31).

Der das Reizlicht führende, nach dem untersuchten Auge zu durch ein Milchglas verschlossene Kasten wird hier von einer mattschwarzen Fläche abgeschlossen, in der sich ein rechteckiger Ausschnitt *abcd* von 1 cm Höhe und

3 cm Breite befindet. Vor diesem kann ein 2 cm breiter Schieber seitlich soweit hin- und hergeschoben werden, daß in den beiden seitlichen Endstellungen auf der entgegengesetzten Seite ein 1 qcm großes Stück der Milchglasplatte sichtbar wird, dem ein Netzhautbild von ganz bestimmter Größe entspricht. Bei der Überführung des Schiebers aus der einen in die andere Endstellung entstehen zwei Netzhautbilder, deren jedes während der Bewegung dauernd seine Größe ändert, aber immer derart, daß die Gesamtgröße der beiden Netzhautbilder immer die gleiche bleibt entsprechend einer Reizfläche von 1 qcm.

Mittels dieser Methode läßt sich u. a. ermitteln, in welchem kleinsten Abstand von der Foveamitte eine deutliche Abnahme der motorischen Erregbarkeit beginnt. Zur vergleichenden quantitativen Bestimmung der pupillomotorischen Erregbarkeit verschiedener Netzhautbezirke hat v. HESS diesen Apparat in modifizierter Form mit einem BOUGUERschen Photometer kombiniert (Fig. 32).

Fig. 31.

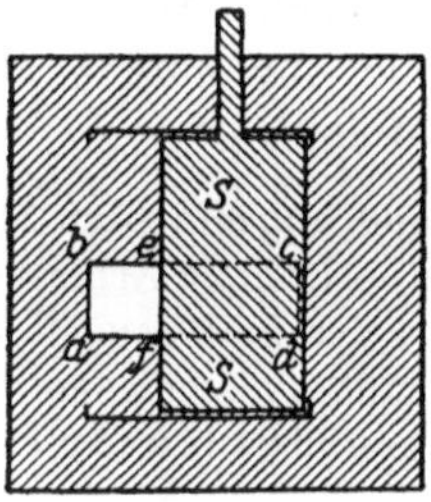

Fig. 32.

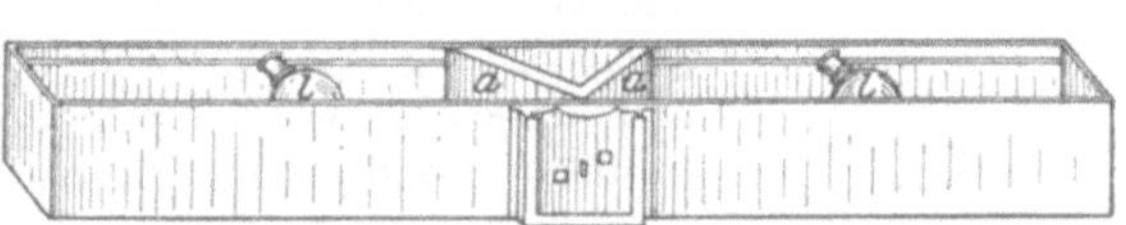

Schiebervorrichtung von
v. HESS.

Apparat zur vergleichenden Bestimmung der pupillomotorischen
Erregbarkeit verschiedener Netzhautbezirke von v. HESS.

Der Apparat besteht aus einem 1,5 m langen, innen schwarz ausgekleideten Kasten, in dessen Mitte zwei unter einem Winkel von 90° vertikal aneinander stoßende, mit Magnesiumoxyd überzogene mattweiße Platten ($a\,a$) von etwa 12 cm Höhe angebracht sind. Die Belichtung der Platten erfolgt durch zwei gleichstarke elektrische Lampen, die verschieblich sind und deren jeweiliger Abstand von der Leuchtfläche an einer Skala abgelesen werden kann. Vor den Lichtflächen ist ein quadratischer Ausschnitt von 12 cm Seitenlänge angebracht, in dem die nach Größe, Form und gegenseitigem Abstand der Reizflächen verschiedenen nach dem obigen Prinzip (s. Fig. 30) konstruierten Schiebervorrichtungen angebracht werden können. Das beobachtende Auge muß sich in einer in der Mitte zwischen beiden Reizflächen zur Photometerachse senkrechten Ebene befinden.

Untersuchung auf hemianopische Pupillenstarre.

§ 117. Auf dem Prinzip der Wechselbelichtung beruht auch der von v. HESS angegebene Apparat zur Untersuchung auf hemianopische Pupillenstarre (Fig. 33) (Hemikinesimeter). Dieser Apparat erfüllt alle Vorbedingungen einer exakten Untersuchung: Gleiche Exzentrizität der abwechselnd gereizten Stellen beider Netzhauthälften, absolute Konstanz des Reizlichtes bei der Wechselbelichtung und Konstanz des diffusen Zerstreuungslichtes.

Der Apparat besteht aus einem geschlossenen Kasten mit zwei Glühbirnen, an dessen dem Untersuchten zugekehrten, mit einer Milchscheibe versehenen Wand die in Fig. 30 abgebildete Schiebervorrichtung angebracht ist. Der Kopf des Untersuchten ruht auf einer Kinnstütze, das Auge bleibt während der Beobachtung auf einen kleinen Fixierpunkt in der Mitte zwischen beiden Reizflächen gerichtet. Durch Variieren des Abstandes kann man die Exzentrizität der Netzhautreizung beliebig verändern.

Eine handlichere, transportable und daher auch bei klinischen Konsultationen auf anderen Abteilungen zu verwendende Modifikation des v. Hessschen Apparates ist von Jess (1913) empfohlen.

Ein einfacherer, leicht zu handhabender Apparat zur Untersuchung auf halbseitige Lichtreaktion wurde von Behr (1909, 1913) (Fig. 34) angegeben. Auch dieser Apparat erfüllt die Voraussetzungen für eine exakte Untersuchung der hemianopischen Pupillenstarre.

An einem vertikalen, an der Wand angebrachten Stab sind zwei in gleicher Höhe befindliche horizontale Arme verschieblich angebracht, welche sich um den Stab sowohl als Drehungsachse wie in seiner Längsrichtung verschieben und einstellen lassen. Diese Holzarme sind graduiert (10 : 10 cm);

Fig. 33.

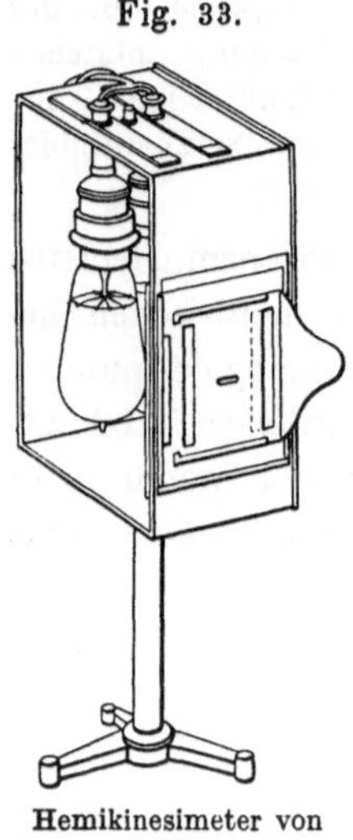

Hemikinesimeter von v. Hess.

Fig. 34.

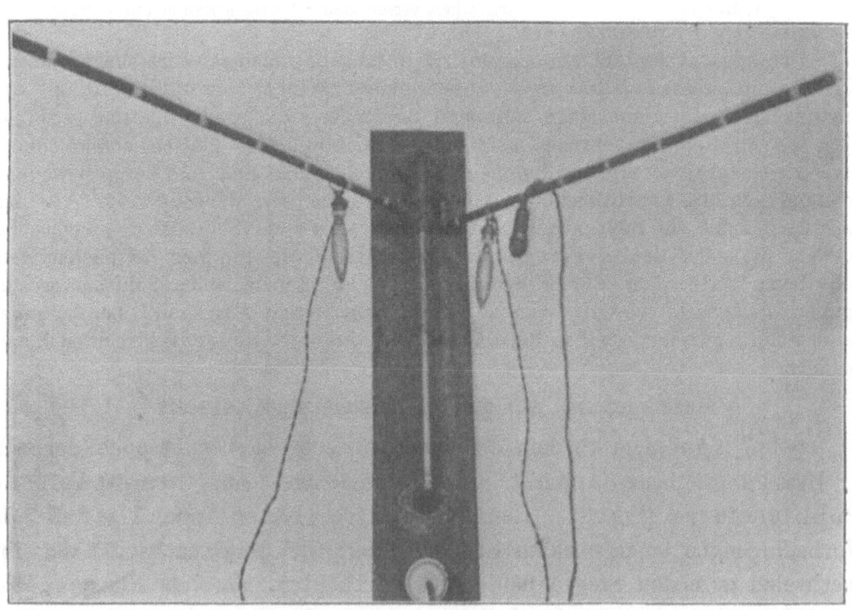

Apparat zur Untersuchung auf hemianopische Pupillenstarre von Behr.

an ihnen sind durch einen Ring verschieblich zwei gleichstarke elektrische Mattglasbirnen angebracht, welche durch einen Schaltknopf abwechselnd zum Leuchten gebracht werden können, und zwar so, daß kein dunkles Intervall dazwischen liegt, indem durch das Ausschalten der einen Lampe die andere gleichzeitig eingeschaltet wird. Der Untersucher setzt sich mit seinem Kopf an den Drehpunkt der beiden horizontalen Arme, der Patient sitzt ihm gerade gegenüber nahe vor ihm. Je nach der zu belichtenden Netzhautstelle werden die Arme in bezug auf die Höhe eingestellt und dann in gleichem Winkelabstand von dem zu untersuchenden Auge oder, wenn beide Augen gleichzeitig geprüft werden sollen, von der Nasenwurzel gebracht. Die elektrischen Birnen erhalten dieselbe Entfernung vom Drehungsmittelpunkt. Auf diese Weise werden annähernd isokinetische Netzhautpunkte abwechselnd belichtet. Die Untersuchung geschieht im Dunkelzimmer. Durch das Fehlen eines dunklen Intervalls zwischen beiden Reizeinwirkungen bleibt die Gesamtlichtmenge, welche in jedem Augenblick ins Auge gelangt, annähernd dieselbe (die beim Umschalten auftretenden geringen Intensitätsschwankungen liegen unterhalb der Reizschwelle).

Gegenüber dem v. Hessschen Hemikinesimeter hat der Apparat von Behr den Vorzug, daß die Reaktionsprüfung von mehreren Untersuchern gleichzeitig verfolgt werden und daher auch in der Vorlesung zur Demonstration Verwendung finden kann, ferner daß er auch eine binokulare Prüfung bei homonymer Hemianopsie zuläßt. Die länglichen elektrischen Mattglasbirnen können in einen schwarzen Karton eingebettet werden, der auf der einen Seite eine längliche reckteckige Öffnung zeigt, wodurch die Reizflächen und damit auch die gereizten Netzhautteile eine bestimmte Größe erhalten, die durch Verwendung verschieden großer Öffnungen beliebig variiert werden kann.

Die übrigen angegebenen Apparate erfüllen nicht in dem gleichen Maße die oben genannten Bedingungen für eine exakte Untersuchung (Sachs 1911, Walker 1914, Ulbrich 1914, Weve 1918).

Gang der Untersuchung.

§ 118. Auch über die Methodik der einfachen Pupillenuntersuchung sind zahlreiche Mitteilungen erschienen. Wohl jeder erfahrene Kliniker, der sich intensiv mit dem Pupillenproblem beschäftigt hat, kommt schließlich zu einer eigenen Methodik, die sich von derjenigen anderer Forscher gewöhnlich in Kleinigkeiten unterscheidet. Es kann daher nicht meine Aufgabe sein, alle vorgebrachten Modifikationen im einzelnen anzuführen. Ich beschränke mich auf die wichtigsten Methoden.

Schirmer untersuchte im hellen diffusen Tageslicht in 1 m Entfernung von einem hellen Fenster zunächst die Pupillen auf Differenzen ihrer Weite. Alsdann wurde ein Auge verbunden und der Patient aufgefordert, zur Entspannung der Konvergenz und Akkommodation in die Ferne zu sehen. Darauf folgt nach einigen Minuten die Messung der Pupillenweite durch Vergleich mit einer daneben gehaltenen Skala. Dasselbe geschieht dann mit dem anderen Auge. Darauf folgt die Prüfung des Lichtreflexes. Beide Augen werden mit der Hand verdeckt. Durch Fortnehmen erst der einen und dann der anderen Hand wird zunächst die direkte Reaktion der einen und dann die der anderen Pupille geprüft. Die Prüfung wird noch einmal wiederholt bei geöffnetem zweiten Auge (bei dieser Anordnung ist die direkte Reaktion viel kleiner als bei verdecktem zweiten Auge, feinere Störungen der Reaktion lassen sich leichter erkennen). Daran schließt sich die Untersuchung der indirekten Reaktion beider Augen und die der Naheinstellungsreaktion, bei welcher der in 20 cm Entfernung gehaltene Finger mit beiden Augen fixiert wird.

Diese Methode gestattet nicht, die feineren, in qualitativen Änderungen des Bewegungsablaufs bestehenden Störungen der Reaktionen zu erkennen.

Einen Fortschritt bedeutet die BACHsche Anordnung, der im Dunkelzimmer die Prüfung mittels Gasglühlichtbeleuchtung vornimmt. Die Lampe steht hinter dem Kopf des Patienten, der aufgefordert wird, über den Kopf des vor ihm sitzenden Untersuchers in die Ferne zu sehen. Aus einer Entfernung von 40 cm wird dann mit einem Augenspiegel abwechselnd Licht in beide Augen geworfen und die Weite der beiden Pupillen miteinander und mit dem HAABschen Pupillometer verglichen. Hat sich bei der Untersuchung im durchfallenden Licht Pupillenungleichheit ergeben, so rückt man die Lichtquelle nach vorn vor den Patienten und wirft das durch eine stärkere Sammellinse ($+$ 13,0 D.) konzentrierte Licht in die eine Pupille. Wir pflegen diese Methode so zu handhaben, daß wir mit der die Linse haltenden Hand zunächst das Licht abdunkeln und darauf die Spitze des vorher auf der Stirn entwickelten Lichtkegels rasch auf die Pupille zuführen. Auf die gleiche Weise wird die indirekte Reaktion des anderen Auges geprüft. Bei sehr stark herabgesetzter Lichtreaktion empfiehlt BACH, die Lampe in eine Entfernung von 25 cm vor das Auge des Untersuchten zu bringen, damit eine direkte Belichtung der Makula erfolgt. Die Reaktion wird durch Verdecken und Freilassen des Auges geprüft.

Eine wesentlich zuverlässigere Methode verwendet BUMKE insofern, als er die Pupillarreaktion mittels des vergrößernden optischen Systems der WESTIENschen Lupe prüft. Er verbindet mit dieser seinen Pupillenmesser, so daß er zugleich auch einen objektiven Maßstab für die Pupillenweite hat. Infolge der außerordentlichen Schärfe der Lupe ist das Irisbild bei heller Iris auch bei ganz geringen Lichtstärken von 7 Meterkerzen hinreichend scharf, bei dunkler Iris braucht man dazu 8—9 Meterkerzen. Diese diffuse Belichtung wird durch eine an der Decke des Zimmers befindliche Lampe erzeugt, die durch Milchglasscheiben entsprechend abgeblendet werden kann. Zu Untersuchungen, die intensives Licht benötigen, dient eine zweite in 50 cm Entfernung von dem untersuchten Auge aufgestellte Auerlampe, deren Licht durch eine Sammellinse konzentriert und von der temporalen Seite unter einem Winkel von 20° ins Auge geworfen wird. Ein die Lampe umschließender, mit einer runden Öffnung versehener Tonzylinder verhindert eine diffuse Belichtung durch die Lampe. Durch eine in der Öffnung des

Tonzylinders angebrachte Irisblende kann die Lichtmenge beliebig variiert werden. Mit ihr ist eine Momentverschlußvorrichtung verbunden, die das Licht durch einen Druck auf den angeschlossenen Gummiball plötzlich für eine meßbare Zeit ein- und auszuschalten gestattet. Die stärkste Helligkeit entspricht etwas mehr als 70 Meterkerzen, die schwächste einem ganz geringen Bruchteil einer Meterkerze. Die Untersuchung beginnt mit der Feststellung der Pupillenweite nach vorausgegangener ausreichender Adaptation auf eine Helligkeit von 7 (bzw. 8—9) Meterkerzen zunächst bei beiderseits geöffneten, dann bei nur einseitig geöffnetem Auge. Darauf folgt die Bestimmung der Reizschwelle des Lichtreflexes mittels des seitlichen Beleuchtungsapparates, der Irisblende und des Momentverschlusses, und zwar sowohl direkt wie indirekt, woran sich die Prüfung der sensiblen und psychischen Reaktionen, der Pupillenunruhe, des Orbikularisphänomens und des Trigeminusreflexes anschließt. Erst dann wird der Einfluß intensiver länger dauernder Belichtungen (direkt sowohl wie indirekt) und bei späteren, mehrere Tage auseinander liegenden Untersuchungen der galvanische Reflex und die Wirkung der Pupillenragentien untersucht. Die Prüfung des galvanischen Reflexes habe ich S. 44 geschildert. Der Indikator für die tatsächlich stattfindende elektrische Beeinflussung der Retina ist in den beim Anodenschluß auftretenden Lichtblitzen gegeben. Fehlen diese innerhalb der normalen Grenzen (wenn der Strom von der Schläfe durch das Auge geht zwischen 0,7—5,0 M.-A., wenn der Strom direkt durch das Lid ins Auge tritt zwischen 0,04—3,8 M.-A.), dann handelt es sich um Störungen in der afferenten Reflexbahn, deren Natur durch eine eingehende ophthalmoskopische Untersuchung zu ergründen ist. Bei dem galvanischen Reflex kommt es also im wesentlichen auf das Verhältnis zwischen sensorischen und motorischen Effekten an, das bei Gesunden zwischen $1:1,5$ bis $1:4,0$ schwankt. Auch bei Gesunden tritt schon sehr bald eine Ermüdung des Reflexes ein, die ein Anziehen der Stromstärke erforderlich macht.

Ich pflege die Pupillenuntersuchung zunächst im diffusen Tageslicht vorzunehmen. Der Patient steht mit dem Gesicht gegen ein 2 m entferntes Fenster und wird aufgefordert, nach oben gegen den Himmel zu sehen. Dadurch wandert das Reflexbild der Hornhaut nach unten und die Pupille läßt sich ohne störende Reflexüberlagerung untersuchen. Es erfolgt zunächst die Feststellung der Pupillenweite mit dem HAABschen Pupillometer, sodann Wiederholungen der Messung bei Verdecken des einen Auges. Alsdann wird der Patient mit dem Rücken gegen das Fenster gedreht und nach kurzer Adaptation ebenfalls in gleicher Weise die Pupillenweite bestimmt. Es folgt darauf die Prüfung des Lichtreflexes. Der Patient sieht wieder gegen den Himmel, beide Augen werden verdeckt. Nach etwa 30 Sekunden wird jedes Auge durch schnelles Fortnehmen der verdeckenden Hand für sich geprüft, sodann die doppelseitige Reaktion und schließlich die indirekte

Reaktion. Daran schließt sich die Naheinstellungreaktionsprüfung durch Fixierenlassen eines in 20 cm Entfernung gehaltenen Fingers. Beendet wird die Prüfung bei Tageslicht durch die Untersuchung der Lidschlußreaktion, die ich auf S. 38 ausführlich geschildert habe. Darauf folgt die qualitative Prüfung im Dunkelzimmer an dem ZEISSschen binokularen Hornhautmikroskop. Als Reizlicht dient die auf dem GULLSTRANDschen Bogen verschiebliche $2^1/_2$ kerzige Glühlampe. Der Untersuchung geht eine Dunkeladaptation von mehreren Minuten voran. Sie erstreckt sich vor allem auf den Ablauf der Reaktionen: auf die Dauer des reizlosen Intervalls, das in pathologischen Fällen oft deutlich verlängert ist, auf die Qualität der Verengerung (ob sie an der ganzen Zirkumferenz im gleichen Augenblick beginnt und aufhört, oder ob einzelne Stellen nachklappen, ob die Bewegung kurz und energisch, oder langsamer erfolgt), auf das Verhalten der sekundären Erweiterung und ihren Umfang und auf dasjenige der anschließenden Schwankungen und vor allem auch auf die Dauer der Reaktionsverengerung, ferner auf die Untersuchung der Pupillenunruhe an den einzelnen Teilen der Zirkumferenz, sowie der psychischen und sensiblen Reaktion. Diese qualitative Untersuchung der Pupillenbewegung ist zum mindestens ebenso wichtig wie die im hellen Tageslicht, da sich nur auf diese Weise die ersten Anfänge einer Störung des Lichtreflexes offenbaren. Auch hier ist sowohl die direkte wie die indirekte Reaktion (letztere durch Zuhilfenahme einer elektrischen Taschenlampe) für sich zu untersuchen und die Befunde beider Augen miteinander zu vergleichen. Es ist jedoch darauf zu achten, daß eine ausgiebige Dunkeladaptation der Prüfung vorangeht, da bei zu kurzer Dauer derselben der zur Verwendung kommende relativ geringe Lichtreiz gegenüber der sich nur allmählich verringernden Helladaptation der Retina zunächst unterschwellig bleiben kann. In manchen Fällen ist es notwendig (z. B. bei der tonischen Reaktion) auch das Verhalten der Pupillenweite nach langem ($^3/_4$ stündigem) Dunkelaufenthalt zu prüfen. Die Belichtung erfolgt hier durch eine mit dickem roten Glas stark abgedunkelte elektrische Birne, die Untersuchung der Pupillenweite mit dem HAABschen Pupillometer. Zur Prüfung der Erholungsreaktion führt man den Patienten dann mit verdeckten Augen ins Helle und läßt dann plötzlich ein Auge frei. Gewöhnlich stört dabei aber ein starker Blendungslidschluß und die damit verbundene Lidschlußreaktion.

Literatur.

1840. Müller, J., Handbuch der Physiologie des Menschen. 3. Aufl. 2.

1851. Weber, De motu iridis. Annotationes anatom. et physiolog. 3.

1852. Budge, Experimenteller Beweis, daß der Sympathikus aus dem Rückenmark entspringt.

1853. De Ruyter, Trajectiad Rheumn. v. de Weyer.

1854. v. Graefe, A., Das Akkommodationsverhalten der Pupille beim Hunde. v. Graefes Arch. f. Ophth. 1, 1 S. 440.

1855. Budge, Über die Bewegungen der Iris. Braunschweig.

Fick, Einige Versuche über die chromatische Abweichung des menschlichen Auges. v. Graefes Arch. f. Ophth. 2 S. 76.

v. Graefe, A., Mitteilungen vermischten Inhaltes. 12. Über ein einfaches Mittel, Simulation einseitiger Amaurose zu entdecken, nebst Bemerkungen über die Pupillenkontraktion bei Erblindeten. v. Graefes Arch. f. Ophth. 2, 1 S. 266.

Gratiolet, De la physiognomie et des mouvements d'expression. Paris.

v. Helmholtz, Über die Akkommodation des Auges. v. Graefes Arch. f. Ophth. 1 S. 35.

Kussmaul, Untersuchungen über den Einfluß, welchen die Blutströmung auf die Bewegungen der Iris ausübt. Verhandl. d. Physik.-med. Ges. zu Würzburg.

Schiff, Untersuchungen zur Physiologie des Nervensystems mit Berücksichtigung der Pathologie. Frankfurt.

1856. v. Graefe, A., Notizen vermischten Inhalts. Pathologisches zur Akkommodationslehre. Fall von Paralyse sämtlicher Augenmuskeln bei vollständiger Integrität der Akkommodation. v. Graefes Arch. f. Ophth. 2, 2 S. 299.

Kussmaul, Untersuchungen über den Einfluß, welchen die Blutströmung auf die Bewegungen der Iris und andere Teile des Kopfes ausübt. Verhandl. d. Physik.-med. Ges. zu Würzburg. 4.

1859. v. Graefe, A., Notiz zur Behandlung der Mydriasis. v. Graefes Arch. f. Ophth. 4, 1 S. 315.

Müller, H., Über glatte Muskeln im menschlichen Auge. Würzb. Verhandl. 10.

1860. Kugel, Über die willkürlichen Veränderungen der Pupillengröße. Wien. med. Wochenschr.

Kugel, Über den Einfluß des intraokularen Druckes auf die Größe der Pupille. Zeitschr. der Ges. d. Ärzte Wiens.

1862. Westphal, Über ein Pupillenphänomen in der Chloroformnarkose. Virchows Arch. s. auch C. Westphals gesammelte Abhandl. 2, 98 Berlin 1892.

1864. Donders, F. C., On the anomalies of accommodation and refraction of the eye. The new Sydenham Soc. London. p. 574.

1867. Grünhagen. Zeitschr. f. rat. Med. 29.

Helmholtz, Handbuch der physiologischen Optik.

Salkowski, Über das Budgesche Ziliospinalzentrum. Zeitschr. f. rat. Med. 29 S. 167.

1868. Hensen und Völckers, Experimentelle Untersuchungen über den Mechanismus der Akkommodation. Kiel.

Hering, E., Die Lehre vom binokularen Sehen. Leipzig, Engelmann.

Landois und Mosler, Zuckungsgesetz und Elektrotonus der okulopupillären Fasern des N. sympathicus cervicalis. Hermanns Zentralbl. f. d. med. Wissensch. Nr. 33 S. 513.

Schur, Über den Einfluß des Lichtes, der Wärme und einiger anderer Agentien auf die Weite der Pupille. Zeitschr. f. rat. Med. 31 S. 373.

1869. Arlt jun., Beitrag zur Kenntnis der Zeitverhältnisse bei den Bewegungen der Iris. v. Graefes Arch. f. Ophth. 15, 1 S. 294.

Faber, Der Bau der Iris des Menschen und der Wirbeltiere. Leipzig.

Grünhagen, Über den vermeintlichen Dilatator pupillae der Kanincheniris. Über die Mechanik der Irisbewegung. Pflügers Arch. f. d. ges. Physiol. 53 S. 348.

Le Conte, Americ. journ. of Science 47 p. 68.

Robertson, Argyll, Four cases of Spinal Miosis, with remark of the aktion of light on the Pupil. Edinburgh med. Journ. 15.

1870. **Adamük** und **Woinow**, Zur Frage über die Akkommodation der Presbyopen. v. Graefes Arch. f. Ophth. 16 S. 165.

Adamük, Verengerung der Pupille auf Reiz des Trigeminus. Zentralbl. f. d. med. Wissensch. S. 177.

Grünhagen, Zur Irisbewegung. Pflügers Arch. f. d. ges. Physiol. S. 440.

Robertson, Argyll, On the physiology of the iris. Lancet 1 S. 211.

Weber, E. H., De motu iridis. Lipsiae.

1871. **Adamük** und **Woinow**, Über die Pupillenveränderung bei der Akkommodation. v. Graefes Arch. f. Ophth. 17 S. 158.

Brunner, Beitrag zur Pathologie des Nervus sympathicus. Petersb. med. Wochenschr.

Knapp, Augen- und ohrenärztliche Reisenotizen. Arch. f. Augenhlk. 2 S. 182.

1872. **Bernhardt**, Bericht über die Folgen einer Schußverletzung in der linken Halsseite. Berl. klin. Wochenschr. S. 562.

Grünhagen, Über Irisbewegung. Virchows Arch. f. path. Anat. u. Physiol. 30 (2. Folge 10) S. 513.

Lieberkühn, Über das Auge des Wirbeltierembryo. Schriften der Ges. zur Beförderung d. ges. Naturwissensch. Marburg. 10 5. Abt.

Wernicke, Das Verhalten der Pupillen bei Geisteskranken. Virchows Arch. f. path. Anat. u. Physiol. 56 S. 397.

1873. **Baumeister**, Direkte Reaktion der einzelnen Pupillen auf Licht bei angeborener Amaurose. v. Graefes Arch. f. Ophth. 19, 2 S. 272.

Brücke, Vorlesungen über Physiologie. Wien.

Coccius, Ein neues Instrument zur Bestimmung der Hornhautbasis und der Pupillenweite. Leipzig.

Dubujadoux, Modifikation des Pupillometers von Galezowski. Thèse de Paris.

Eulenburg, Zur Pathologie des Sympathikus. Berl. klin. Wochenschr. S. 169.

Ferge, Ein neues Instrument zur Bestimmung des Durchmessers der Hornhautbasis und der Pupillenweite. Leipzig.

Grünhagen, Zur Frage über die Irismuskulatur. Arch. f. mikroskop. Anat. 10 S. 286.

Grünhagen, Über die hintere Begrenzungsschicht der menschlichen Iris. Arch. f. mikroskop. Anat. S. 726.

Hirschler, Zur Kasuistik der Mydriasis spastica. Wien. med. Wochenschr. S. 387.

Mandelstamm, Über Sehnervenkreuzung und Hemiopie. v. Graefes Arch. f. Ophth. 19, 2 S. 39.

Michel, Über den Bau des Chiasma nervorum opticorum. v. Graefes Arch. f. Ophth. 19, 2 S. 59.

Nicati, La paralysie du nerf sympathique cervical. Étude clinique. Lausanne, Mignot.

Rossbach und **Froehlich**, Untersuchungen über die physiologischen Wirkungen des Atropin und Physostigmin auf Pupille und Herz. Verhandl. d. Physik.-med. Ges. zu Würzburg. 5 S. 1.

1874. **Bärwinkel**, Pathologie des Kopfsympathikus. Deutsches Arch. f. klin. Med. S. 545.

Brünniche, Innervations forstyrrelser in banen af Halssympathikus. Hospitalstidende p. 289.

Carville et **Bochefontaine**, De l'ablation du ganglion premier thoracique du grand sympathique chez le chien. Gaz. méd. de Paris.

Dubos, Du myosis. Recueil d'Opht. p. 402.

Franciel, Essai sur les mouvements de l'iris. Thèse de Paris.

Frenkel, Zur Pathologie des Halssympathikus. Inaug.-Diss. Breslau.

Galezowski, Quelques considérations sur le myosis spontané. Recueil d'Opht. p. 174.

1874. Hitzig, Zentralbl. f. d. med. Wissensch.

Kreuchel, Untersuchungen über die Folgen der Sehnervendurchschneidung beim Frosch. v. Graefes Arch. f. Ophth. 20, 1 S. 127.

Reuling, Ein Fall von Miosis durch linksseitige Lähmung der Pars cervicalis nervi sympathici infolge einer Schußverletzung. Arch. f. Augen- u. Ohrenheilk. 4 S. 117.

Schiff et Foa, La pupilla come estesiometro. Imparziale 7.

Schlesinger, Totale Lähmung eines Teils der Iris. Szemészet.

Schlesinger, Eine Innervationserscheinung der Iris. Pester med. chirurg. Presse 213.

Vulpian, Note rélative à l'influence de l'exstirpation du ganglion cervical supérieur sur les mouvements de l'iris. Arch. de physiol. normal et pathol. de Brown-Sequard.

Webster, Two cases of mydriasis with paralysis of accommodation, treated by electricity. Philadelphia med. Times.

1875. Budin et Coyne, De l'état de pupille pendant l'anésthésie chloroformique et chloralique et pendant les efforts de vomissements. Gaz. méd. de Paris. p. 67 u. 90.

Budin et Coyne, Arch. de phys. normal et path. p. 64.

Debouzy, Considérations sur les mouvements de l'iris. Paris.

Fischer, Experimentelle Studien zur therapeutischen Galvanisation des Sympathikus. Deutsch. Arch. f. klin. Med. 17.

Foa, La pupille etc. Paris.

Gradle, The movements and innervation of the iris. Chicago Journ. of nervous and mental diseases.

Grünhagen, Einfluß der Temperatur auf die Pupillenweite. Berl. klin. Wochenschr. S. 21 u. 25.

Gudden, Über die Kreuzung der Nervenfasern im Chiasma nervorum opticorum. v. Graefes Arch. f. Ophth. 21, 3 S. 199.

Guttmann, Zur Pathologie des Halssympathikus. Berl. klin. Wochenschr. S. 437.

Landolt, Ein Pupillometer. Zentralbl. f. d. med. Wissensch. S. 563.

Mosso, Sui movimenti idraulici dell' iride e sull' azione dei mezzi che servano a dilatare ed a restringere la pupilla esperienze. Giorn. dell' accad. di med. di Torino.

Reichart, Beitrag zur Anatomie des Ganglion ophthalmicum. Ernst Stahl.

Schiff, La pupille considérée comme esthésiomètre. Paris, Baillière et fils.

Seeligmüller, Ein Fall von traumatischer Reizung des Halssympathikus. Arch. f. Psych. 5 S. 835.

1876. Albini, Rapporti tra i movimenti dell' iride e la funzione visiva. Il Morgagni. Gennajo.

Albini, Note pour démontrer, qu'il n'y a pas de rapport direct entre l'état d'accommodation de l'oeil et le diamètre de la pupille. Gaz. méd. de Paris. Nr. 28.

Aubert, Lehrbuch der Physiologie der Sinnesorgane.

Badal, Mesure du diamètre de l'accommodation et de l'acuité visuelle. Gaz. méd. de Paris. Nr. 46.

Bochefontaine, Etude expérimentelle de l'influence excirée par la faradisation de l'écoice grise du cerveau sur quelques fonctions de la vie organique. Arch. de Physiolog. S. 140.

Coursserant, Anomalie d'innervation de l'iris. Gaz. des hôp. p. 347.

Drouin, De la pupille; anatomie, physiologie, séméologie. Thèse de Paris.

Ferrier, The fonctions of the Brain. London.

Hempel, Über die Spinalmyosis. v. Graefes Arch. f. Ophth. 22, 1 S. 1.

Hirschberg, Über den Einfluß der Chloroformnarkose auf die Pupille. Berl. klin. Wochenschr. S. 652.

1876. Hirschberg, Ein Fall von Aderhautgeschwulst nebst anatomischen Bemerkungen. v. Graefes Arch. f. Ophth. 22, 1 S. 147.

Leblanc, Essai sur les modifications de la pupille, productés par les agents
thérapeutiques. Paris.

Sander, Über das Verhalten der Pupille im Schlaf. Berl. klin. Wochenschr.
S. 652.

Seeligmüller, Die traumatische Läsion des Halssympathikus. Berl. klin.
Wochenschr. Nr. 25.

Senator, Ursache der Pupillenerweiterung auf sensible Reize. Berl. klin.
Wochenschr. S. 652.

Sichel, Gaz. des hôp. p. 347.

1877. Forel, Untersuchungen über die Haubenregion. Arch. f. Psych. u. Nervenkrankh. S. 393.

Putzeys et Swaen, De l'action physiologique du sulfate de guanidine.
Pflügers Arch. f. d. ges. Physiol. 12 S. 621.

Rembold, Über Pupillenbewegung. Inaug.-Diss. Tübingen.

Schlaeger, Die Veränderungen der Pupille in der Chloroformnarkose. Zentralbl. f. Chirurg. S. 385.

Seeligmüller, Zur Pathologie des Sympathikus. Deutsches Arch. f. klin.
Med. 20 S. 101.

Surminsky, Über die Wirkungsweise des Nikotin und Atropin auf das Gefäß-
nervensystem und die Pupille. Inaug.-Diss. Erlangen.

Tausley, Unilateral action of belladonna. New York med. Record.
S. 334.

Vincent, Des phénomènes oculopupillaires dans l'ataxie locomotrice progr.
et la paralysie générale des aliénés. Thèse de Paris 77.

1878. Ackroy, On the action of light on the iris. Proceed. of the Roy. Soc. of
Edingburgh. 10 p. 37.

Adamük, Einige Bemerkungen in Beziehung auf die Arbeit von Hensen
und Völckers über den Ursprung des Akkommodationsnerven. Zentralbl. f. Augenheilk. S. 229.

Alexander, Über einseitige Akkommodationslähmung und Mydriasis auf
syphilitischer Basis. Berl. klin. Wochenschr. S. 302.

Argyropulos, Beiträge zur Physiologie der Pupillarnerven. Inaug.-Diss.
Gießen.

Erb, Krankheiten des Rückenmarks und des verlängerten Markes. v. Ziems-
sens Handb. d. spez. Path. u. Ther. 11, 2. Leipzig, Vogel.

François-Franck, Sur le dédoublement du sympathique cervical et sur
la dissociation des filets vasculaires et des filets irido-dilatateurs,
au-dessus du ganglion cervical supérieur. Compt. rend. 87 S. 175.

Hurwitz, Über die Reflexdilatation der Pupille. Inaug.-Diss. Erlangen.

Hensen und Völckers, Über den Ursprung des Akkommodationsnerven.
v. Graefes Arch. f. Ophth. 24.

Hutchinson, Symptomatologie der Pupille. Brain.

Katyschen, Über die elektrische Erregung der sympathischen Fasern und
über den Einfluß elektrischer Ströme auf die Pupille beim Menschen.
Arch. f. Psych. u. Nervenkrankh. 8 S. 624.

Raehlmann und Witkowsky, Über das Verhalten der Pupillen während
des Schlafes nebst Bemerkungen zur Innervation der Iris. Arch. f.
Anat. u. Physiol. S. 109.

Vulpian, Expérience démonstrant que les fibres nerveuses, dont l'excitation
provoque la dilatation de la pupille, neproviennent pas toutes du cor-
don cervical du grand sympathique. Compt. rend. 86 p. 1436.

Vulpian, Sur les phénomènes orbito-oculaires produits chez les mammifères par l'excitation du bout central du nerf sciatique, après l'excision
du ganglion cervical supérieur. Compt. rend. 87 p. 231.

1878. Witkowski, Über das Verhalten der Pupillen während des Schlafes nebst Bemerkungen über die Innervation der Iris. Arch. f. Anat. u. Physiol. S. 109.

1879. Bessau, Die Pupillenenge im Schlafe und bei Rückenmarkskrankheiten. Inaug.-Diss. Königsberg.

Dojer, Pupillometer. Internat. med. Kongreß zu Amsterdam.

Erb, Zur Pathologie der Tabes dorsalis. Deutsches Arch. f. klin. Med. 24 S. 1.

François-Franck, Trajet des fibres irido-dilatatrices et vasomotrices carotidiennes au niveau de l'anneau de Vieusseux. Gaz. méd. de Paris. p. 520.

François-Franck, Indépedance des changements du diamètre de la pupille et des variations de la circulation carotidienne. Compt. rend. p. 88.

Grünhagen, a) Über pupillenerweiternde Nervenfasern, b) über den zerebralen Verlauf der pupillenerweiternden Nerven. Berl. klin. Wochenschr. S. 407 u. 649.

Gudden, Über die Kreuzung der Nervenfasern im Chiasma nervorum opticorum. v. Graefes Arch. f. Ophth. 25, 1 S. 1 u. 237.

Gysi, Beiträge zur Physiologie der Iris. Inaug.-Diss. Bern.

Gysi und Luchsinger, Über das Verhalten der Aal-Iris gegen verschiedenfarbiges Licht. Zentralbl. f. d. med. Wissensch. S. 691.

Kahler und Pick, Zur pathologischen Anatomie des zentralen Nervensystems. Vierteljahrschr. f. prakt. Heilk.

v. Kölliker, Entwicklungsgeschichte des Menschen und der höheren Tiere. Leipzig.

Leber, Spinale Miosis. Virchow-Hirsch Jahresber. 2 S. 544.

Plotke, Über das Verhalten der Augen im Schlafe. Arch. f. Psych. u. Nervenkrankh. 10 S. 205.

Sander, Über die Beziehungen der Augen zum wachen und schlafenden Zustand des Gehirns und über ihre Veränderungen bei Geisteskranken. Arch. f. Psych. 9 S. 129.

Vogel, Über Veränderungen der menschlichen Pupille bei der Chloroformnarkose. Petersb. med. Wochenschr. Nr. 13 u. 14.

Vulpian, Maladies du système nerveux. Paris.

1880. Angelucci und Aubert, Beobachtungen über die zur Akkommodation des Auges und die zur akkommodativen Krümmungsveränderung der vorderen Linsenfläche erforderlichen Zeiten. Pflügers Arch. f. d. ges. Physiol. 22 S. 69.

Erb, Über spinale Miosis und reflektorische Pupillenstarre. Universitätsprogramm. Leipzig.

François-Franck, Recherches sur les nerfs dilatateurs de la pupille. Compt. rend. 10, 90 p. 433.

Grünhagen, Über das tonische Vermögen des Ganglion cervicale supremum n. sympathici. Berl. klin. Wochenschr. S. 394.

Guillebeau und Luchsinger, Existieren im N. vertebralis wirklich pupillendilatierende Fasern? Pflügers Arch. f. d. ges. Physiol. 22 S. 156.

Heddaeus, Klinische Studien über die Beziehungen zwischen Pupillarreaktion und Sehvermögen. Inaug.-Diss. Halle.

Jeroffeew, Zur Lehre von den intraokularen Muskeln des Menschen. Inaug.-Diss. Petersburg.

Kahler und Pick, Weitere Beiträge zur Anatomie und pathologischen Anatomie des zentralen Nervensystems. Arch. f. Psychiatr. u. Nervenkrankh.

Ott, The dilatation of the pupil as on index of the pathology of the sensory impulses in the spinal cord. Journ. of Physiol. 2 p. 443.

Raehlmann, Über die neuropathologische Bedeutung der Pupillenweite. Volkmanns klin. Vortr. Nr. 185.

Rembold, Über Pupillarbewegung und deren Bedeutung bei den Krankheiten des Zentralnervensystems. Mitt. a. d. ophth. Klinik zu Tübingen.

1880. **Wundt**, Grundzüge der physiologischen Psychologie. 2. Aufl.

Zehender, Versuche über den Einfluß des von Merk in Darmstadt krystallinisch dargestellten salizylsauren Physostigmin auf Pupillenweite und Akkommodation. Klin. Monatsbl. f. Augenheilk. S. 239.

1881. **Alexander**, Kasuistische Mitteilungen aus der Augenheilanstalt zu Aachen. IV. Einseitige Pupillen- und Akkommodationslähmung auf syphilitischer Basis. Deutsche med. Wochenschr. S. 562.

Bernhardt, Zur Pathologie der Tabes dorsalis. Virchows Arch. f. pathol. Anat. 84 S. 1.

Féré, Mouvements de la pupille et propriétés dans les hallucinations provoqués des hystériques. Progr. méd. p. 53.

Jorisenne, Les mouvements de l'iris chez l'homme à l'état physiologique. Paris.

Kahler und Pick, Über Beiträge zur Pathologie des zentralen Nervensystems. Zeitschr. f. Heilk.

Krause, Über die Doppelnatur des Ganglion ciliare. Morphol. Jahrb. 8.

Leeser, Die Pupillarbewegung in physiologischer und pathologischer Beziehung. Wiesbaden.

Luchsinger, Über die Wirkungen der Wärme und des Lichtes auf die Iris einiger Kaltblüter. Mitt. d. Naturf. Ges. in Bern. S. 102.

Mauthner, Gehirn und Auge. Wiesbaden, Bergmann.

Michel, Über Iris und Iritis. v. Graefes Arch. f. Ophth. 27, 2 S. 171.

Moriggia, Sul mecanismo dei movimenti dell' iride. R. Accad. dei Lincei. Ser. 3a Vol. 4 p. 217.

Rieger und v. Forster, Auge und Rückenmark. v. Graefes Arch. f. Ophth. 27, 3 S. 192.

Samelsohn, Zur ophthalmotherapeutischen Wirkung des Amylnitrits. Zentralbl. f. prakt. Augenheilk.

Tuwim, Über die physiologische Beziehung des Ganglion cervicale supremum zu der Iris und den Kopfarterien. Plügers Arch. f. d. ges. Physiol. 24 S. 115.

v. Vintschgau, Zeitbestimmungen der Bewegungen der eigenen Iris. Pflügers Arch. f. d. ges. Physiol. 26 S. 324.

Wilbrand, Über Hemianopsie und ihr Verhältnis zur topischen Diagnose der Gehirnkrankheiten. Berlin, Hirschwald.

Witkowski, Über einige Bewegungserscheinungen an den Augen. Arch. f. Psych. u. Nervenkrankh. 51 S. 507.

1882. **v. Bechterew**, Experimentelle Ergebnisse über den Verlauf der Sehnervenfasern und ihrer Bahn von den Kniehöckern zu den Vierhügeln. Neurol. Zentralbl. S. 265.

Eulenburg, Über einige Reflexe im Kindesalter. Neurol. Zentralbl. 8.

Féré, Mouvements de la pupille, propriétés du prisme dans les hallucinations provoquées des hystériques. Journ. de Thérap. No. 2.

Franck, Recherches sur les nerfs dilatateurs de la pupille. Trav. d. Laborat. de Marey. 1881.

Hirschberg, Über reflektorische Pupillenstarre. Arch. f. Psych. u. Nervenkrankh. 12 S. 519.

Kuhnt, Beobachtungen an Enthaupteten. Vers. Deutsch. Naturf. u. Ärzte in Eisenach.

Marchand, Beitrag zur Kenntnis der homonymen bilateralen Hemianopsie und der Faserkreuzung im Chiasma opticorum. v. Graefes Arch. f. Ophth. 28, 2 S. 63.

Moebius, Notiz über das Verhalten der Pupillen bei alten Leuten. Zentralbl. f. Nervenheilk. S. 337.

Moeli, Die Reaktion der Pupillen Geisteskranker bei Reizung sensibler Nerven. Arch. f. Psych. u. Nervenkrankh. 13, 3.

1882. **Morrigia**, Die Bewegungen der Iris und ihr Mechanismus. Moleschotts Unters. z. Naturl. 13 S. 1.

Parrot, Sur un phénomène pupillaire observé dans quelques états pathologiques de la première enfance. Revue de méd. p. 809.

Rampoldi, Una nuova causa di midriasi. Ann. di Ottalm. 11 p. 513.

Schadow, Beiträge zur Physiologie der Irisbewegung. v. Graefes Arch. f. Ophth. 28, 3 S. 183.

Vintschgau, Weitere Beobachtungen über die Bewegungen der eigenen Iris. Pflügers Arch. f. d. ges. Physiol. 27 S. 194.

1883. **v. Bechterew**, Über den Verlauf der die Pupille verengernden Nervenfasern und über die Lokalisation eines Zentrums für die Iris und Kontraktion der Augenmuskeln. Pflügers Arch. f. d. ges. Physiol. 34 S. 60.

v. Bechterew, Über die Lokalisation des Zentrums der Pupillenbewegung. Wratsch. Nr. 15.

v. Bechterew, Die Funktion der Sehhügel. Neurol. Zentralbl. S. 78.

Biernoth, Über die Irisbewegungen einiger Kalt- und Warmblüter bei Erwärmung und Abkühlung. Inaug.-Diss. Königsberg.

Buccola, Sul tempo della dilatazione reflessa della pupilla nella paralisi progressiva degli alienati ed in altre malattie dei centri nervosi. Riv. sper. di freniat. Reggio-Emil. 9 S. 98.

Gowers, Eye symptoms in diseases of the spinal cord. Lancet. 1 S. 1031.

Hensen, Bemerkungen zu dem Aufsatz von Bechterew: Über den Verlauf der die Pupille verengernden Nervenfasern im Gehirn. Pflügers Arch. f. d. ges. Physiol. 34 S. 309.

Luchsinger, Über die Wirkung von Kälte und Wärme auf die Iris der Frösche. Mitt. d. Naturf. Ges. in Bern. 1882.

Moeli, Reaktion der Pupillen Geisteskranker bei Reizung sensitiver Nerven. Neurol. Zentralbl. S. 201.

Musso, Sulle irregolarità dell' orifizio pupillare negli alienati. Sperimentale. 52 S. 617.

Schmeichler, Die Augenstörungen bei Tabes dorsalis. Arch. f. Augenheilk. 12 S. 451.

Schwalbe, Lehrbuch der Anatomie des Auges.

Schweigger, Fälle von Erschütterung des Sehnerven. Fall 1. Arch. f. Augenheilk. 13 S. 244.

Stolzenburg, Ein Beitrag zur Lehre von der reflektorischen Pupillenstarre und der spinalen Miosis mit besonderer Berücksichtigung der Lues. Inaug.-Diss. München.

Wernicke, Über hemiopische Pupillenreaktion. Fortschr. d. Med. 1 S. 49.

Wernicke, Amaurose mit erhaltener Pupillarreaktion bei einem Hirntumor. Zeitschr. f. klin. Med. 6 S. 361.

1884. **Baas**, Ein Pupillometer. Klin. Monatsbl. f. Augenheilk. S. 480.

v. Bechterew, Über die Bemerkungen von V. Hensen zu meinem Aufsatz: »Über den Verlauf der die Pupille verengernden Nervenfasern im Gehirn.« Pflügers Arch. f. d. ges. Physiol. 33 S. 240.

Bjerrum, Untersuchungen über den Lichtsinn und den Raumsinn bei verschiedenen Augenkrankheiten. v. Graefes Arch. f. Ophth. 30 S. 2.

Gorham, The pupil-photometer. London.

Grünhagen und Cohn, Über den Ursprung pupillendilatierender Nerven. Zentralbl. f. prakt. Augenkeilk. S. 165.

Hirschberg, Neuritis retrobulbaris. Zentralbl. f. prakt. Augenheilk. S. 185.

Jeglinski, Die Bewegung der Pupille. Inaug.-Diss. Kasan.

Little, The value of pupillary symptoms in general disease. Americ. Journ. of Ophth. p. 119.

Luchsinger, Zur Innervation der Iris beim Kaninchen. Pflügers Arch. f. d. ges. Physiol. 34 S. 294.

1884. Mayer und Przibram, Studien über die Pupille. Zeitschr. f. Augenheilk. 5 S. 1.

Möbius, Zur Pathologie des Halssympathikus. Berl. klin. Wochenschr. Nr. 15—18.

Möbius, Über periodisch wiederkehrende Okulomotoriuslähmung. Berl. klin. Wochenschr. S. 604.

Musso, Le variazioni del diametro pupillare negli epilettici. Boll. d'Ocul. 6 S. 181.

Nieden, Fall einer Sympathikusaffektion im Gebiet des Auges. Zentralbl. f. prakt. Augenkeilk. S. 152 u. 1885 S. 321.

Parinaud, Progr. méd. No. 32.

Peretti, Hemianopsia bitemporalis traumatica. Düsseldorfer Festschrift. Wiesbaden.

Quagliano, Riassunto delle attuali nostre cognizioni sui movimenti della pupilla nello stato fisiologico e morboso. Ann. di Ottalm. 13 S. 115.

Rosenbach, Über das Verhalten des Nervensystems im Hungerzustand. Arch. f. Psych. u. Nervenkrankh. 16 S. 276.

1885. Bellarminoff, Anwendung der graphischen Methode zur Untersuchung der Pupillenbewegung. Photokoreograph. Pflügers Arch. f. d. ges. Physiol. 37 S. 107.

Boé, Quelques recherches sur la couche pigmentoire de l'iris et sur le soi-disant muscle dilatateur de la pupille. Arch. d'Opht. 5 p. 311.

Fuchs, Beiträge zur normalen Anatomie der menschlichen Iris. v. Graefes Arch. f. Ophth. 31, 3 S. 39.

Jessop, Ophth. Rev. p. 370.

Katschanowsky, Über die okulo-pupillären Zentren. Wien. med. Jahrb. S. 445.

Koganei, Untersuchungen über den Bau der Iris der Menschen und der Wirbeltiere. Arch. f. mikrosk. Anat. 25 S. 1.

Kowalewsky, Untersuchungen über die Innervation der Pupillendilatation. Kasan.

Mauthner, Pupille und Akkommodation bei Okulomotoriuslähmung. Wien. med. Wochenschr. S. 225.

Mauthner, Die Nuklearlähmung der Augenmuskeln. Wiesbaden.

Moeli, Bemerkungen über die Pupillenreaktion. Neurol. Zentralbl. S. 354.

Raggi, Inversione del movimento pup. Ann. univ. di med.

Reche, Über die Beziehungen des Nervus oculomotorius und sympathicus zum Ganglion ciliare. Greifswald.

Sander, Einseitiges Fehlen der Lichtreaktion bei einem Tumor im hinteren Teile des IV. Ventrikels. Zentralbl. f. Nervenheilk. S. 347.

Schmeichler, Klinische Pupillenstudien. Wien. klin. Wochenschr. Nr. 39—42.

Uhthoff, Traumatische Pupillenstarre (Berl. Ges. f. Psych. und Nervenheilk.): Ref.: Neurol. Zentralbl. S. 354.

Zeglinsky, Experimentelle Untersuchungen über die Irisbewegung. Arch. f. Anat. u. Physiol. S. 1.

1886. Aurand et Frenkel, Mydriase paralytique et mydriase spasmodique uni-latérale hystérique. Revue de Méd.

Bechterew, Rétrécissement réflexe de la pupille par la lumière. Arch. slav. de biol. 1 p. 356.

Bernhardt, Über die multiple Neuritis der Alkoholisten. Beiträge zur differentiellen Diagnostik dieses Leidens und der Tabes, der Poliomyelitis und der sog. Landryschen Paralyse. Zeitschr. f. klin. Med. 11 S. 363.

Buchholz, Das Verhalten des Sphincter iridis verschiedener Tierarten gegenüber einer Reihe chemischer und physikalischer Einflüsse. Halle. Inaug.-Diss.

Darkschewitsch, Über die Pupillarfasern des Tractus opticus. Wratsch. S. 768 u. Neurol. Zentralbl. 1887.

1886. **Dogiel**, Neue Untersuchungen über den pupillenerweiternden Muskel der Säugetiere und Vögel. Arch. f. mikrosk. Anat. 27 S. 403.

Dostoiewsky, Zur Frage über die Existenz eines pupillenerweiternden Muskels beim Menschen und Säugetieren. Wratsch. p. 641.

Emmert, Beobachtung eines neuen Pupillenreflexes. Zentralbl. f. prakt. Augenheilk. S. 157.

Grünhagen, Über den Einfluß des Sympathikus auf die Vogelpupille. Pflügers Arch. f. d. ges. Physiol. 40 S. 65.

Haab, Beobachtung eines neuen Pupillarreflexes. Zürich.

Heddaeus, Die Pupillarreaktion auf Licht, ihre Prüfung, Messung und klinische Bedeutung. Wiesbaden, Bergmann.

Jegorow, Über den Einfluß der langen Ziliarnerven auf die Erweiterung der Pupille. Arch. f. Anat. u. Physiol. S. 149.

Jessop, A case exhibiting definite variations of the pupils in association with the extrinsic movements of the eye. Transact. of the Opth. Soc. of the Unit. Kingd. 6 p. 378.

Jessop, A new Pupillometer. Ophth. Review. No. 61 p. 360.

Kowalewski, Influence du système nerveux sur la dilatation de la pupille. Arch. slav. de biol. 1 p. 92 u. 575.

Lockington, On the form of the pupil in snakes. Proceed. of the Acad. of natur. scienc. of Philadelphia. 2 p. 300.

Moeli, Über die Pupillenstarre bei der progressiven Paralyse. Arch. f. Psych. u. Nervenkrankh. 18.

Netter, Sur les mouvements de l'iris, dits volontaires. Revue méd. de l'est. Nancy. 18 p. 55.

Pasternatzky, Über die Ungleichheit der Pupillen bei inneren Krankheiten. Wratsch. p. 869 u. 911.

Pzybylski, Zur Frage über die pupillenerweiternden Nerven bei der Katze. Diss. Warschau.

Rampoldi, Note ottalmologiche: Variazioni pupillari dipendenti da alterazioni del simpatico cervicale. Ann. di Ottalm. 15 p. 107.

Robertson, On rhythmic contraction of the pupils and muscles of the limbs with Cheyne-Stokes respiration. Lancet. 2 S. 1016.

Rumschewitz, Die intraokulären Muskeln bei Vögeln. Denkschr. d. Akad. d. Wissensch. in Krakau. Math.-naturw. Sekt. 13.

Salgó, Über eine Form motorischer Störung der Iris. Tagebl. d. 59. Vers. deutscher Naturf. u. Ärzte in Berlin. S. 387.

Schipiloff, Über den Einfluß der Nerven auf die Erweiterung der Pupille. Pflügers Arch. f. d. ges. Physiol. 38 S. 249.

Siemerling, Pupillenreaktion und ophthalmologischer Befund bei geisteskranken Frauen. Char.-Ann. 11 S. 339.

v. Strümpell, Über einen Fall von progressiver Ophthalmoplegie. Neurol. Zentralbl. S. 25.

Thomsen, Zur diagnostischen Bedeutung der Pupillenphänomene, speziell der reflektorischen Pupillenstarre bei Geisteskranken. Char.-Ann. 11 S. 339.

Uhthoff, Zur diagnostischen Bedeutung der reflektorischen Pupillenstarre. Berl. klin. Wochenschr. S. 36 u. 54.

Uhthoff, Untersuchungen über den Einfluß des chronischen Alkoholismus auf das menschliche Sehorgan. v. Graefes Arch. f. Ophth. 32, 4 S. 95 u. 33, 1 S. 258.

1887. **Alderson**, Inequality of the pupils. Lancet. 1 S. 344.

Bellarminoff, Verbesserter Apparat zur graphischen Untersuchung des intraokularen Druckes und der Pupillenbewegung. Bericht über d. 19. Vers. d. Ophth. Ges. Heidelberg. S. 185.

1887. **Bellarminoff**, La méthode graphique dans les recherches de la tension intraoculaire. Ann. d'Ocul. 97 p. 181.

Darkschewitsch, Über die Leitungsbahn des Lichtreizes von der Netzhaut des Auges zum Nervus oculomotorius. Anat.-physiol. Untersuchungen. Moskau. (Russisch.)

Dogiel, Über den Einfluß von Spektrumfarben auf den Menschen. Abhandl. d. II. Kongr. d. russ. Ärzte zu Moskau.

Galassi, Sopra un singolare fenomena pupillare. Boll. d. Soc. Lancisiana d. Osp. di Roma 7 p. 173.

Grünhagen, Über den Einfluß des Sympathikus auf die Vogelpupille. Pflügers Arch. f. d. ges. Physiol. 41 S. 65.

Höltzke, Zur physiologischen Wirkung des Atropins auf das Auge. Klin. Monatsbl. f. Augenheilk. S. 104.

Hutchinson, The pupil-symptoms met with after injuries of the head. Opthth. Review. p. 97, 129 and 153.

Jegorow, Über den Einfluß des Sympathikus auf die Vogelpupille. Pflügers Arch. f. d. ges. Physiol. 41 S. 326.

Iwanow, Zur Frage über die Ungleichheit der Pupillen bei gesunden Menschen. Wratsch. p. 162.

Kahler und **Pick**, Zur Lokalisation partieller Okulomotoriuslähmung. Prager Żeitschr. f. Heilk.

Laqueur, Über Beobachtungen mittels der Zehender-Westienschen binokularen Korneallupe. Zentralbl. f. prakt. Augenheilk. S. 298.

Macewen, The pupil in its semiological aspects. Amer. Journ. of Med. scienc.

Magnus, Zur Kasuistik der Sympathikusreizung. Klin. Monatsbl. f. Augenheilk. S. 207.

Mislawski, De l'influence de l'écorce grise sur la dilatation de la pupille. Soc. de biol. No. 13.

Moeli, Über die Pupillenstarre bei der progressiven Paralyse. Arch. f. Psych. u. Nervenkrankh. 18 S. 1.

Oppenheim und **Siemerling**, Beiträge zur Pathologie der Tabes dorsalis und der peripherischen Nervenerkrankung. Arch. f. Psych. u. Nervenkrankh. 18 S. 98 u. 487.

Rumpf, Die syphilitischen Erkrankungen des Nervensystems. Wiesbaden, Bergmann.

Salgó, Über eine Form motorischer Störung der Iris. Deutsche med. Wochenschr. S. 117.

Steinach, Vergleichend-physiologische Studien über Pupillenreaktion. Zentralbl. f. Physiol. Nr. 5. S. 105.

Zwzaginzew, Über normale relative Weite der Pupille bei gesunden Leuten. Russkaja Medizina. Nr. 28.

1888. **Bellarminoff**, Vervollkommneter Apparat für die graphische Untersuchung des intraokularen Druckes und der Pupillenbewegung. Westnik Ophth. 5, 2.

Berger, Die Sehstörungen bei Tabes dorsalis. Arch. f. Augenheilk. 19 S. 305 u. 391.

Bernhardt, Beiträge zur Lehre von den basalen und nukleären Augenmuskellähmungen. Arch. f. Psych. u. Nervenkrankh. 19.

du Bois-Reymond, Über das Photographieren der Augen bei Magnesiumblitzlicht. Zentralbl. f. prakt. Augenheilk. S. 68.

Chauveau, Sur le mécanisme des mouvements de l'iris. Compt. rend. de la Soc. de Biol. 14 p. 352 et Journ. de l'Anat. et de la Physiol. 24 p. 199.

Cohn, Über Photographieren des Auges. Zentralbl. f. prakt. Augenheilk. S. 65.

Debierre, Sur le muscle de l'iris de l'homme. Compt. rend. de la Soc. de Biol. 5.

1888. Donders, Die Anomalien der Refraktion und Akkommodation des Auges. 2. Aufl.

Ewing, Über ein Bauverhältnis des Irisumfanges beim Menschen. v. Graefes Arch. f. Ophth. 34, 3 S. 1.

v. Forster, Über den diagnostischen Wert einzelner Pupillenphänomene. Münch. med. Wochenschr. Nr. 13.

Galassi, Supra un singolare fenomeno pupillare. Boll. d. Soc. Lancisian. d. osp. di Roma 1887. 7 p. 173.

Gaskell, On the action of the nerves, which dilate the pupil. Proceed. of the Physiol. Soc. No. 6.

Heddaeus, Eine Bemerkung zur Pupillenreaktion. Klin. Monatsbl. f. Augenheilk. S. 410.

Heddaeus, Über Pupillarreaktion. Bericht über d. VII. internat. Ophth.-Kongr. zu Heidelberg. S. 456.

Heddaeus, Reflexempfindlichkeit, Reflextaubheit und reflektorische Pupillenstarre. Berl. klin. Wochenschr. S. 332 u. 353.

Hope, Inaug.-Diss. Halle.

Jackson, Determination of the size of the pupil. Proc. Philad. med. Soc. 58.

Jessop, The pupil and accommodation. Ophth. Review. 161.

Jessop, On the physiology of the intraocular muscles. Bericht über d. VII. internat. Ophth.-Kongr. zu Heidelberg. S. 188.

Jorisenne, Remarque sur les mouvements de l'iris et sur la dynamogénie sensorielle. Compt. rend. de la Soc. de Biol. Nr. 19.

Königstein, Physiologie und Pathologie der Pupillarreaktion. Wien. Klinik. Nr. 4.

Magnus, Die Entstehung der reflektorischen Pupillenbewegungen. Breslau.

Magnus, Schema für die topische Diagnostik der Störungen der reflektorischen Pupillenbewegung. Klin. Monatsbl. f. Augenheilk. S. 256.

Martius, Über Hemianopsie mit hemiopischer Pupillenreaktion. Char.-Ann. 13.

Mislawski, Über den Einfluß der Hirnrinde auf die Pupillendilatatoren. Ref.: Zentralbl. f. Nervenheilk. 30.

Möbius: Über reflektorische Pupillenstarre. Zentralbl. f. Nervenheilk. Nr. 23.

Norrie, Kleine Beiträge. II. Oscillatio pupillae. Zentralbl. f. prakt. Augenheilk. 12 S. 232.

Picqué, Des mouvements de la pupille. Arch. d'Opht. 8 p. 249.

Sachs, Ungewöhnliche Formen hemianopischer Gesichtsstörung. Wien. klin. Wochenschr. Nr. 22 u. 23.

Samelsohn, Eine seltene Affektion des Halssympathikus. 61. Vers. deutscher Naturf. u. Ärzte.

Schäfer, Brain 11.

Stölting und Bruns, Über Lähmung von Konvergenz- und Divergenzfähigkeit. v. Graefes Arch. f. Ophth. 34, 3.

1889. Berger, Die Sehstörungen bei Tabes dorsalis und Versuch einer einheitlichen Erklärung des Symptomcomplexes der Tabes.

Bernhardt, Zur Lehre von den nuklearen Augenmuskellähmungen und der rezidivierenden Okulomotorius- und Fazialislähmung. Berl. klin. Wochenschr. S. 1009.

Bettelheim, Akute Kokainvergiftung. Wien. med. Presse. Nr. 12.

Böttiger, Beitrag zur Lehre von der chronisch progressiven Augenmuskellähmung. Arch. f. Psych. u. Nervenkrankh. 21 S. 513.

Darkschewitsch, Über den oberen Okulomotoriuskern. Arch. f. Anat. u. Physiol. Anat. Abt.

v. Gudden, Gesammelte Abhandlungen. Herausgeg. von Grashey. Wiesbaden, Bergmann.

Gaskell, On the relation between the structure, fonction and origin of the cranial nerves. Journ. of physiol. 10 p. 153.

1889. Heddaeus, Über reflektorische Pupillenstarre. Zentralbl. f. Nervenheilk. Nr. 3.
      Heddaeus, Über Prüfung und Deutung der Pupillensymptome. Arch. f.
          Augenheilk. 20 S. 46.
      Magnus, Die Entstehung der reflektorischen Pupillenbewegungen. Breslau,
          Kern.
      Marina, Zur Symptomatologie der Tabes dorsalis. Arch. f. Psych. u. Nerven-
          krankh. 21 S. 156.
      Mendel, K., Die reflektorische Pupillenstarre. Deutsche med. Wochenschr.
          S. 957.
      Mendel, K., Experimentelle Untersuchungen über den Reflexbogen zwischen
          Orbita und Pupille. Vortrag: Neurol. Zentralbl. S. 557.
      Mendel, K., Zur Lokalisation der reflektorischen Pupillenstarre. Neurol.
          Zentralbl. S. 711.
      Money, On the dilatation of the pupil in locomot. ataxie. Lancet. p. 156.
      Pelizaeus, Zur Differentialdiagnose der Neurasthenie. Deutsche med. Ztg.
      Perlia, Die Anatomie des Okulomotorius beim Menschen. v. Graefes Arch.
          f. Ophth. 35.
      Peters, Über Konvergenzlähmungen. Zentralbl. f. prakt. Augenheilk. 13
          S. 225.
      Segal, Über die Pupillarreflexe. Inaug.-Diss. Charkow.
      Sommer, Apparat zur Pupillenmessung beim Kranken. Münch. med.
          Wochenschr. S. 1657.
      Vissering, Über einen Fall von rezidivierender Okulomotoriuslähmung.
          Münch. med. Wochenschr.
      Weir-Mitchell, Journ. of Nerv. and Mental Disease. Jan.
      Weeks, Retinoscope, pupillometer and strabometer combined. Med. Record
          York. 36 p 167.
1890. Basevi, Fisiologia dei centri nervosi dell'iride. Ann. di Ottalm. 19 p. 144.
      Burchardt, Vorstellung eines Falles von paradoxer Pupillenreaktion. Berl.
          klin. Wochenschr. Nr. 2.
      Coste, Pupille et choléra. Revue de Méd. p. 986.
      Craniceanu, Über eine Methode, die Pupillendistanz zu messen. Szemészet.
      Damsch, Über Pupillenunruhe (Hippus) bei Erkrankungen des Zentralnerven-
          systems. Neurol. Zentralbl. Nr. 3.
      Dercum, Tumor of the thalamus, more especially of the pulvinar, presen-
          ting Wernickes pupil reaction. Journ. of Nerv. and mental diseases.
          15 p. 506.
      Langley und Andersen, The action of nicotin on the ciliary ganglion and
          the endings of the third cranial nerve. Journ. of Physiol. 11 p. 281.
      Magnus, Zur Kasuistik der Sympathikusreizung. Klin. Monatsbl. f. Augen-
          heilk. S. 207.
      Munk, H., Über die Funktionen der Großhirnrinde. Berlin.
      Östreicher, Ein Beitrag zur Meningitis diffusa basilaris syphilitica. Para-
          doxe Pupillenreaktion. Berl. klin. Wochenschr. S. 193.
      Pel, Ein Fall von rezidivierender nuklearer Okulomotoriuslähmung. Berl.
          klin. Wochenschr. S. 1.
      Remak, Basale Hemianopsie. Neurol. Zentralbl. Nr. 5.
      Schwarz, Über die Wirkung des konstanten Stroms auf das Auge. Arch.
          f. Psych. u. Nervenkrankh. S. 588.
      Steinach, Untersuchungen zur vergleichenden Physiologie der Iris. Pflügers
          Arch. f. d. ges. Physiol. 47 S. 289.
      Uhthoff, Untersuchungen über die bei der multiplen Sklerose vorkommen-
          den Augenstörungen. Arch. f. Psych. u. Nervenkrankh. 21 S. 55.
      Wilbrand, Die hemianopischen Gesichtsfeldformen. Wiesbaden.
1891. Adamük, Zur Kasuistik der Amaurosis transitoria. Arch. f. Augenheilk.
          22 S. 10.

1891. Adler, Ein Fall schwerer Hyoszinvergiftung. Berl. klin. Wochenschr. Nr. 10.

Bernheimer, Über die Sehnervenwurzeln beim Menschen. Wiesbaden, Bergmann.

Chauveau, Sur le mécanisme des mouvements de l'iris. Journ. de l'Anat. et de la Physiol.

Denti, Un rarissimo fenomeno pupillare reflesso del iride. Boll. d'Ocul. 13, 4 p. 12.

Haab, Der Hirnrindenreflex der Pupille. Festschr. z. Feier d. 50jähr. Doktorjubiläums d. Herrn v. Nägeli u. v. Kölliker.

Hilbert, Pupillenbeobachtungen mittels der subjektiven Methode. Betz. Memorabilien. Heft 5.

Hirsch, Ein Beitrag zur Chirurgie des Okzipitalhirns. Inaug.-Diss. Würzburg.

Jessop, Two cases of complet blindness with good pupillary light reflexes. Ophth. Review. p. 254.

Langendorff, Die Beziehungen der Nervenfasern des Halssympathikus zu den Ganglienzellen des oberen Halsknotens. Zentralbl. f. Physiol. 5 S. 130.

Leyden, Beitrag zur topischen Diagnostik der Gehirnkrankheiten. Internat. Beiträge z. wissenschaftl. Med. Berlin.

Liebrecht, Zur Ätiologie und Prognose der Augenmuskellähmungen. Münch. med. Wochenschr. S. 416.

Mairet, Température et pupilles dans les accès d'épilepsie. Mercredi Méd. p. 442.

Nawrocki und Prybylski, Die pupillenerweiternden Nerven der Katze. Pflügers Arch. f. d. ges. Physiol. 50 S. 234.

Philippsen, Der Zustand der Pupille bei physiologischen und pathologischen Verhältnissen. Hospitalstidende. p. 1001.

Röder, Ein Beitrag zur Kasuistik der Hysterie. Klin. Monatsbl. f. Augenheilk. Beilageheft. S. 41.

Schütz, Anatomische Untersuchungen über den Faserverlauf im zentralen Höhlengrau und den Nervenfaserschwund in demselben bei der progressiven Paralyse. Arch. f. Psych. u. Nervenkrankh. 22 S. 527.

Steinach, Zur Physiologie und Anatomie des Sphincter pupillae der Amphibien, Fische und einiger Wirbellosen. Lotos. Neue Folge. 12.

Story, Temporal Hemianopsie of left eye and absolute blindness of right. Brit. med. Journ. Juni.

1892. Berger, Les maladies des yeux dans leurs rapports avec la pathologie générale. Paris.

Borthen, Lyder, Die topisch-diagnostischen Verhältnisse bei einseitiger isolierter reflektorischer Pupillenstarre. Klin. Monatsbl. f. Augenheilk. 30 S. 19.

Cohn, Lehrbuch der Hygiene des Auges.

Dodd, The optical condition of fifty persons, who were free from any ocular disturbance. Ophth. Review. p. 346.

Dogiel, Hysterische Pupillen- und Akkommodationslähmung, geheilt durch hypnotische Suggestion. Deutsche Zeitschr. f. Nervenheilk. 2 S. 217.

Dowling, The influence of tobacco manufactories of Cincinnati. Cincinnati Lancet Clin. 29 p. 585.

Eckard, Zur Topographie der die Pupille verengernden Fasern des Trigeminus innerhalb des Zentralorgans. Zentralbl. f. Physiol. 6, 199.

Eisenlohr, Ein Fall von akuter hämorrhagischer Enzephalitis. Deutsche med. Wochenschr. S. 1065.

Gowers, Handbuch der Nervenkrankheiten. Übers. von Grube. Cohen, Bonn.

Grünhagen, Über die Mechanik der Irisbewegungen. Pflügers Arch. f. d. ges. Physiol. 53 S. 348.

1892. Grünhagen, Zur myotischen Wirkung des Trigeminus beim Kaninchen. Zentralbl. f. Physiol. 6 S. 326.

Guillery, Über die topische Diagnostik der Pupillenerscheinungen bei der Tabes dorsalis. Deutsche med. Wochenschr. S. 1183.

Heese, Über den Einfluß des Sympathikus auf das Auge, insbesondere auf die Irisbewegungen. Pflügers Arch. f. d. ges. Physiol. 52 S. 535.

Henschen, Klinische und anatomische Beiträge zur Pathologie des Gehirns. II. Teil. Upsala.

Hilbert, Pupillenbeobachtungen mittels der subjektiven Methode. Ref.: Zentralbl. f. prakt. Augenheilk. S. 319.

Hoche, Über die galvanische Reaktion des Sehapparates. Arch. f. Psych. u. Nervenkrankh. S. 642.

Kopsch, Iris und Corpus ciliare des Reptilienauges nebst Bemerkungen über einige andere Augenteile. Inaug.-Diss. Berlin.

Kornfeld und Bickeles, Untersuchungen über das Verhalten der Pupillen bei Paralytikern. Jahrb. f. Psych. u. Neurol. 11 S. 303.

Langley, On the origin from the spinal cord of the cervical and upper thorax sympathetic fibres, with some observations on white and grey rami communicantes. Proceed. of the roy. soc. 183 p. 35.

Langley and Anderson, On the mechanism of the movements of the iris. Journ. of Physiol. 13 p. 554.

Leyden, Über die hemianopische Pupillenreaktion. Wernickes hemianopische Pupillenstarre. Deutsche med. Wochenschr. Heft 18 S. 3.

Limbourg, Kritische und experimentelle Untersuchungen über die Irisbewegungen und über den Einfluß von Giften auf dieselben, besonders des Kokains. Arch. f. exp. Pathol. u. Pharmakol. S. 93.

Lyder Borthen, Die topisch-diagnostischen Verhältnisse bei einseitiger isolierter reflektorischer Pupillenstarre. Klin. Monatsbl. f. Augenheilk. S. 121.

Nawrocki, Über den Einfluß der Nerven auf die Erweiterung der Pupille. Abhdl. d. russ. med. Gesellsch. an d. k. Univ. zu Warschau. 3.

Ostwald, Pupillostatomètre et nouvelle lunette d'essai. Revue gén. d'Opht. 1.

Pfeiffer, Deutsche Zeitschr. f. Nervenheilk. 1 S. 307.

Redlich, Zur Charakteristik der reflektorischen Pupillenstarre bei der progressiven Paralyse. Neurol. Zentralbl. 1 S. 345.

Sachs, Über den Einfluß farbiger Lichter auf die Weite der Pupille. Pflügers Arch. f. d. ges. Physiol. S. 79.

Schanz, Über den Einfluß der Pupillaröffnung auf das Sehen Aphakischer. Verhdl. d. Gesellsch. deutscher Naturf. u. Ärzte. Halle.

Seggel, Ein Fall von einseitiger Pupillenstarre. Arch. f. prakt. Augenheilk. 24 S. 234.

Sczontágh, Spontane Erweiterungsfähigkeit der Pupillen. Ref.: Zentralbl. f. Nervenheilk. S. 401.

Steinach, Untersuchungen zur vergleichenden Physiologie der Iris. 2. Mitteilung. Pflügers Arch. f. d. ges. Physiol. 52 S. 495.

Turner, On the diagnostic value of the loss of the pupillary light reaction, with a note on the oculo-facial muscular groupe. Ophth. Hosp. Rep. 13, 3 S. 328.

1893. Apolant, Über die sympathischen Ganglienzellen der Nager. Arch. f. mikrosk. Anat. 47 S. 461.

Bach, Exophthalmus, abnorme Pupillenweite, sowie Augenmuskelstörungen nach Bleiintoxikationen. Arch. f. prakt. Augenheilk. 24 S. 218.

Ballet, Les troubles oculaires dans la paralysie générale progressive. Progr. méd. p. 433.

Beard, Die Nervenschwäche (Neurasthenia). 2. deutsche Auflage. Leipzig.

Binz, Drei Fälle von Vergiftung durch Atropin. Zentralbl. f. klin. Medizin. Nr. 2.

1893. Braunstein, Zur Lehre von der Innervation der Pupille. Charkow.

Brown-Séquard, La dilatation de la pupille, est elle un phénomène d'inhibition ou l'effet d'une contraction musculaire? Arch. de Physiol. 5 p. 198.

Browning, Inequality of the pupils in epileptics with a note of latent anisocorie. Journ. of ment. and nerv. diseases. Ref.: Zentralbl. f. Nervenheilk. S. 82.

Danesi, La guida del cloroformizzatore. Boll. d'Ocul. 15.

v. Forster, Über feinere Störungen der Pupillenbewegung. Verhdl. d. Gesellsch. deutscher Naturf. u. Ärzte. 65. Vers. zu Nürnberg. 2, 2 S. 227.

Galezowski, Des troubles de la vue dans la syringomyélie. Receuil d'Opht. p. 546.

Galliard, Les réflexes pupillaires dans la choléra. Progr. méd. 21 p. 26.

van Gehuchten, Le système nerveux chez l'homme. Paris.

Gilbert-Ballet, Les troubles oculaires dans la paralysie générale progressive. Progr. méd. p. 433.

Grünhagen, Über den Sphincter pupillae des Frosches. Pflügers Arch. f. d. ges. Physiol. 53 S. 421.

Heddaeus, Über einseitige reflektorische Pupillenstarre. Arch. f. prakt. Augenheilk. 27 S. 38.

Heddaeus, Über hemiopische Pupillenreaktion. Deutsche med. Wochenschr. Nr. 31.

Hess, Demonstration eines Instrumentes zur Messung von Pupillendurchmesser und Pupillendistanz. Bericht über d. 23. Vers. d. Ophth.-Ges. zu Heidelberg. S. 238.

Iblitz, Kommt Pupillendifferenz auch bei Leuten vor, welche nicht augen- oder nervenkrank sind. Inaug.-Diss. Bonn.

Inoko, Zur Kenntnis der Pilzvergiftung. Fortschr. d. Med. S. 444.

Knies, Die Beziehungen des Sehorgans und seiner Erkrankungen zu den übrigen Krankheiten des Körpers und seiner Organe. Wiesbaden.

Kostenitsch, Über einen Fall von motorischer Aphasie. Zugleich ein Beitrag zur Frage nach der anatomischen Grundlage der Pupillenstarre. Deutsche Zeitschr. f. Nervenheilk. 4.

Langley, On the origins from the spinal cord of the cervical and upper thoracic sympathetic fibres etc. Transact. of. Roy. Soc. Philadephia. 2 p. 85.

Langley, Das sympathische und verwandte nervöse System der Wirbeltiere. Ergebn. d. Physiol. 2 S. 818.

Laqueur, Über die Wirkungen des Kokains auf das Auge und ihre Beziehungen zum N. sympathicus. Arch. f. Psych. u. Nervenkrankh. 25 S. 588.

Littauer, Du mouvement de l'iris et de l'action de l'atrophie et de l'exercice sur la pupille. Thèse de Paris. 1892.

Muchin, Zur Lehre von der Perversität der Pupillenreaktion. Arch. psych., neurol. psychopathol. 22.

Oliver, The relation of the patellar tendon-reflex to some of other ocular reflexes found in general paralysis of the insane. Transact. of the Amer. Ophth. Soc. 92 p. 544.

Percy Dean, Cerebrospinal pressure. Journ. of Pathol. and Bacteriol. 1 No. 1.

Peschel, Über das Orbitalnervensystem des Kaninchens mit besonderer Berücksichtigung der Ziliarnerven. v. Graefes Arch. f. Ophth. 39 S. 1.

Reche, Pupillenungleichheit. Deutsche med. Wochenschr. 19 S. 296.

Retzius, Zur Kenntnis vom Bau der Iris. Biol. Untersuchungen. Neue Folge. 5. 7.

Sachs, Eine Methode der objektiven Prüfung des Farbensinnes. v. Graefes Arch. f. Ophth. 39, 3 S. 108.

1893. Schaffer, Netzhautreflexe während der Hypnose. Neurol. Zentralbl. 12 Nr. 23 u. 24.

Schlösser, Demonstration eines Pupillometers. Bericht über die 23. Vers. d. Ophth.-Ges. zu Heidelberg. S. 94.

Seggel, Ein Fall einseitiger reflektorischer Pupillenstarre. Arch. f. prakt. Augenheilk. 26 S. 151.

Spallitta e Consiglio, Ricerche sopra i nervi costrittori della pupilla. Arch. di Ottalm. 1 p. 18.

Uhthoff, Untersuchungen über die bei der Syphilis des Zentralnervensystems vorkommenden Augenstörungen. v. Graefes Arch. f. Ophth. 39, 1 S. 1 u. 39, 3 S. 126.

Westphal, Ätiologisches und Symptomatologisches zur Lehre von der progressiven Paralyse der Frauen. Char.-Ann. S. 719.

Wernicke, Monoplegia brachialis mit Hemianopsie, durch Stichverletzung des Hirnschenkels bedingt. Allg. Wien. med. Zeitschr. 38 S 543 u. 553.

1894. Arnstein, Zur Innervation des Ziliarkörpers. Anat. Anzeiger. 8. Nr. 7.

v. Bechterew, Über pupillenverengernde Fasern. Neurol. Zentralbl. 13 S. 802.

Bernheimer, Das Wurzelgebiet des Okulomotorius. Wiesbaden, Bergmann.

Binswanger, Die Abgrenzung der allgemeinen progressiven Paralyse. Berl. klin. Wochenschr.

du Bois-Reymond, Das Photographieren der Augen bei Magnesiumblitzlicht. Zentralbl. f. prakt. Augenheilk. S. 171.

du Bois-Reymond, Über Pupillenstudien. Zentralbl. f. prakt. Augenheilk. S. 171.

Braunstein, Zur Lehre von der Innervation der Pupillenbewegung. Wiesbaden, Bergmann.

Briand, Ann. méd.-psych.

Dogiel, Die Beteiligung der Nerven an den Schwankungen der Pupillenweite. Pflügers Arch. f. d. ges. Physiol. S. 500.

Edinger, Eine neue Theorie über die Ursache einiger Nervenkrankheiten. Samml. klin. Vorträge. Nr. 106.

Goldzieher, Ein Fall von tuberkulöser Geschwulst in den Vierhügeln mit Ophthalmoplegia bilateralis. Zentralbl. f. prakt. Augenheilk. S. 18.

Gudden, Zur Ätiologie und Symptomatologie der progressiven Paralyse mit besonderer Berücksichtigung des Traumas und der im jugendlichen Alter vorkommenden Fälle von Paralyse. Arch. f. Psych. u. Nervenkrankh. 26 S. 430.

Heddaeus, Die zentripetalen Pupillenfasern und ihre Funktion. Festschr. z. Feier d. 50jähr. Jubiläums d. Vereins d. Ärzte d. Reg.-Bez. Düsseldorf. S. 317.

Henry, Sur les lois nouvelles de la contraction pupillaire. Compt. rend. 119 S. 347.

Heddaeus, Zur Frage der hemiopischen Pupillenreaktion. Allg. Wien. med. Ztg. 39 S. 349 u. 367.

Henschen, Klinische und anatomische Beiträge zur Pathologie des Gehirns. Teil III. S. 100.

Henschen, Réaction pupillaire hémiopique. Revue gén. d'Opht. p. 210.

Jakobäus, Über einen Fall von Polioencephalitis haemorrhag. superior. Deutsche Zeitschr. f. Nervenheilk. 5 S. 334.

Juler, A contribution to the anatomie and physiology of the iris. Transact. of the VIII. internat. Ophth.-Cong. Edinbourgh. p. 67.

v. Kölliker, Über das Ganglion ciliare. Anat. Anzeiger. 9.

Katz, Über anormale Assoziation von Bewegungen des oberen Lides und der Regenbogenhaut mit Bewegungen des Augapfels. Wratsch. p. 1268.

Körbling, Über das Verhältnis der Pupillenweite zur Refraktion und Alter. Inaug.-Diss. München.

1894. **Krüger**, Über die Pupillenreaktion nebst Mitteilung eines Falles von einseitiger reflektorischer Starre. Inaug.-Diss. Berlin.

Langendorff, Ciliarganglion und Okulomotorius. Pflügers Arch. f. d. ges. Physiol. 56 S. 522.

Michel, Über die feinere Anatomie des Gangl. ciliare. Transact. of the VIII. internat. Ophth.-Congr. Edinbourgh.

Moebius, Diagnostik der Nervenkrankheiten. Leipzig, Vogel.

Merlert, Über elektrische Reizung des Halssympathikus. Pflügers Arch. f. d. ges. Physiol. 55 S. 550.

Öbecke, Über die Pupillenreaktion und einige andere Erscheinungen bei der allgemein fortschreitenden Paralyse mit Berücksichtigung der Syphilisfrage. Allg. Zeitschr. f. Psych. 50 S. 169.

Pacetti, Lesioni del tronco dell' encefalo nella tabe. Riv. sperim. di freniatr.

Retzius, Über das Ganglion ciliare. Anat. Anzeiger. 9.

Rothmann, Der diagnostische Wert der hemiopischen Pupillarreaktion. Deutsche med. Wochenschr. Nr. 15.

Samelsohn, Seltene Beobachtungen zur Semiotik der Pupillarreaktion. Deutsche med. Wochenschr. Nr. 4.

Schirmer, Untersuchungen zur Physiologie der Pupillenweite. v. Graefes Arch. f. Ophth. 40 S. 8.

Schwarz, Ein Fall von rechtsseitiger unvollständiger reflektorischer und linksseitiger unvollständiger akkommodativer Pupillenstarre. Zentralbl. f. prakt. Augenheilk. S. 357.

Steil, Über den spinalen Ursprung des Halssympathikus. Pflügers Arch. f. d. ges. Physiol. 58 S. 155.

Uhthoff, Untersuchungen über die bei der Syphilis des Zentralnervensystems vorkommenden Augenstörungen. v. Graefes Arch. f. Ophth. 40.

Weinland, Über einen Tumor der Vierhügelgegend und über die Beziehungen des hinteren Vierhügel zu Gehörstörungen. Arch. f. Psych. u. Nervenkrankh. 26 S. 363.

Wernicke, Vollständige linksseitige Blindheit ohne jeglichen objektiven Befund. Deutsch. militärärztl. Zeitschr. 23, 5.

Wollenberg, Statistisches und Klinisches zur Kenntnis der paralytischen Geistesstörung beim weiblichen Geschlecht. Arch. f. Psych. u. Nervenkrankh. 26 S. 472.

1895. **v. Bechterew**, Über wenig bekannte Reflexerscheinungen bei Nervenkrankheiten usw. Neurol. Zentralbl. Nr. 24.

v. Bechterew, Über die willkürliche Erweiterung der Pupille. Zeitschr. f. Nervenheilk. 7 S. 478.

Boedecker, Über einen Fall von Poliencephalitis haemorrhagica acuta. Neurol. Zentralbl. S. 189.

Boedecker, Über einen Fall von chronischer progressiver Augenmuskellähmung. Neurol. Zentralbl. S. 191.

Boedecker, Zur Kenntnis der akuten alkoholischen Ophthalmoplegie. Arch. f. Psych. u. Nervenkrankh. 27 S. 910.

Charles, Demonstration par un nouveau pupillomètre de l'action directe de lumière sous l'arts. Acad. des Sciences.

Déjerine, Soc. de Biol.

Ewetzky, Rezidivierende Amaurose mit nachfolgender Hemianopsia temporalis. Zentralbl. f. prakt. Augenheilk. S. 265.

Falk, Zur Kasuistik der Störungen der Pupillenreaktion. (Russisch.) Ref.: Zentralbl. f. Psych. u. Nervenkrankh. S. 330.

Gabriélidès, Recherches sur l'embryologie et l'anatomie comparée de l'angle de la chambre antérieure chez le poulet et chez l'homme. Muscle dilatateur de la pupille. Thèse de Paris.

1895. Heinrich, Die Aufmerksamkeit und die Funktion der Sinnesorgane. Zeitschr.
          f. Psychol. u. Physiol. der Sinnesorgane.
      Henry, Démonstration par un nouveau pupillomètre. Compt. rend. de l'Acad.
          d. sciences Paris. 121.
      Henschen, Über hemianopische Pupillenreaktion. Atti dell' XI. Congr. Med.
          internat. Roma 6 p. 39. (Diskussionsbemerkung von Uhthoff u. Samel-
          sohn.)
      Hillenberg, Beitrag zur Symptomatologie der progressiven Paralyse. Neurol.
          Zentralbl. S. 354.
      Kaes, Statistische Beobachtungen über die wichtigsten somatischen Ano-
          malien bei allgemeiner Paralyse. Zeitschr. f. Psych. u. Nervenkrankh.
          2 S. 719.
      Landolt, Ein Pupillometer. Zentralbl. f. d. med. Wissensch. S. 563.
      Laqueur, Über einen Fall von Embolie der Zentralarterie mit Freibleiben
          des temporalen Netzhautbezirkes nebst Bemerkungen über die zentri-
          petalen Pupillenfasern. Arch. f. Augenheilk. 30 S. 75.
      Laqueur, Über die Wirkungen des Kokains usw. Arch. f. Psych. 25 S. 588.
      Leimbach, Statistisches zur Symptomatologie der Tabes dorsalis. Deutsche
          Zeitschr. f. Nervenheilk. 7 S. 493.
      Lévi et Sauvineau, D'un cas de syringomyélie avec signe d'Argyll-
          Robertson. Gaz. des Hôp. 68 p. 594.
      Mahaim, Recherches sur les connexions qui existent entre les noyaus des
          nerfs etc. Bull. de l'Acad. méd. Belge.
      Moebius, Neurologische Beiträge IV. 2. Verhalten der Pupillen bei alten
          Leuten. 3. Periodisch wiederkehrende Okulomotoriuslähmung. 6. Re-
          flektorische Pupillenstarre. 9. Halssympathikus. Leipzig, Abel.
      Moll, Der Reizzustand des Auges, drei durch Trigeminusreizung ausgelöste
          Reflexe. Zentralbl. f. prakt. Augenheilk. S. 66.
      v. Monakow, Experimentelle und pathologisch-anatomische Untersuchungen
          über die Haubenregion, den Sehhügel und die Regio subthalamica etc.
          Arch. f. Psych. u. Nervenkrankh. 27.
      Peters, Über Pupillendifferenz im Anschluß an eine Erkrankung des Auges
          und des Nervensystems. Inaug.-Diss. Bonn 1894.
      Rindfleisch, Ein Fall von einseitiger Lähmung des Sphincter iridis. Ber.
          über d. 24. Vers. d. Ophth. Ges. zu Heidelberg.
      Schanz, Drei Fälle einseitiger reflektorischer Pupillenstarre. Arch. f. Augen-
          heilk. 34 S. 59.
      Schirmer, Demonstration eines Pupillometers. Bericht über die 24. Vers.
          d. Ophth. Ges. zu Heidelberg. S. 242.
      Seggel, Ein weiterer Fall von einseitiger reflektorischer Pupillenstarre. Arch.
          f. Augenheilk. 34 S. 63.
1896. D'Aleté, De la migraine ophtalmoplégique. Thèse de Paris.
      Apolant, Über die Beziehungen der n. oculomotrius zum Ganglion ciliare.
          Anat. Anzeiger 12 u. Arch. f. mikroskop. Anat. 47 S. 655.
      Aurand et Frenkel, Mydriase paralitique et mydriase spasmodique uni-
          latérale hystérique. Revue de Méd. 16.
      Aurand et Frenkel, Sur quelques manifestations oculaires de l'hysterie.
          Revue de Méd. 16 S. 845.
      Bach, Experimentelle Untersuchungen über die Lokalisation im Okulomo-
          toriusgebiet. Zentralbl. f. Nervenheilk.
      Bernheimer, Zur Kenntnis der Lokalisation im Kerngebiet des Okulo-
          motorius. Wien. klin. Wochenschr.
      Binswanger, Die Pathologie und Therapie der Neurasthenie. Jena, Fischer.
      Boas, Die semiotische Bedeutung der Pupillenstörungen. Sammlung zwang-
          loser Abhandl. aus d. Gebiete der Augenheilk. Herausgeg. v. Vossius.
          1 Heft 3.

1896. **Boedeker**, Arch. f. Psych. u. Nervenkrankh. 28.

Brosch, Zur Kasuistik der Fischvergiftung. Wien. klin. Wochenschr. Nr. 13.

Caspar, Ein Fall von einseitiger reflektorischer Pupillenstarre. Arch. f. Augenheilk. 32 S. 29.

Cassirer und **Schiff**, Beiträge zur Pathologie der chronischen Bulbärerkrankungen. Obersteiners Arbeiten. Heft 4.

Cousant, Phénomènes oculo-pupillaires et vaso-moteurs dans la compression de la moëlle. Semaine méd.

Dogiel, Neue Untersuchungen über die Beteiligung der Nerven an den Größenveränderungen der Pupille. Gaz. Lekarska No. 39. Ref.: Neurol. Zentralbl. 1031.

Elschnig, Die Funktionsprüfung der Augen.

Frenkel, Sur la réaction dite paradoxale de la pupille. Revue de Méd.

Gifford, Eine Orbikularis-Pupillar-Reaktion. Arch. of Ophth. 24.

Harlan, Pupil reflex in absolute blindness. Transact. of the Amer. Ophth. Soc. 32 S. 671.

Heddaeus, Der Haabsche »Hirnrindenreflex der Pupille« in seiner Beziehung zur »hemiopischen Pupillenreaktion«. Arch. f. Augenheilk. 32 S. 88.

Helmholtz, Handbuch der physiologischen Optik.

Henschen, Klinische und anatomische Beiträge zur Pathologie des Gehirns. III. Teil. 1. u. 2. Hälfte. Upsala.

Hoche, Über die zentralen Wege der motorischen Hirnnerven. Neurol. Zentralbl.

Holtzmann, Untersuchungen über Ziliarganglion und Ziliarnerven. Morphol. Arbeiten. Herausg. von G. Schwalbe. 6.

Jacobsohn, Neurol. Zentralbl. Nr. 5.

Kahane, Die syphilitischen Erkrankungen des Nervensystems. Spez. Pathol. u. Therapie v. Nothnagel. 23 S. 527.

v. **Köllicker**, Handbuch der Gewebelehre. 6. Aufl.

Kocher, Die Verletzungen der Wirbelsäule, zugleich als Beitrag zur Physiologie des menschlichen Rückenmarks. Mitt. aus d. Grenzgebieten d. Med. u. Chir. 1.

Krause, Die Neuralgie des Trigeminus. Leipzig.

Marina, Über multiple Augenmuskellähmungen und ihre Beziehungen zu den sie bedingenden nervösen Krankheiten. Wien.

Massault, Experimentaluntersuchungen über den Verlauf der den Pupillarreflex vermittelnden Fasern. Arch. f. Psych. u. Nervenkrankh. 28 S. 432.

Monro, The Argyll-Robertson pupil, its nature and significance; a clinical studie. Amer. Journ. of med science.

Neff, The pupillary conditions in paretic dementia. Amer. Journ. of insanity.

Nonne und **Beselin**, Über Kontraktions- und Lähmungszustände der exterioren und interioren Augenmuskeln bei Hysterie. Festschr. z. Feier d. 80jähr. Stiftungsf. d. ärztl. Ver. zu Hamburg. Leipzig, Langhammer.

Pick, Prager med. Wochenschr. Nr. 48.

Pineles, Zur pathologischen Anatomie der reflektorischen Pupillenstarre. Arbeiten aus dem Obersteinerschen Institut. 6 S. 101.

Pacetti, Lab. Anat. Roma. 5, 2.

Saenger, Eine neue Pupillarreaktion. Verh. d. Ges. Deutsch. Naturforscher und Ärzte, Frankfurt. 2, 2 S. 322 u. Neurol. Zentralbl. S. 1007.

Schenk und **Fuß**, Zur Innervation des Iris. Pflügers Arch. f. d. ges. Physiol. 42 S. 494.

Schiff, Les mouvements de l'iris et l'action de l'atropine etc. Ges. Beitr. z. Physiol. 3 S. 89.

Schwalbe, Über die Gliederung des Okulomotoriuskernes. Neurol. Zentralbl.

Siemerling, Über die Veränderung der Pupillenreaktion bei Geisteskranken Berlin. klin. Wochenschr. Nr. 48.

1896. Silberkuhl, Untersuchungen über die physiologische Pupillenweite. v. Graefes
Arch. f. Ophth. 42 S. 179.
Thomsen, Über paralytische Frühsymptome, welche dem Ausbruch der
Paralyse bis zu 10 Jahren vorausgehen. Zeitschr. f. Psych. u. Nerven-
krankh. 52 S. 869.
Wirnborn, Über die Bedeutung der hinteren Kommissur für das reflekto-
rische Pupillenspiel. Obozrenje Psychiatrii. p. 668.
Ysin, Perverse Pupillarreaktion. Philadelphia med. Journ.
1897. Abel, Über Pupillen der Geisteskranken. Ungar. Akad. d. Wissensch. 14.
(Ref.: Zeitschr. f. Augenheilk. 1 S. 213.)
Albrecht, Über die Latenzzeit der Pupillenerweiterung bei Reizung des
Halssympathikus. Inaug.-Diss. Rostock.
Bach, Über Augenmuskellähmung. Deutsche med. Wochenschrift. Vereinsbeilage Nr. 22.
v. Bechterew, Über die willkürliche Erweiterung der Pupille. Deutsche
Zeitschr. f. Nervenheilk. 5.
v. Bechterew, Über die Kerne der mit den Augenmuskeln in Beziehung
tretenden Nerven. Arch. f. Anat. u. Physiol.
v. Bechterew, Neurol. Westnik p. 167.
Bernheimer, Ein Beitrag zur Kenntnis der Beziehungen zwischen dem
Ganglion ciliare und der Pupillarreaktion. v. Graefes Arch. f. Ophth.
44 S. 526.
Bernheimer, Experimentelle Studien zur Kenntnis der Innervation der
inneren und äußeren Äste vom Okulomotorius innervierter Muskeln des
Auges. v. Graefes Arch. f. Ophth. 44, 3 S. 481.
Bernheimer, Innervation der Augenmuskeln. Deutsche med. Wochenschr.
Vereinsbeilage Nr. 22.
Bormier, Sur un cas de mydriase réflexe d'origine labyrinthique. Compte
rend. de la Soc. de Biol.
Brixa, Über Fehlen der Pupillarreaktion bei vorhandener Lichtempfindung.
Wien. klin. Wochenschr. S. 801.
Bruns, Diskussionsbemerkungen zu Köppens Vortrag: Über Gehirnverände-
rung nach Trauma. Neurol. Zentralbl. S. 966.
Bruns, Die Geschwülste des Nervensystems. Berlin, Karger.
Frenkel, Etude sur l'inégalité pupillaire dans les maladies et chez personnes
sanies. Revue de méd. 17 p. 804, 18 p. 149 et 496.
Garten, Beiträge zur Kenntnis des zeitlichen Ablaufs der Pupillarreaktion
nach Verdunkelung. Pflügers Arch. f. d. ges. Physiol. 68 S. 68.
Guttmann, Zur Histologie der Ziliarnerven. Arch. f. mikroskop. Anat. 49 S. 1.
Halm, Untersuchungen über den histologischen Bau der Ziliarnerven.
I. Extraokulärer Teil. Wien. klin. Wochenschr. Nr. 31.
Hitzig, Über das Vorkommen und die Bedeutung der Pupillardifferenz bei
Oesophaguskarzinom. Deutsche med. Wochenschr. S. 577.
Hudson, A case of fracture of the fifth cervical vertebra. Journ. of nerv.
and ment. disease. p. 359.
Jonnesco, La résection totale et bilatérale du sympathic cervical. Ann.
d'Ocul. S. 161.
Kalischer, Tabes mit Ophthalmoplegle, Demenz und Muskelatrophie. Berl.
klin. Wochenschr. S. 42.
Kunn, Über Augenmuskelstörungen bei Hysterie. Wien. klin. Rundschau
Nr. 22, 23 u. 25.
Moebius, Über die Tabes. Berlin, Karger.
Moeli, Weitere Mitteilungen über die Pupillenreaktion. Berl. klin. Wochenschr.
Nr. 19.
Müller, Über die galvanischen Gesichtsempfindungen. Zeitschr. f. Psych.
u. Physiol. der Sinnesorgane. 14 S. 329.

4897. Nonne, Über zwei klinisch und anatomisch untersuchte Fälle von syphilitischer Spinalparalyse. Arch. f. Psych. u. Nervenkrankh. 19 S. 695.

Redlich, Die Pathologie der tabischen Hinterstrangsdegeneration. Jena, Fischer.

Rosenthal und Mendelsohn, Über die Leitungsbahnen im Rückenmark und den Ort der Reflexübertragung. Neurol. Zentralbl. S. 978.

Schirmer, Untersuchungen zur Pathologie der Pupillenweite und der zentripetalen Pupillenfasern. v. Graefes Arch. f. Ophth. 44 S. 358.

Schirmer, Die Funktion der sog. pararetikulären oder amakrinen Zellen in der Retina. Bericht über d. 26. Vers. d. Ophth. Ges. zu Heidelberg. S. 146.

Schlagenhaufer, Anatomische Beiträge zum Faserverlauf in den Sehnervenbahnen und Beitrag zur tabischen Sehnervenatrophie. Arb. a. d. Inst. f. Anat. u. Physiol. des Zentralnervensystems. Obersteiner, Wien. 5 S. 1.

Schreiber, Zwei Fälle gestörter Pupillarreaktion. Münchn. med. Wochenschr. S. 1515.

Schwabe, Neurol. Zentralbl. 1897.

Stefanie Morpurgo, Sul restringimento pupillare degli alienati. Riv. sperim. di freniatr. 23.

Siemerling und Boedeker, Chronische fortschreitende Augenmuskellähmung und progressive Paralyse. Arch. f. Psych. u. Nervenkrankh. 29 S. 748.

Tinnjanzew, Beitrag zur Erforschung des Einflusses des N. sympathicus auf die Pupille der anderen Seite. Zentralbl. f. med. Wissensch. Nr. 27.

Tinnjanzew, Beiträge zur Erforschung des Sympathikuseinflusses auf die kontralaterale Pupille. Pflügers Arch. f. d. ges. Physiol. 69 S. 199.

Vialleton, Sur le muscle dilatateur de la pupille chez l'homme. Arch. d'Anat. microscop. 1, 3.

Vysin, Zwei Fälle von perverser Pupillenreaktion. Ref.: Zentralbl. f. prakt. Augenheilk. S. 602.

Westphal, Über Pupillenerscheinungen bei Hysterie. Berl. klin. Wochenschr. Nr. 47.

4898. Abel, Über die Pupillen der Geisteskranken. Ung. med. Presse. 3 Nr. 41. Ref.: Zeitschr. f. Augenheilk. 1 S. 213.

Baas, Die Seh- und Pupillen-Bahnen. Augenärztliche Unterrichtstafeln, herausg. von Magnus. Heft 14.

Bach, Experimentelle Untersuchungen über den Verlauf der Pupillarfasern und das Reflexzentrum der Pupille. Ber. über die 27. Vers. d. Ophth. Ges. zu Heidelberg. S. 98.

Bach, Zur Lehre von den Augenmuskellähmungen und den Störungen der Pupillenbewegung. Eine vergleichende u. pathologisch-anatomische, experimentelle und klinische Studie. v. Graefes Arch. f. Ophth. 47 S. 339.

Bach, Über das Ganglion ciliare und das Reflexzentrum der Pupille. Physik.-med. Ges. zu Würzburg.

Bardelli, Sulla distribuzione e terminazione dei nervi nel tratto uveale. Nota preventiva. Ann. di Ottalm. 28 p. 102.

Bernheimer, Experimentelle Studien zur Kenntnis der Innervation der inneren und äußeren vom Okulomotorius versorgten Muskeln des Auges. Ber. über die 26. Vers. der Ophth. Ges. zu Heidelberg. S. 86.

Bernheimer, Experimentelle Untersuchungen über die Bahnen der Pupillarreaktion. Sitzungsber. d. k. Akad. d. Wissensch. in Wien. Math.-naturw. Kl. 107.

Bernheimer, Die Reflexbahnen der Pupillenreaktion. v. Graefes Arch. f. Ophth. 47, 1 S. 1.

v. Biervliet, Noyau d'origine du nerf oculo-moteur commun du lapin. La Cellule 16.

1898. Binswanger, Die Epilepsie. Nothnagels Handbuch. 12, 1.
Binswanger, Die Hysterie. Wien, Hölder.
Blok, Mydriasis und Akkommodationsparalyse bei Hysterie. Ref.: Neurol. Zentralbl. S. 512. 1900.
Dawson, Augensymptome in 30 Fällen von progressiver Paralyse. Brit. med. Journ. Sept.
Eichhorst, Einige Bemerkungen über intermittierende Pupillenstarre bei Tabes dorsalis. Deutsche med. Wochenschr. Nr. 23 S. 357.
Franke, Ein Fall von Hippus. Zentralbl. f. prakt. Augenheilk. S. 586.
Frenkel, Étude sur l'inégalité pupillaire dans les maladies et chez les personnes saines. Revue de Méd. 1897.
Grunert, Der Dilatator pupillae des Menschen. Ein Beitrag zur Anatomie u. Physiologie der Irismuskulatur. Arch. f. Augenheilk. 36 S. 318.
Hertel, Über die Folgen der Sehnervendurchschneidung bei jungen Tieren. Habilitationsschrift. v. Graefes Arch. f. Ophth. 46.
Henschen, Über Lokalisation innerhalb des äußeren Knieganglions. Neurol. Zentralbl. S. 194.
Hummelsheim, Über den Einfluß der Pupillenweite auf die Sehschärfe bei verschiedener Belichtung. v. Graefes Arch. f. Ophth. 45 S. 35.
Jacobsohn, Deutsche med. Wochenschr. Nr. 7.
Karplus, Über Pupillenstarre im hysterischen Anfalle nebst weiteren Bemerkungen zur Symptomatologie und Differentialdiagnose hysterischer und epileptischer Anfälle. Jahrb. f. Psych. u. Neurol. 17.
Kauffmann, Über reflektorische Pupillenstarre bei Rückenmarkserkrankungen. Inaug.-Diss. Würzburg.
Langendorff, Über die physiologische Bedeutung der Spinalganglien. Sitzungsber. der naturforsch. Ges. in Rostock. Nr. 5.
Laqueur, Beitrag zur Lehre von der Pupillenbewegung. Arch. f. Augenheilk. 38 S. 135.
Leszinski, On unilateral reflex iridoplegie. New York med. Journ. 8.
Liebrecht, Über das Wesen und die diagnostische Bedeutung der Pupillenerscheinungen. Berl. klin. Wochenschr. S. 1072.
Marina, Das Neuron des Ganglion ciliare und die Zentren der Pupillenbewegung. Deutsche Zeitschr. f. Nervenheilk. 14 S. 356.
Marina, Il neurone del ganglio ciliare e i centri dei movimenti pupillari. Rivist. di Patol. nervosa e mentale 3, 12.
Melkich, Zur Frage über die Ganglienzellen der Iris. Anatom. Anzeiger 10 S. 28.
Ovio, Sui movimenti pupillari. Ann. di Ottalm. 18 p. 89.
Panegrossi, Stud. anat.-fisiol. dei centri dei nervi oculomotori dell'uomo. Lab. anat. patol. del Manicornio di Roma.
Pfister, Über das Verhalten der Pupille und einiger Reflexe am Auge im Säuglings- und frühen Kindesalter. Arch. f. Kinderheilk. 26.
Pribrytkow, Ein Tumor an der Grenze des Hals- und Brustmarkes. Neurol. Zentralbl. S. 563.
Precton, Les rapports des réflexes pupillaires avec les maladies du système nerveux. Revue neurol. No. 18.
Saenger, Über Augenmuskellähmungen bei Hysterie. Arch. f. Psych. u. Nervenkrankh. 4 S. 502.
Schirmer, Mydriasis und Miosis. Eulenburgs Real-Enzyklopädie 16.
Schmidt-Rimpler, Die Erkrankungen des Auges im Zusammenhang mit anderen Krankheiten. Wien, Hölder.
Schultz, Über die Wirkungsweise der Mydriatika und Miotika. Arch. f. Anat. u. Physiol. S. 47.
Schultz, Zur Physiologie der sympathischen Ganglien. Arch. f. Anat. u. Physiol. S. 124.

1898. Schwarz, Die Bedeutung der Augenstörungen für die Diagnose der Hirn- und Rückenmarkskrankheiten. Berlin, Karger.

Spiro, Über die Wirkung der Miotika und Mydriatika bei Pupillenlähmung. Ref.: Ophth. Klinik. S. 93.

Stefani und Morpurgo, Sul restringimento pupillare degli alienati. Ref.: Zentralbl. f. Nervenheilk. S. 412.

Stock, Ein Fall von periodisch rezidivierender Okulomotoriuslähmung. Inaug.-Diss. Tübingen.

Thiemisch, Über periodische Schwankungen der Pupillenweite bei Cheyne-Stokesschen Atmen. Jahrb. f. Kinderheilk. 47.

Treupel, Demonstration eines Falles von ›intermittierender‹ reflektorischer Pupillenstarre bei Tabes dorsalis. Münch. med. Wochenschr. S. 1421.

Tümjanzew, Beiträge zur Erforschung des Sympathikuseinflusses auf die kontralaterale Pupille. Pflügers Arch. f. d. ges. Physiol. 69 S. 199.

1899. Abelsdorff, Die Änderung der Pupillenweite durch verschiedenfarbige Belichtung. Zeitschr. f. Psychol. u. Physiol. d. Sinnesorgane Nr. 22.

Alexander, Syphilis und Auge. Wiesbaden, Bergmann.

Angelucci, Ricerche sul mecanismo del movimento pupillare studiato anche nell' uomo a mezzo dell' ablazione del ganglio cervicale superiore. Arch. di Ottalm. 7.

Babinski et Charpentier, De l'abolition des réflexes pupillaires dans ses rélations avec la syphilis. Ann. de Dermat. et de Syphilographie.

Bach, Zur Lehre von den Augenmuskellähmungen und den Störungen der Pupillenbewegung. Eine vergleichende und pathologisch-anatomische, experimentelle und klinische Studie über die Augenmuskelkerne, das Ganglion ciliare, die Reflexbahnen und das Reflexzentrum der Pupille. II. Hälfte. v. Graefes Arch. f. Ophth. 47 S. 551.

Bach, Experimentelle und pathologisch-anatomische Untersuchungen über die Pupillarreflexbahn. Sehnervenbefund bei doppelseitiger reflektorischer Pupillenstarre. Sitzungsber. der physik.-med. Gesellschaft zu Würzburg.

Bach, Zusammenfassende Darstellung und kritische Betrachtung der Erkrankungen der Vierhügelgegend usw. Zeitschr. f. Augenheilk.

Bach, Anatomische Untersuchung der Sehnerven eines Paralytikers mit reflektorischer Starre. Diese normal; spricht also gegen den Sitz der Starre in der Retina und vor den primären Optikusganglien. Würzburg.

Bach, Erwiderung auf die Bemerkungen zu L. Bachs Arbeit ›Zur Lehre von den Augenmuskellähmungen usw.‹ des Herrn St. Bernheimer. v. Graefes Arch. f. Ophth. 49 S. 233.

Bechterew, Über die kortikalen Zentren der Pupillen-Verengerung und Erweiterung in den hinteren Abschnitten der Großhirnhemisphären beim Affen. Pflügers Arch. f. d. ges. Physiol. 1900.

Beer, Über Mitbewegungsphänomene. Wien. med. Blätter.

Bernheimer, Tatsächliche Berichtigung zu L. Bachs Arbeit: ›Zur Lehre von den Augenmuskellähmungen usw.‹ v. Graefes Arch. für Ophth. 47 S. 682.

Bernheimer, Bemerkungen zu L. Bachs Arbeit: Zur Lehre von den Augenmuskellähmungen usw. v. Graefes Arch. f. Ophth. 48 S. 463.

Bernheimer, Experimentelle Untersuchungen über die Bahnen der Pupillarreaktion. Sitzungsber. d. k. Akademie d. Wissensch. zu Wien. Mathem. Kl. S. 98.

Bernheimer, Die Reflexbahn der Pupillarreaktion. v. Graefes Arch. f. Ophth. 47 S. 1.

Bumm, Experimentelle Untersuchungen über das Ganglion ciliare der Katze. Zentralbl. f. Nervenheilk. u. Psychatrie. Nr. 117.

1899. **Bumm**, Über die Atrophiewirkung der Durchschneidung der Ziliarnerven auf das Ganglion ciliare und über die Beziehungen des Halssympathikus zum Ganglion ciliare. Sitzungsber. d. Ges. f. Morph. u. Physiol. München 16.

Chetwood-Aiken, Bromohydrate of arecoline as a miotic. Brit. med. Journ. p. 82.

Dimmer, Zur Lehre von den Sehnervenbahnen. v. Graefes Arch. f. Ophth. 48, 3 S. 473.

Erb, Die syphilitische Spinalparalyse. Neurol. Zentralbl. S. 165.

v. Fragstein und Kempner, Pupillenreaktionsprüfer. Klin. Monatsbl. f. Augenheilk. S. 243.

Fruginele, Der sogenannte Dilatator der Iris beim Menschen und bei den Säugetieren. Gaz. internaz. di medico-pratic.

Fruginele, Sul fenomeno palpebrale ed orbicolare della pupilla. Giorn. dell' assoc. napoletana di med. natur. 9, 4 S. 285.

Fuß, Die Beteiligung der Nerven an den Schwankungen in der Pupillenweite. Inaug.-Diss. Würzburg.

Gaudenzi, Di un applicazione della pupillometria subbiettiva all' analizi dei movimenti oculari. Nota preventiva Giorn. d. R. Accad. di med. di Torino. p. 412.

Grynfeldt, Le muscle dilatateur de la pupille chez les mammifères. Ann. d'Ocul. 121 p. 331.

Guilloz, Procédé pour la mesure rapide de la dimension de petits objets indépendamment de leur distance. Application à la pupillométrie. (Acad. des sciences.) Recueil d'Opht. p. 372.

Hinshelwood, Euphthalmin; a new mydriatic. Ophth. Review p. 301.

Hirschl, Über die sympathische Pupillarreaktion und über die paradoxe Lichtreaktion der Pupillen bei der progressiven Paralyse. Wien. med. Wochenschr. Nr. 22.

Howe, Clinical measurements of pupillary reaction. Transact. of the Amer. Ophth. Soc. 53 p. 577.

Jackson, The mydriatic action and value of euphthalmin. Ophth. Record. p. 343.

Juliusberger und Kaplan, Anatomischer Befund bei einseitiger Okulomotoriuslähmung bei progressiver Paralyse. Neurol. Zentralbl. S. 486.

Kempner, Neues Instrument der Prüfung der hemianopischen Pupillenreaktion. Bericht über die Verhandl. d. 9. internat. Ophth.-Kongr. in Utrecht. Zeitschr. f. Augenheilk. 2, Beilageheft. S. 23.

Kiribuchi, Über das elastische Gewebe im Auge, nebst Bemerkungen über den Musc. dilatator pupill. Arch. f. Augenheilk. 38 S. 177.

König, Über »springende Pupillen« bei zerebraler Kinderlähmung nebst einigen Bemerkungen über die prognostische Bedeutung derselben bei normaler Lichtreaktion. Deutsche Zeitschr. f. Nervenheilk. 15.

v. Krafft-Ebbing, Nervosität und neurasthenische Zustände. Nothnagels Handb. der spez. Pathol. u. Therapie. 12. Wien, Hölder.

Lans, Pupillometrie. Nederl. Oogh. Bijd. Lief. 7 p. 16.

Lans, Über Pupillenweite. Bericht über die Verhandl. d. 9. internationalen Ophth.-Kongr. in Utrecht. Zeitschr. f. Augenheilk. 2, Beilageheft S. 23.

Lewandowski, Über die Wirkungen von Nebennierenextrakten auf das Auge. Arch. f. Anat. u. Physiol. S. 360.

Liebrecht, Über das Wesen der Pupillenerscheinungen und ihre diagnostische Bedeutung. Deutsche med. Wochenschr. Nr. 25 u. 26.

Magnus, Beiträge zur Pupillarreaktion der Aal- und Froschaugen. Zeitschr. f. Biol. 38 (20) S. 567.

Marimò, Contributo al valore semiologico della pupilla. Riform. med. 15 p. 550.

1899. **Marina**, Die Neurone der Ganglion ciliare und der Centra der Pupillenbewegung. Zeitschr. f. Nervenheilk. 14 S. 356.

Mingazzini, Über das Lidphänomen der Pupille (Galassi). Neurol. Zentralbl. S. 482.

Nonne, Über Pupillenstörungen bei Hysterie. Neurol. Zentralbl. S. 233.

Pfister, Über das Verhalten der Pupillen und einiger Reflexe am Auge im Säuglings- und frühen Kindesalter. Arch. f. Kinderheilk. 24.

Pick, Über Pupillendifferenzen bedingt durch differente Wirkung der direkten und indirekten Belichtung. Neurol. Zentralbl. Nr. 20.

Piltz, Über ein Hirnrindenzentrum für einseitige, kontralaterale Pupillenverengerung (beim Kaninchen). Neurol. Zentralbl. Nr. 19.

Piltz, Über Vorstellungsreflexe der Pupillen bei Blinden. Neurol. Zentralbl. S. 722.

Piltz, Weitere Mitteilungen über Vorstellungsreflexe der Pupillen. Neurol. Zentralbl. S. 496.

Piltz, Über neue Pupillenphänomene. Neurol. Zentralbl. S. 248.

Piltz, Über Aufmerksamkeitsreflexe der Pupillen. Neurol. Zentralbl. Nr. 1.

Prus, Untersuchungen über elektrische Reizung der Vierhügel. Wien. klin. Wochenschr. S. 1124.

Ramon y Cajal, Über die Struktur des Chiasma opticum nebst einer allgemeinen Theorie der Nervenbahnen. Leipzig, Barths Verlag.

Sachs, Über den Einfluß farbiger Lichter auf die Weite der Pupillen. Zeitschr. f. Psychol. u. Physiol. d. Sinnesorgane. 22 S. 386.

Schaefer, Über die Untersuchung auf Anisokone ohne Pupillenstarre. Inaug.-Diss. Giessen.

Schenck, Zur Innervation der Iris. Pflügers Arch. f. d ges. Physiol. 75 S. 119.

Schulz, Die älteren und neueren Mydriatika, Miotika und Anästhetika in der Augenheilkunde. Arch. f. Augenheilk. 11 S. 125.

Schwarz, Über einige Fragen aus der Pupillenlehre. (5. Vers. mitteldeutscher Psychiater u. Neurologen.) Neurol. Zentralbl. S. 1056.

Schwarz, Zur hemiopischen Pupillenreaktion. Zeitschr. f. Augenheilk. 2 S. 533.

Silex, Beitrag zur Kenntnis einiger seltener Gesichtsanomalien. Zeitschr. f. Augenheilk. 2.

Sommer, Lehrbuch der psychopathologischen Untersuchungsmethoden. Berlin.

Thiemich, Apparat zur Pupillenmessung bei Kranken. (30. Jahresvers. des Vereins südwestdeutscher Irrenärzte.) Münch. med. Wochenschr. S. 1657.

Sommer, Über periodische Schwankungen der Pupillenweite bei Cheyne-Stokesschem Atmen. Jahrb. f. Kinderheilk. 47 S. 455.

Vervoort, Die Reaktion der Pupille bei der Akkommodation und der Konvergenz und bei der Beleuchtung verschieden großer Flächen der Retina mit einer konstanten Lichtmenge. v. Graefes Arch. f. Ophth. 49, 2 S. 348.

Vervoort, De pupilreactie bij accommodatie en convergentie. Inaug.-Diss. Leiden.

de Vries, De musculus dilatator pupillae, met de nieuwste Kleurmethoden aangetoond. Nederl. Oogh. Bijdr. Lief. 8 S. 65.

Weill, Troubles pupillaires de nature hystérique. Clinique opht. Nr. 22.

Westphal, Über ein bisher nicht beschriebenes Pupillenphänomen. Neurol. Zentralbl. S. 164.

Wolff, Das Verhalten des Rückenmarks bei reflektorischer Pupillenstarre. Arch. f. Psych. u. Nervenkrankh. 32 S. 57.

1900. **Abelsdorff**, Die Änderungen der Pupillenweite durch verschiedenfarbige Beleuchtung. Zeitschr. f. Psych. u. Physiol. d. Sinnesorgane. 22 S. 81.

Angelucci, Ricerche sul mecanismo del movimento pupillare studiato anche nell' uomo a mezzo dell' ablazione del ganglio cervicale superiore. Arch. di Ottalm. 7, 7 p. 6, 81, 226 u. 283.

184 Literatur.

1900. **Angelucci,** Recherches sur le mécanisme des mouvements pupillaires. Revue générale d'Opht. p. 433.

Antal, Über das Westphal-Piltzsche sog. paradoxe Pupillenphänomen. Neurol. Zentralbl. S. 149.

v. Arnsperger, Über Athetose als Komplikation der Tabes dorsalis. Deutsche Zeitschr. f. Nervenheilk. 18 S. 389.

Bach, Experimentelle Untersuchungen und Studien über den Verlauf der Pupillen- und Sehnervenfasern, nebst Erörterungen über die Physiologie und Pathologie der Pupillarbewegung. Deutsche Zeitschr. f. Nervenheilk. 17 S. 428.

Bach, Die Lokalisation des Musculus sphincter pupillae und des Musculus ciliaris im Okulomotoriuskerngebiet. v. Graefes Arch. f. Ophth. 49 S. 519.

v. Bechterew, Über pupillenverengernde und Akkommodationszentren der Gehirnrinde. Neurol. Zentralbl. Nr. 9.

v. Bechterew, Über pupillenverengernde und pupillenerweiternde Zentren in den hinteren Teilen der Hemisphärenrinde bei den Affen. Arch. f. Anat. u. Physiol. (Physiol. Abt.) S. 25.

v. Bechterew, Über objektive Symptome lokaler Hyperästhesie und Anästhesie bei traumatischen Neurosen und bei Hysterie. Neurol. Zentralbl. Nr. 5.

v. Bechterew, Über paradoxe Pupillenreaktion und über pupillenverengernde Fasern im Gehirn. Deutsche Zeitschr. f. Nervenheilk. 16 Nr. 3 u. 4.

Bernheimer, Die Wurzelgebiete der Augennerven. Graefe-Saemisch, Handbuch d. ges. Augenheilk. 1 Teil I, Kap. VII.

Bernheimer, Die Lage des Sphinkterzentrums. Bericht über die 28. Vers. d. Ophth. Ges. zu Heidelberg. S. 105.

Bruns und Stölting, Die Erkrankungen des Sehnerven im Frühstadium der multiplen Sklerose. Zeitschr. f. Augenheilk. 3 S. 1.

Brunton, The face and pupil in alcoholic neuritis. Brit. med. Journ. 2 p. 1561.

Cipriani-Maudos, Über den Wert des Euphtalmins als Mydriatikum. Wien. med. Wochenschr. Nr. 46.

Epstein, Die Krankheiten des Nervensystems. Schwalbes Handbuch. Stuttgart, Enke.

Erb, Zur Frühdiagnose der Tabes. Münch. med. Wochenschr. S. 989.

Förster, O., Zur Symptomatologie der Tabes dorsalis im präataktischen Stadium und über den Einfluß der Optikusatrophie auf den Gang der Krankheit. Monatsschr. f. Psych. u. Neurol. 8 S. 1 u. 153.

Fuss, Die Beteiligung der Nerven an den Schwankungen in der Pupillenweite. Inaug.-Diss.

Gifford, The palpebral reaction of the pupil (Galassi). Arch. of Ophth. 29 S. 191.

Giurato, Ricerche sperimentali sul decorso delle fibre dilatatrici della pupilla nei nervi endo-orbitarii. Annali di Ottalm. e Lavori della Clinica oculistica di Napoli 29 p. 102.

Gudden, Über die Pupillenreaktion bei Rauschzuständen und ihre forens. Bedeutung. Neurol. Zentralbl. S. 1096.

Harris, The significance and pathology of Argyll Robertson pupil. Brit. med. Journ. 2 p. 924.

Henschen, Revue critique de la doctrine sur le centre cortical de la vision. Paris.

Heerfordt, Studien über den musculus dilatator pupillae. Anatom. Hefte. Herausg. von Merkel u. Bonnet. 14 Heft 46 S. 487.

Jolly, Vorstellung einiger Fälle von Ophthalmoplegie. Berl. klin. Wochenschr.

Kapper, Beitrag zur Klinik der Landryschen Paralyse mit besonderer Berücksichtigung ihrer Bakteriologie und Histologie. Wien. klin. Wochenschr. Nr. 7.

1900. **Kirchner**, Eine wenig bekannte Pupillenreaktion (Lidschlußreflex der Pupille) und ihre therapeutische Verwertung. Münch. med. Wochenschr. S. 1532 u. 1565.

König, On pupillary anomalies in paralysed and non paralysed childrens and their relation to hereditary syphilis. Journ. of ment. scienc. 46 S. 427.

Kopszynski, Zur Kenntnis der Symptomatologie und der pathologischen Anatomie der Lues cerebri. Deutsche Zeitschr. f. Nervenheilk. 20 S. 216.

Langendorff, Zur Deutung der paradoxen Pupillenerweiterung. Klin. Monatsbl. f. Augenheilk. S. 823.

Langendorff, Über die Beziehungen des oberen sympathischen Halsganglions zum Auge und zu den Blutgefäßen des Kopfes. Klin. Monatsbl. f. Augenheilk. T. 129.

Langendorff, Zur Verständigung über die Natur des Ziliarganglions. Klin. Monatsbl. f. Augenheilk. S. 307.

Lans, Über Pupillenweite. Arch. f. Anat. u. Physiol. S. 79.

Levinsohn, Über den Einfluß der Lähmung eines Irismuskels auf seinen Antagonisten. Klin. Monatsbl. f. Augenheilk. S. 625.

Levinsohn, Zur Frage der reflektorischen Pupillenstarre. Zentralbl. f. Nervenkrankh. S. 354.

Levinsohn, Beitrag zur Ophthalmoplegia interna mit besonderer Berücksichtigung der reflektorischen Pupillenstarre. Arch. f. Augenheilk. 40 S. 388.

Lodato, Sulle alterazione del ganglio ciliare in segnito al taglio delle sue radici. Contributo alla natura del ganglion ciliare. Arch. di Ottalm. 8 p. 165.

Marbe, Beitrag zu den Erkrankungen des Auges bei der Tabes dorsalis und zur juvenilen Tabes. Inaug.-Diss. Breslau.

Mickloscewski, Über alternierende Ungleichheit der Pupillen. Neurol. Zentralbl. S. 879.

Mignot, Contribution à l'étude des troubles pupillaires dans quelques maladies mentales. Thèse de Paris.

Neumann, Münch. med. Wochenschr. S. 812.

Parsons, On dilatation of the pupil from stimulation of the cortex cerebri. Americ. Journ. of Ophth. p. 294.

Pichler, Ein Fall von Pupillenstörung auf hysterischer Grundlage. Zeitschr. f. Augenheilk. 3 S. 675.

Pick, Über Pupillendifferenzen bedingt durch differente Wirkung der direkten und indirekten Beleuchtung. Neurol. Zentralbl. Nr. 20 S. 930.

Piltz, Weitere Mitteilungen über die beim energischen Augenschluß stattfindende Pupillenverengerung. Neurol. Zentralbl. S. 837.

Piltz, Einige Worte über neue Pupillenphänomene. (Polnisch.) Medycina Nr. 12.

Piltz, Experimentell erzeugter reziproker Wechsel der Pupillendifferenz bei progressiver Paralyse. Neurol. Zentralbl. S. 434 u. 501.

Probst, Physiologisch-anatomische und pathologisch-anatomische Untersuchungen des Sehhügels. Arch. f. Psych. u. Nervenkrankh. 33 S. 721.

Raecke, Über die Veränderungen im Kleinhirn und Hirnstamm bei Paralyse. Neurol. Zentralbl. S. 290.

Riegel, Über die springende Mydriasis. Deutsche Zeitschr. f. Nervenheilk. 18 S. 169.

Riegel, Über einige Pupillenstörungen. (Nürnberg. med. Ges.) Münch. med. Wochenschr. S. 784.

Roubinowitsch, Des variations du diamètre pupillaire en rapport avec l'effet intellectuel. Congr. de Psychol. Paris.

Roubinowitsch, Du réflex idéomoteur de la pupille. Revue neurol. 8 No. 15.

1900. Salomonsohn, Über Hemianopsie und ihre lokaldiagnostische Bedeutung. Deutsche med. Wochenschr. Nr. 42.

Schanz, Über das Westphal-Piltzsche Pupillenphänomen. (Ges. f. Natur- u. Heilk. in Dresden.) Münch. med. Wochenschr. S. 157.

Schott, Statistische Beiträge zur klinischen Bedeutung der Augenstörungen bei intrakranuellen Erkrankungen. Zeitschr. f. Augenheilk. 3 S. 372.

Schulze, Über Pupillenstarre im hysterischen Anfall und bei Synkope. Therapie d. Gegenwart. 9 S. 1.

Schulz, Die älteren und neueren Mydriatica, Miotica und Anästhetica in der Augenheilkunde. Arch. f. Augenheilk. 40 S. 125.

Sighicelli, Le pupille nei pneumonici. Gazz. med. Lombarda. No. 7 u. 8.

Silex, Über die sog. paradoxe Pupillenreaktion. Zeitschr. f. Augenheilk. 3 S. 498.

Stefani et Nordera, Du réflexe oculopupillaire. Arch. Ital. de Biol. 33 S. 305.

Stefani et Nordera, Del riflesso oculo pupillare. Riv. sperim. di frinatr. 25.

Tanzi, Singolari contegrio delle pupille in uno caso iniziale di paralisi progressiva. Ref.: Neurol. Zentralbl. S. 771.

de la Tourette, La dose suffisante de bromure et le signe de la pupille dans le traitement de l'épilepsie. Sem. méd. 20 p. 331.

Vervoort, Die Reaktion der Pupille bei der Akkommodation und Konvergenz und bei der Beleuchtung verschieden großer Flächen der Retina mit einer konstanten Lichtmenge. v. Graefes Arch. f. Ophth. 49,2 S. 348.

Vidal, Étude sur les réflexes pupillaires. Paris.

Widmark, Über Musculus dilatator pupillae. (Schwedisch.) Hygieo. 1 p. 467.

Wilbrand-Sänger, Die Neurologie des Auges. 1.

Wolff, Über Pupillenreaktionsprüfung mit Berücksichtigung der Refraktion des untersuchten Auges, sowie über eine zentrale und periphere Pupillenreaktion, nebst Angabe eines neuen Instruments. Berl. klin. Wochenschr. Nr. 28.

1901. Axenfeld und Schürenberg, Angeborene zyklische Okulomotoriuserkrankung. Klin. Monatsbl. f. Augenheilk. S. 64.

Baas, Über eine seltenere Pupillarreaktion und den Aufbau des Pupillenzentrums. Bericht über d. 29. Vers. d. Ophth.-Ges. Heidelberg. S. 28.

Babinski, Les troubles pupillaires dans les aneurysmes de l'aorte. Gazz. d. Hôp. 74 S. 1251.

Bach, Bemerkungen zur Methodik der Pupillenuntersuchung, zu den Ursachen der Anisokorie und Störungen der Pupillenbewegung. Bericht über d. 29. Vers. d. Ophth.-Ges. Heidelberg. S. 20.

Bach, Schematische Pupilleninnervation. Darstellung des Verlaufes der Pupillar- und Sehfasern. Bericht über d. 29. Vers. d. Ophth.-Ges. Heidelberg. S. 219.

Baquis, La reazione pupillare come elemento diagnostico differenziale fra l'amaurosi isterica e quella de nevrite retro-bulbare. Ann. di Ottalm. e Lavori della Clin. ocul. di Napoli. 30.

Benesch, Beitrag zur Vergiftung mit Stechapfelsamen. Wien. med. Presse. Nr. 21.

Bernheimer, Die Lage des Sphinkterzentrums. v. Graefes Arch. f. Ophth. 52 S. 302.

Bojadjeff, La réaction dite paradoxale de la pupille. Inaug.-Diss. Toulouse.

Bregmann, Trochlearis- und Okulomotoriuslähmung. Neurol. Zentralbl. S. 189.

Bruns, Traumatische Neurosen. Nothnagels Handbuch d. spez. Path. u. Therapie. Wien.

Bumm, Über die Atrophiewirkung der Durchschneidung der Ziliarnerven auf das Ganglion ciliare. Sitzungsber. d. Ges. f. Morphol. u. Physiol. München. 17.

1901. McCarthy, Der Supraorbitalreflex. Neurol. Zentralbl. S. 800.

Cassirer und Strauß, Tabes dorsalis incipiens und Syphilis. Monatsschr. f. Psych. 10 S. 241.

Cestan et Dupuy-Dutemps, Le signe pupillaire d'Argyll-Robertson, sa valeur séméilogique; ses rélations avec la syphilis. Gaz. des Hôp. S. 1433.

Darwin, Ch., Der Ausdruck der Gemütsbewegungen bei den Tieren und Menschen. Übersetzt von J. V. Carus. Stuttgart.

Donath, Ophthalmoplegia interna als Frühsymptom der progressiven Paralyse, nebst Bemerkungen zur Frühdiagnose der Tabes und Paralyse. Wien. med. Wochenschr. Nr. 15.

Eckhard, Chemische Reizung des Halssympathikus erzeugt beim Kaninchen Verengerung der Pupille. Bericht über d. 29. Vers. d. Ophth.-Ges. Heidelberg. S. 170.

Ferrier und Turner, Experimental lesion of the corpora Quadrigemina. Brain.

Franke, Westphal-Piltzsches Pupillenphänomen. (Ärztl. Verein Hamburg.) Münch. med. Wochenschr. S. 1193.

Friedländer, Zur Kenntnis der Stramoniumvergiftung. Berl. klin. Wochenschr. Nr. 9.

Gannuschkin und Suchanow, Die progressive Paralyse nach den Daten der psychiatrischen Klinik in Moskau. (Russisch.) Journ. neuropathol. psych. in Korsakowa. 1.

Gessner, Über springende Mydriasis. Münch. med. Wochenschr. S. 429.

van Gehuchten et van Biervliet, Le noyau de l'oculomoteur tornuum. Le Névraxe. 2.

Guth, Untersuchungen über die direkte motorische Wirkung des Lichtes auf den Sphincter pupillae des Aal- und Froschauges. Pflügers Arch. f. d. ges. Physiol. 58 S. 119.

Harris, The significance and pathology of the Argyll-Robertson pupil. Brit. med. Journ. 29. 1900.

Hinmann, A case of nutriceg poisoning. Albany med. Ann.

Hirschl, Über die sympathische Pupillenreaktion und über die paradoxe Lichtreaktion der Pupillen bei der progressiven Paralyse. Wien. klin. Wochenschr. S. 592.

Hirschberg, Über die Pupillenbewegung bei schwerer Sehnervenentzündung. Berl. klin. Wochenschr. N. 47 u. Zentralbl. f. prakt. Augenheilk. S. 416.

Hudovernig, Der Supraorbitalreflex. Neurol. Zentralbl. S. 800.

Knotz, Pseudobulbärparalyse und einseitige reflektorische Pupillenstarre. Wien. med. Presse. S. 2065.

Kocher, Hirnerschütterung, Hirndruck usw. Nothnagels Handb. d. spez. Pathol. u. Therapie. 13, 3. Wien, Hölder.

Levinsohn und Arlt, Über die Einwirkung der gebräuchlichen Pupillenreagentien auf pathologische Pupillen. Deutsche Zeitschr. f. Nervenheilk. 26 S. 397.

Levinsohn, Kurzer Beitrag zu den physiologischen und anatomischen Veränderungen des Kaninchenauges nach Entfernung des obersten sympathischen Halsganglions. Zeitschr. f. Augenheilk. 6 S. 359.

Lilienfeld, Über mydriatische Wirkung von Pilokarpinlösungen. Zentralbl. f. prakt. Augenheilk. S. 129 u. 165.

Löwenstein, Zur Kasuistik der Veratrinvergiftung. (Russisch.) Jeshenedelnik Pract. Med. 8.

Mantoux, Intermittence du signe d'Argyll-Robertson dans le tabes. Presse méd. Nr. 104 S. 349.

Marina, Importanza del ganglio ciliare come centro periferico per lo sfintere dell'iride. Gaz. degli ospedali e delle clin.

1901. **Marina**, Studien über die Pathologie des Ziliarganglions beim Menschen. Deutsche Zeitschr. f. Nervenheilk. 20 S. 369.

Marina, Studii sulla patologia del ganglio ciliare nell-uomo. Ann. di nevrol.

Miklaszewski, Über veränderliche Ungleichheit der Pupillen. Kronika lekarska.

Moeli, Über Hirnsyphilis. Berl. klin. Wochenschr. Nr. 1.

Obersteiner, Anleitung beim Studium des Baus der nervösen Zentralorgane. Leipzig.

Parsons, On dilatation of the pupil from cerebral stimulation. Journ. of Physiol. 26 p. 38.

Parsons, On dilatation of the pupil from stimulation of the cortex cerebri. Journ. of Physiol. 26. S. 366.

Pilcz, Die periodischen Geistesstörungen. Jena. S. 163.

Probst, Arch. f. Psych. u. Nervenkrankh. 34.

Raimann, Zur Lehre von der alkoholischen Augenmuskellähmung. Jahrb. f. Psych. u. Neurol. 20. S. 36.

Rioichi Miyake, Ein Beitrag zur Anatomie des Musc. dilatator pupillae bei Säugetieren. Verhandlungen d. physiol.-med. Gesellschaft zu Würzburg. 34.

Selo, Ein Fall von Atropinvergiftung. Münch. med. Wochenschr. S. 1924.

Schaffer, Tabes und Paralyse. Jena, Fischer.

Schanz, Über das Westphal-Piltzsche Pupillenphänomen. Berl. klin. Wochenschr. S. 1065.

Schultze, Über das Vorkommen von Lichtstarre der Pupillen bei kroupöser Pneumonie. Deutsches Arch. f. klin. Med. 73.

Schurygin, Über den Pupillarreflex bei Reizung des Gehörorgans vermittels der Stimmgabel. (Russisch.) Russk. Med. Westnik.

Stewart Purves, Paralysis of the cervical sympathetic. Brit. med. Journ. p. 1400.

Straub, Over den invloed van leeftijd en refracti op de groosse der pupil. Neederl. Tijdschr. v. Geneesk. 2.

Sulzer, Les symptomes pupillaires précoces de la syphilis acquise. Ann. de Dermatol. et de Syphiligr. 4, 2, p. 239.

Várady, Untersuchungen über den okulopupillären (sensiblen) Reflex. (Ungarisch.) Orvosi Hetilap.

Vidal, Étude sur les réflexes pupillaires. Thèse de Paris.

Vossius, Über die hemianopische Pupillenstarre. Vossius' Samml. zwangl. Abhandl. 4, 3. Halle, C. Marhold.

Wilbrand-Saenger, Die Neurologie des Auges. 2.

Westphal, Über das Westphal-Piltzsche Pupillenphänomen. Berl. klin. Wochenschr. Nr. 49.

Wolff, Zur Frage der Lokalisation der reflektorischen Pupillenstarre. Deutsche Zeitschr. f. Nervenheilk. 21 S. 247.

1902. **Alzheimer**, Ref.: Zeitschr. f. Psych. 59, 4.

Anderson, Effect on the pupil of excision of the ciliary ganglion. Proceed. of the Physiol. Soc. Mai.

Anderson, Observation on the Regeneration of nerve-fibres. Proceed. of the Physiol. Soc. December.

Baas, Über das Zentrum der reflektorischen Pupillenverengerung und über den Sitz und das Wesen der reflektorischen Pupillenstarre. Münch. med. Wochenschr. S. 406.

Babinski, Pupillenalteration bei Aortenaneurysmen. Allg. med. Zentral-Zeit. S. 549.

Bach, Über Pupillenzentren. Bericht über d. 30. Vers. d. Ophth.-Ges. Heidelberg. S. 16.

Bach, Zur Methodik der Pupillenuntersuchung. Deutsche med. Wochenschr.

1902. Bernheimer, Die Lage des Sphinkterzentrums. v. Graefes Arch. f. Ophth. 52,2 S. 302.

Bernheimer, Ätiologie und pathologische Anatomie der Augenmuskellähmungen. Dieses Handb. II. Bd. 8 Kap. XI.

Balmelle, Thèse de Paris.

Boïdjeff, La réaction dite paradoxale de la pupille. Thèse de Toulouse.

Brouwell, Byrom. Analysis of 155 cases of tabes. Brain 1897.

Bychowski, Kommt eine ungleiche Pupillenweite bei gesunden Menschen überhaupt vor? (Polnisch.) Gaz. lekarsk.

Mc Carthy, Weiteres zur Kenntnis des Supraorbitalreflexes. Neurol. Zentralbl. S. 843.

Cohn, Über 300 Fälle spinaler Augenleiden. Wochenschr. f. Therapie u. Hygiene d. Auges. Nr. 42.

Dupont, Instruments pour provoquer et mesurer le réflexe pupillaire. Revue gén. d'Opht. p. 515.

Dupont, Un exitateur de la pupille destinée à rechercher en réflex lumineux. Gaz. des Hôp. 85 p. 586.

Ernst, Über deszendierende Verbindungsfasern des Sehhügels mit dem Mittelhirn und dem Hirnstamm. Wissensch. Vers. in d. psych. u. Nervenklinik in St. Petersburg.

Gajkiecvicz, Über die Pupille im normalen und pathologischen Zustande. (Polnisch.) Klin. Vorlesungen. Nr. 162—165.

Gowers, Epilepsie II. Aufl. Übers. von Weiß. Wien, Deuticke.

Haab, Der Hirnrindenreflex der Pupille. Arch. f. Augenheilk. 45 S. 1.

Helmbold, Die Sehnervenkreuzung beim Menschen. v. Graefes Arch. f. Ophth. 38,1 S. 221.

Heine, Über den Einfluß des intraarteriellen Druckes auf Pupille und intraokularen Druck. Deutsche Naturforschervers. in Hamburg. 2,2 S. 308 u. Klin. Monatsbl. f. Augenheilk. S. 25.

Herrnheiser, Über den Einfluß zu starker und zu langdauernder Belichtung auf das Auge. Ärztl. Praxis. Nr. 20 u. 22.

Heß, Anomalien der Refraktion und Akkommodation. Dieses Handb. Bd. 8.

Hirschberg, Umschriebener Schwund der Regenbogenhaut bei spezifischer Pupillenerweiterung. Zentralbl. f. prakt. Augenheilk. S. 82.

Hoche, Die Differentialdiagnose frischer Epilepsie und Hysterie. Berlin, Hirschwald.

Hoffmann, Gleichseitige Lähmung des Halssympathikus bei unilateraler apoplektiformer Bulbärparalyse. Deutsches Arch. f. klin. Med. 73 S. 335.

Joffroy et Schramek, Des rapports de l'irrégularité pupillaire et du signe d'Argyll-Robertson. Ann. d'Ocul. 127 S. 379.

Kipp, A case of unilateral hemianopsie in which the Wernicke hemianopsic pupillary reaction was present. Transact. of the Amer. Ophth. Soc.

Levinsohn, Über das Verhalten der Pupille nach Resektion des Halssympathikus, bzw. Entfernung seines obersten Ganglions. Bericht über d. 30. Vers. d. Ophth.-Ges. Heidelberg. S. 235.

Levinsohn, Über den Einfluß des Halssympathikus auf das Auge. v. Graefes Arch. f. Ophth. 55 S. 144.

Levinsohn, Über die Beziehungen zwischen Großhirnrinde und Pupille. Zeitschr. f. Augenheilk. 8 S. 518.

Lodato, Nuove ricerche sul simpatico cervicale etc. Ann. di Ottalm. 31 S. 731.

Lodato, Sulla cosìdetta dilatazione paradossale della pupilla dopo la estirpazione del ganglio cervicale superiore del sympatico. Arch. di Ottalm. 10.

Lukacz, Der Trigeminus-Facialis-Reflex und das Westphal-Piltzsche Phänomen. Neurol. Zentralbl. S. 147.

1902. **Mann**, Zur Symptomatologie der beginnenden Tabes unter spezieller Berücksichtigung der Augensymptome. Allg. med. Zentralztg. Nr. 54.

Marandon de Montyel, Le réflexe lumineux étudié chez les mêmes malades aux trois périodes de la paralysie générale. Gaz. des Hôp. März.

Marandon de Montyel, Du réflexe accommodatif. Revue de Psych. 5 p 266.

Marandon de Montyel, De l'état des pupilles etc. Ref.: Jahresber. d. Neurol. u. Psych.

Marina, Über die Pupillarreaktion bei der Konvergenz. Neurol. Zentralbl. S. 980.

Marenghi, Arch. ital. de biol. 37.

Meyerhof, Albrecht v. Graefes Lidschlußreaktion der Pupille. Klin. Monatsbl. f. Augenheilk.

Meyerhof, Zur Geschichte der Lidschlußreaktion der Pupille. Berl. klin. Wochenschr. Nr. 5.

Nonne, Über die sogenannte »myotonische« Konvergenzträgheit lichtstarrer Pupillen. Neurol. Zentralbl. S. 1000 u. 837.

Oppenheim, Lehrbuch der Nervenkrankheiten. Berlin.

Piltz, Über paradoxe Pupillarreaktion auf Licht. Ein ungewöhnlicher Fall von Pupillenverengerung bei Entfernung der Lichtquelle. Gaz. lekarska. Nr. 33.

Piltz, Die paradoxe Pupillenreaktion und eigene Beobachtung von Verengerung der Pupille bei Beschattung des Auges. Neurol. Zentralbl. S. 939.

Piltz, Über die diagnostische Bedeutung unregelmäßiger Pupillenkonturen im Verlauf organischer Nervenkrankheiten. (Polnisch.) Gaz. lekarska. No. 25.

Powell, Dilatation of pupil in Chlorodyne poisoning. Ind. med. Gaz. August.

Raecke, Statistischer Beitrag zur Ätiologie und Symptomatologie der progressiven Paralyse. Arch. f. Psych. u. Nervenkrankh. 35 S. 547.

Ruge, Über Pupillarreflexbogen und Pupillarreflexzentrum. v. Graefes Arch. f. Ophth. 54 S. 483.

Saenger, Über myotonische Pupillenbewegung. Neurol. Zentralbl. Sept.

Salomonsohn, Zur Lokalisation der einseitigen Ophthalmoplegia exterior. v. Graefes Arch. f. Ophth. 54 S. 241.

v. Sarbó, Klinische und statistische Daten zur Symptomatologie der Tabes. Die Tabes unter den Arbeitern. Deutsche Zeitschr. f. Nervenheilk. 23 S. 163.

Schanz, Über das Westphal-Piltzsche Pupillenphänomen. Berl. klin. Wochenschrift S. 67.

Schirmer, Zur Methodik der Pupillenuntersuchung. Deutsche med. Wochenschrift Nr. 13.

Schirmer, Noch einmal die Methodik der Pupillenuntersuchung. Deutsche med. Wochenschr. Nr. 23.

Schüle, Statistische Ergebnisse von 100 Fällen von progressiver Paralyse. Jahrb. f. Psych. u. Neurol. 22 S. 18.

Schultze, Über das Vorkommen der Lichtstarre bei kroupöser Pneumonie. Deutsche Zeitschr. f. klin. Med. 123 S. 351.

Szily, Beitrag zur Kenntnis der Anatomie und Entwicklungsgeschichte der hinteren Irisschichten mit besonderer Berücksichtigung des Musc. dilatator pupillae. v. Graefes Arch. f. Ophth. 53, 3 S. 459.

Schrameck, Über die Deformation der Pupillen und ihre Beziehung zum Argyll-Robertsonschen Symptom. Klin. Monatsbl. f. Augenheilk. S. 456.

Mayou Stephen, Miotische durch Mydriatika nicht zu erweiternde Pupille bei einem 5jährigen Mädchen. Mosk. augenärztl. Ges. Ref.: Klin. Monatsbl. f. Augenheilk. 41, 1 S. 561.

1902. **Sterling**, Über neue Pupillenphänomene. (Polnisch.) Kronika lekarska. Nr. 15.

Stock, Ein Beitrag zur Frage des Dilatator iridis. Klin. Monatsbl. f. Augenheilk. S. 57.

Straßburger, Pupillenträgheit bei Konvergenz oder myotonische Pupillenbewegung. Neurol. Zentralbl. S. 738.

Strzeminski, Un cas rare de l'affection hystérique des yeux chez un homme. Recueil d'Opht. Aug.

Tange, Die normalen Pupillenweiten nach Bestimmungen in der Poliklinik. Arch. f. Augenheilk. 46 S. 49.

Tribondeau, Sur la réaction pupillaire à la lumière chez le chat. Journ. de méd. de Bordeaux u. Revue gén. d'opht. p. 397.

Uhthoff, Zur Frühdiagnose der Tabes mit besonderer Berücksichtigung der Augensymptome. Vereinsbeil. d. deutschen med. Wochenschr. S. 278.

v. Varaday, Untersuchungen über den okulopupillären sensiblen Reflex. Wien. klin. Wochenschr.

Wendel, Charakterveränderungen als Symptome und Folgen von Erkrankungen und Verletzungen des Stirnhirns. Mitt. a. d. Grenzgeb. d. Med. u. Chirurg. 7.

Wolff, Zur Frage der Lokalisation der reflektorischen Pupillenstarre. Zeitschr. f. Nervenheilk. 21.

1903. **Anderson**, Reflex pupil-dilatation by way of the cervical sympathetic nerve. Journ. of Physiol. 30 p. 15.

Axenfeld und Stock, Pupillenuntersuchungen an vier mit der Guillotine hingerichteten Personen. Bericht über d. 31. Vers. d. Ophth.-Ges. Heidelberg. S. 221.

Babinski, Diskussionsbemerkung. Neurol. Zentralbl. S. 446.

Babinski, L'examen pratique et la sémiologie de la pupille. Journ. de méd. int. October.

Bach, Über den gegenwärtigen Stand der Frage nach dem Verlauf der Pupillarreflexbahn und ihrer Störungen im Verlaufe dieser Bahn. Sitzungsber. d. Ges. z. Beförderung d. ges. Naturwissenschaft. z. Marburg f. 1902/1903.

Bach und Meyer, I. Experimentelle Untersuchungen über die Abhängigkeit der Pupillenreaktion und Pupillenweite von der Medulla oblongata und spinalis. II. Besprechung und schematische Erläuterung der Pupillenreflexbahn bei mono- und bilateraler Pupillenreaktion. v. Graefes Arch. f. Ophth. 55 S. 414.

Bach, Pupillenstudien. v. Graefes Arch. f. Ophth. 57 S. 219.

Bach, Über die reflektorische Pupillenstarre und den Hirnrindenreflex der Pupille. Neurol. Zentralbl. Nr. 23.

Bach und Meyer, Weitere experimentelle Untersuchungen über die Beziehungen der Medulla oblong. zur Pupille. v. Graefes Arch. f. Ophth. 56 S. 297.

Bielschowsky, Ein Beitrag zur Kenntnis der Pupillenphänomene. Klin. Monatsbl. f. Augenheilk. Beilageheft: Festschr. f. Prof. Sattler. S. 308.

Bodinski, De l'inégalité pupillaire chez les aortiques. Thèse de Paris.

Bumke, Über Pupillenuntersuchungen bei funktionellen Psychosen. (Wandervers. d. südwestdeutschen Neurologen u. Irrenärzte.) Neurol. Zentralbl. S. 696.

Bumke, Beiträge zur Kenntnis der Irisbewegungen. Zentralbl. f. Psych. u. Nervenheilk. Nr. 162.

Bumke, Ein neuer Pupillometer. Münch. med. Wochenschr. S. 1343.

Bumke, Das Verhalten der von psychischen und nervösen Vorgängen abhängigen Irisbewegungen bei Geisteskranken. Zentralbl. f. Psych. u. Nervenheilk. S. 613.

1903. Bumke, Der Hirnrindenreflex der Pupille. Zentralbl. f. Psych. u. Nerven-
heilk. S. 673.
Clarke, On the relation of the Argyll-Robertson phenomen to syphilis.
Brit. med. Journ. 2 S. 1634.
Coppez, L'exploration de la pupille. Revue gén. d'Opht. 22.
Cramer, Monatsschr. f. Psychiatrie 13 S. 36.
Dogiel, Ponsaffektion mit wechselständigen motorischen und sensiblen
Lähmungserscheinungen und Konvergenzlähmung, nebst Bemerkungen
über die Zentren der assoziierten Augenbewegungen. Berl. klin.
Wochenschr. Nr. 1.
Dufour, Das Argyll-Robertsonsche Zeichen. Soc. de Neurol. Paris. Decemb.
Elias, De pupilreflexen. Med. Weekblad.
Finkelburg, Über Pupillenstarre bei hereditärer Syphilis. Deutsche Zeit-
schr. f. Nervenheilk. 23 Nr. 5 u. 6.
Frenkel, Kommt bei gesunden Menschen eine Ungleichheit der Pupillen
vor? (Polnisch.) Gaz. lekarska.
Freund, Über eine mit der Lichtreaktion einhergehende Mitbewegung des
Augapfels. Prag. med. Wochenschr. Nr. 44.
Friberger, Om mätning af pupillens vidd. Inaug-Diss. Upsala.
Fuchs, A., Messung der Pupillengröße und Zeitbestimmung der Lichtreaktion.
Jahrb. f. Psych. 24.
Gajkiewicz, Einige Worte über reflektorische Miose und über die neueste
Theorie nach Nicola Majano. Gaz. lekarska. Nr. 24.
Guttmann, Über das Bindegewebe in der menschlichen Iris. Berl. Ophth.-
Ges. Juli.
Kampferstein, Über die Augensymptome bei der multiplen Sklerose. Arch.
f. Augenheilk. 49 S. 41.
Langley, The autonomic-nervous System. Brain.
Levinsohn, Neue Untersuchungen über die Bahnen des Pupillenreflexes.
Bericht über d. 31. Vers. d. Ophth.-Ges. Heidelberg. S. 217.
Levinsohn, Verhalten der Irismuskeln bei traumatischer Pupillenlähmung.
Klin. Monatsbl. f. Augenheilk. S. 515.
Levinsohn, Über den Einfluß des Halssympathikus auf das Auge. v. Graefes
Arch. f. Ophth. 55 S. 144.
Levinsohn und Arndt, Über die Einwirkung der gebräuchlichen Pupillen-
reagentien auf pathologische Pupillen. Neurol. Zentralbl. Nr. 12.
Lindenmeyer, Eumydrin, ein neues Mydriatikum. Berl. klin. Wochenschr.
Nr. 47.
Lodato, Nuovo ricerche sul simpatico cervicale in rapporto alla fisio-patho-
logia oculare. Ann. di Ottalm. e Lavori della Clin. Ocul. di Napoli. 31.
Magnus, Die Pupillarreaktion der Oktopoden. Pflügers Arch. f. d. ges.
Physiol. 92 S. 623.
Majano, Über Ursprung und Verlauf des N. oculomotorius im Mittelhirn.
Monatsschr. f. Psych. u. Neurol. 13, 1—4.
Marburg, Klinischer Beitrag zur Neurologie des Auges. Infantile und juve-
nile Tabes. Wien. klin. Wochenschr. S. 1295.
Marburg, Die diagnostische Bedeutung der Pupillenreaktionen. Wien. Klinik.
August.
Marina, Über die Kontraktion des Sphinkter iridis bei der Konvergenz und
über die Konvergenz und Seitenbewegungen der Bulbi. Deutsche Zeit-
schr. f. Nervenheilk. Heft 3 u. 4.
Marie et Guillain, Lésion ancienne du noyan rouge. N. Icon. de la Salp.
Michel, Über einseitige familiäre und angeborene Innervationsstörungen des
Halssympathikus. Zeitschr. f. prakt. Augenheilk. 10 S. 181.
Mislawsky, Cortex cerebri and Iris. Journ. of Physiol. 19 p. 15.
Oppenheim, Neurol. Zentralbl. S. 558.

1903. Ovio, Sui movimenti pupill. Ann. di Ottalm. 28 p. 89.

Piltz, Über den diagnostischen Wert der Unregelmäßigkeiten des Pupillarrandes bei den sogenannten organischen Nervenkrankheiten. Neurol. Zentralbl. S. 662 u. 714.

Piltz, Über neurotonische Pupillenreaktion. Neurol. Zentralbl. S. 253.

Pini, Deutsche Zeitschr. f. Nervenheilk. 23.

Placzek, Über Pupillenveränderungen nach dem Tode. Virchows Arch. 173 S. 172.

Raecke, Zur Lehre vom Westphal-Piltzschen Phänomen. Journ. f. Psych. u. Neurol. 2.

Reichardt, Über angeborene Pupillenstarre. Neurol. Zentralbl. S. 521.

Roch, Un cas d'hippus respiratoire. Inaug.-Diss. Genf.

Rochon-Duvigneand et Hertz, Sur les modalités des troubles pupillaires. Arch. gén. de méd.

Rothmann, Über Kontraktion des Sphincter iridis lichtstarrer Pupillen bei Akkommodations- und Konvergenzreaktion. Neurol. Zentralbl. Nr. 6.

v. Sarbó, Statistischer Überblick über 115 Paralysekranke. Ref.: Neurol. Zentralbl. 1904 S. 538.

Schaefer, Wie verhalten sich die Helmholtzschen Grundfarben zur Weite der Pupille. Zeitschr. f. Psychol. u. Physiol. d. Sinnesorgane. 32 S. 416.

Schaumann, Über Frequenz und klinische Bedeutung der Pupillendifferenz nebst einigen speziellen Bemerkungen betreffs der sog. springenden Mydriasis. Zeitschr. f. klin. Med. 49 S. 61.

Schlesinger, Pupillometer. Med. Klinik. S. 205.

Schwarz, Bemerkungen zur Pupillenerweiterung. Deutschmanns Beiträge z. Augenheilk. Heft 57 S. 38.

Schwarz, Die Funktionsprüfung des Auges. Berlin, Karger.

Sievers, Über einen Fall von einseitiger direkt und indirekt auslösbarer Lidschlußreaktion der Pupille bei einseitiger angeborener Lähmung der äußeren vom Okulomotorius versorgten Augenmuskeln. Ophth. Klinik. Nr. 3.

Spiller, Paradoxical reaction of the pupil in akkommodation with a report of three cases. Philadelphia med. Journ.

Stoewer, Ein Fall von Sehnervenatrophie bei Diabetes nebst Bemerkungen über Pupillarreaktion bei Durchleuchtung der Sklera. Klin. Monatsbl. f. Augenheilk. 41, 2 S. 97.

Tange, Die normale Pupillenweite nach Bestimmungen in der Poliklinik. Arch. f. Augenheilk. 46 S. 49.

Toulouse et Vurpas, De la réaction pupillaire aux toxiques comme signe précoce de la paralysie générale. Congr. des aliénés et neurol. Brüssel.

v. Varaday, Untersuchungen über den okulo-pupillären sensiblen Reflex. Wien. klin. Wochenschr. Nr. 12.

Vossius, Über die hemianopische Pupillenstarre. Samml. zwangl. Abhandl. a. d. Geb. d. Augenheilk. 4, 3. Halle, Marhold.

Westphal, Beitrag zur diagnostischen Bedeutung der »Lidschlußreaktion der Pupille«. Neurol. Zentralbl. S. 1042.

1904. Abelsdorff und Feilchenfeld, Über die Abhängigkeit der Pupillarreaktion von Ort und Ausdehnung der gereizten Netzhautflächen. Zeitschr. f. Psychol. u. Physiol. d. Sinnesorgane. 34 S. 111.

Abelsdorff und Piper, Über die Verschiedenheit der direkten und der konsensuellen Lichtreaktion der Pupille. (Berl. Ophth.-Ges.) Zeitschr. f. Augenheilk. 12 S. 792.

Aeenstoots, Über die Pupillarreaktion bei Lidschluß. Inaug.-Diss. Gießen.

Alzheimer, Histologische Studien zur Differentialdiagnose der progressiven Paralyse. Histologische und histopathologische Arbeiten, herausg. von Nissl. Fischer, Jena.

1904. **Anderson**, Reflex pupil-dilatation by way of the cervical sympathetice nerve. Journ. of Physiol. 30 S. 15.

Anderson, Paradoxical pupil dilatation. Journ. of Physiol. 3—4.

Angelucci, Physiologie générale de l'œil. Extrait de l'Encycl. franç. d'Opht.

Ascher, Die bei Erkrankungen des Corp. striatum beobachteten Symptome mit besonderer Berücksichtigung der okularen Symptome. Inaug.-Diss. Marburg.

Babinski, Les réflexes pupillaires. Journ. d. Pract. No. 20.

Bach, Besprechungen von Pupillarreflexzentren und Pupillarreflexbahnen nebst Demonstrationen. Sitzungsbericht d. Ges. z. Förderung d. ges. Naturwissensch. zu Marburg.

Bach, Was wissen wir über Pupillarreflexzentren und Pupillarreflexbahnen. Zeitschr. f. Augenheilk. 11 S. 105.

Bach, Das Verhalten der Pupillen bei Konvergenz und Akkommodation. Zeitschr. f. Augenheilk. 12 S. 725.

Bach und H. Meyer, Über das Verhalten der Pupillen nach Entfernung der Großhirnhemisphären, des Kleinhirns bei Reizung der lateralen Partien der Medulla oblongata und des Trigeminus auf Grund experimenteller Untersuchungen bei der Katze und dem Kaninchen. v. Graefes Arch. f. Ophth. 59 S. 332.

Bartels, Zur Methode der Pupillenuntersuchung bei Gasglühlicht. Zeitschr. f. Augenheilk. 11 S. 296.

Bartels, Pupillenverhältnisse bei Neugeborenen. Zeitschr. f. Augenheilk. 12 S. 438.

v. Bechterew, Über den Augenreflex und das Augenphänomen. Neurol. Zentralbl. S. 107.

Bernheimer, Über Ursprung und Verlauf des N. oculomotorius im Mittelhirn. Monatsschr. f. Psych. u. Neurol. 15 S. 151.

Bernheimer, Tatsächliche Berichtigung zu Dr. Majanos Arbeit: Über Ursprung und Verlauf des N. oculomotorius im Mittelhirn. Monatsbl. f. Psych. u. Neurol. S. 151.

Best, Vorstellung eines Patienten mit Lähmung der okulopupillaren Sympathikusfasern. Med. Ges. in Gießen. Juli.

Bielschowsky, Demonstration eines ungewöhnlichen Pupillenphänomens. Med. Ges. Leipzig. Ref.: Münch. med. Wochenschr. S. 538.

Blanco, Presentacion de un nuovo pupillometro. Arch. de Oftalm. Hisp.-amer. p. 538.

Bloch, Berl. klin. Wochenschr.

Bratz und Falkenberg, Hysterie und Epilepsie. Arch. f. Psych. u. Nervenkrankh. 38 S. 500.

Bumke, Untersuchungen über den galvanischen Lichtreflex. Arch. f. Psych. u. Nervenkrankh. 39 S. 416 u. Zeitschr. f. Psychol. u. Physiol. d. Sinnesorgane 36 S. 294.

Bumke, Die Pupillenstörungen bei Geistes- und Nervenkrankheiten. G. Fischer, Jena.

Bumke, Das Orbikularisphänomen. Zentralbl. f. Psych. u. Nervenheilk. S. 89.

Cassans et Chiray, Signe d'Argyll-Robertson intermittent. Revue gén. d'Opht. p. 564.

Chauffard, Les inégalités pupillaires dans les pleurésies avec épanchement. Arch. gén. de Méd. Nr. 10.

Cooke, Details of a scheme for the subjective messurement of the pupil. Ann. of Ophth. p. 768.

Conzen, Über die periphere Sympathikusaffektion. Inaug.-Diss. Leipzig.

Cosmettatos, De l'action de la nicotin sur le ganglion cerv. supér. Arch. d'Opht. 24 p. 721.

1904. **Cosmettatos**, De l'action de la nicotine sur le ganglion cervical supérieur. Arch. d'Opht. 24 S. 462.

Déhérain, L'inégalité pupillaire dans les maladies des poumons et de la plèvre. Presse méd. No. 79.

Debray, Contribution à la pathogénie du signe d'Argyll-Robertson. Recueil d'Opht. p. 48.

Determann, Diagnose und allgemeine Behandlung der Frühzustände der Tabes. Samml. zwangl. Abhandl. a. d. Geb. d. Nerven- u. Geisteskrankh. Halle, Marhold.

Donath, Pupillenprüfung und Pupillenreaktionen. Monatsschr. f. Psych. u. Neurol. 16 S. 191.

Dufour, Valeur de signe d'Argyll-Robertson. Soc. méd. des Hôp. de Paris.

Dufour, Insuffisance aortique et troubles pupillaires. Recueil d'Opht. S. 309.

Dufour, Troubles pupillaires et tabes incipiens. Soc. méd. de Hôp. de Paris.

Duncan, The size of the pupil as awaid to diagnosis. Canada Lancet.

Edinger, Vorlesungen über den Bau des nervösen Zentralorgans. Leipzig.

Friberger, Nacgka kliniska pupillstudier. Upsala läkare förenings förhandlingsar.

Friedländer und Kempner, Beitrag zur Kenntnis der hemianopischen Pupillenstarre. Neurol. Zentralbl. S. 2.

Fuchs, Die Messung der Pupillengröße und Zeitbestimmung der Lichtreaktion der Pupillen bei einzelnen Psychosen und Nervenkrankheiten. Eine klinische Studie. Deuticke, Wien.

Gasparini, Über den Zusammenhang der sympathischen Systeme beider Augen. Ann. di Ottalm.

Grimsdale, Lichtreflex der Pupille verbunden mit Bewegungen des anderen Augapfels. Transact. of the Ophth. Soc. of the Unit. Kingd. Ref.: Klin. Monatsbl. f. Augenheilk. 42, 1 S. 378.

Haab, Atlas und Grundriß der Ophthalmoskopie. München, Lehmann.

Heddaeus, Semiologie der Pupillenbewegung. Dieses Handb. Bd. IV. Anhang.

Hilger, Hirnrindenreflex der Pupille. (Med. Ges. zu Magdeburg.) Münch. med. Wochenschr. S. 368.

v. Hippel, Neuere Untersuchungen zur Physiologie und Pathologie der Pupillenphänomene. Münch. med. Wochenschr. S. 692 u. 757.

Joffroy, Des signes oculaires dans la paralysie générale. Arch. de Neurol. 17.

v. Krafft-Ebbing, Die allgemeine progressive Paralyse. Nothnagels Handb. d. spez. Pathol. u. Therapie. 9. Wien, Hölder.

Kreuzfuchs, Über den Dilatationsreflex der Pupille auf Verdunkelung. Arbeiten a. d. neurol. Institut a. d. Wien. Universität. 10 S. 275.

Levinsohn, Beiträge zur Physiologie des Pupillarreflexes. v. Graefes Arch. f. Ophth. 59 S. 191 u. 436.

Levinsohn, Über Lidreflexe. v. Graefes Arch. f. Ophth. S. 381.

Levinsohn, Experimentelle Untersuchungen über die von Bach und Meyer in der Medulla oblongata gefundenen »Hemmungszentren« der Pupille. (Berl. Ophth.-Ges.) Ophth. Klinik. Nr. 12 s. auch 1906.

Levinsohn, Zur Frage der paradoxen Pupillenerweiterung. Arch. f. Physiol. S. 475.

Levinsohn, Doppelte Kreuzung der zentripetalen Pupillen- und Lidbahnen. (Verhandl. d. Berl. Physiol.-Ges.) Arch. f. Physiol. S. 558.

Meltzer, Über die Einwirkung von subkutanen Einspritzungen von Adrenalin auf das Auge von Katzen, deren Sympathikus reseziert und deren oberes Halsganglion entfernt ist. Zentralbl. f. Physiol. S. 652.

Meltzer und Meltzer-Auer, Über die Einwirkung von subkutanen Einspritzungen und Einträufelungen in den Bindehautsack von Adrenalin auf die Pupillen von Kaninchen, deren oberes Halsganglion entfernt ist. Zentralbl. f. Physiol. Nr. 22.

1904. Mendel, Neurol. Zentralbl. S. 331.

Morawitz, Zur Kenntnis der multiplen Sklerose. Deutsches Arch. f. klin. Med. 82, 1 u. 2.

Müller, Die multiple Sklerose des Gehirns und Rückenmarks. Jena, Fischer.

Münch, Die muskulöse Natur des Stromazellnetzes der Uvea. Zeitschr. f. Augenheilk. 12 S. 525.

Nagel, Handbuch der Physiologie der Sinne. 3. Braunschweig.

Nagel, Einige Beobachtungen über die Wirkung des Druckes und des galvanischen Stromes auf das dunkeladaptierte Auge. Zeitschr. f. Psych. u. Physiol. d. Sinnesorgane. 34 S. 285.

Nauce, The pathologic pupil. Med. Standard. Jan.

Noell, Zur Physiologie der Irisbewegung. Inaug.-Diss. Marburg.

Parsons, The innervation of the pupil. Ophth. Hosp. Rep. 16. 1 S. 20.

Panegrossi, Weiterer Beitrag zum Studium der Augenmuskelnervenkerne. Monatsschr. f. Psychol. u. Neurol. 16, 2 u. 3.

Piltz, Ein neuer Apparat zum Photographieren der Pupillenbewegungen. Neurol. Zentralbl. Nr. 17 u. 18.

Reh, Über das Verhalten der Reflexe bei Hirntumoren. Monatsschr. f. Psych. u. Nervenkrankh. 15 S. 182.

Reichardt, Das Verhalten des Rückenmarks bei reflektorischer Pupillenstarre. Arch. f. Psych. u. Nervenkrankh. 39 S. 324.

Reichardt, Über Pupillenfasern im Sehnerv und über reflektorische Pupillenstarre. Deutsche Zeitschr. f. Nervenheilk. 25 S. 408.

Roemheld, Über die tonische Reaktion lichtstarrer Pupillen. Münch. med. Wochenschr. S. 2041.

Schmidt-Rimpler, Erkrankungen des Auges im Zusammenhang mit anderen Krankheiten des Körpers. Nothnagels spez. Path. u. Therapie. 21.

Schreiber, Über Pupillarreaktion und den diagnostischen Wert der Pupillenstörungen. (Med. Ges. zu Magdeburg.) Münch. med. Wochenschr. S. 182.

Stefani, Comment se modifie la réaction pupillaire à l'atropine à la suite de l'usage prolongé de cette substance. Arch. ital. de Biol. 44 S. 1.

Terrien, Sémeiologie de la pupille dans le tabes. Arch. gén. de méd.

Tschirkowsky, Zur Innervation der Pupillenbewegung. Inaug.-Diss. Kasan.

Tschirkowsky, Bewegungen der Iris nach Durchschneidung des Sehnerven bei Säugetieren. Nevrol. Westnik. 11.

Uhthoff, Die Augenveränderungen bei Vergiftungen und Erkrankungen des Nervensystems und des Gehirns. Dieses Handb. Bd. XI.

Vignières, La mydriase à bascule. Thèse de Toulouse.

Vincent, Le rétrecissement unilatéral de la pupille dans l'angine phlegmoneuse. Soc. méd. des Hôp. de Paris.

Vincent, Unilateral constriction of the pupil in phlegmonous angina. Bull. méd.

Westphal, Über Bewegungserscheinungen von gelähmten Augenmuskeln in einem Falle von Korsakowscher Psychose. Berl. klin. Wochenschr. Nr. 8.

Wiesinger, Respiratorische Pupillenreaktion. Berl. Ophth.-Ges. Ref.: Klin. Monatsbl. f. Augenheilk. 43, 1 S. 110.

Wilbrand-Saenger, Neurologie des Auges. Bd. III.: Anatomie und Physiologie der optischen Bahnen und Zentren.

Wolff, Über die Abnahme der Pupillarreflexempfindlichkeit der Netzhaut vom Zentrum nach der Peripherie. Zeitschr. f. Augenheilk. 12 S. 644.

Wolff, Bemerkungen zu der Arbeit: Über die Abhängigkeit der Pupillarreaktion von Art und Ausdehnung der gereizten Netzhautfläche. Zeitschr. f. Physiol. u. Psychol. d. Sinnesorgane. 36 S. 93.

1905. Abelsdorff, Das Verhalten der Pupillen nach intrakranieller Optikusdurchschneidung. Arch. f. Augenheilk. 52 S. 309.

1905. Abelsdorff und Piper, Vergleichende Messungen der Weite der direkt und der konsensuell reagierenden Pupille. Arch. f. Augenheilk. 51 S. 366.

Albrand, Das mortale Pupillenphänomen nebst weiteren Beobachtungen über Veränderungen am menschlichen und tierischen Leichenauge. Eine forensisch-okulistische Studie. Arch. f. Augenheilk. 52 S. 267 u. 313.

Alexander, Willkürliche Pupillenerweiterung. (Ärztl. Verein zu Nürnberg.) Ref.: Ophth. Klinik. S. 119.

Anderson, On the action of drugs on the paralysed iris. Journ. of Physiol. 32 p. 49.

Angelucci, Physiologie générale de l'oeil. Encycl. Franç. d'Opht.

Babinski, De l'influence de l'obscuration sur le réflexe des pupilles etc. Compt. rend. de la Soc. de Neurol. de Paris. Dec.

Bach, Über Pupillenreflexzentren und Pupillenreflexbahnen. Zeitschr. f. Augenheilk. 13 S. 260.

Bach und Meyer, Über die Beziehungen des Trigeminus zur Pupille und zum Ganglion ciliare. Zeitschr. f. Augenheilk. 13 S. 197.

Basler, Über die Pupillenreaktion bei verschiedenfarbiger Belichtung. Pflügers Arch. f. d. ges. Physiol. 108 S. 87.

Bernheimer, Weitere Untersuchungen zur Kenntnis der Lage des Sphincterzentrums. Congr. internat. d'Opht. p. 270.

Bondi, Dritter Bericht über die augenärztliche Tätigkeit im allgemeinen Krankenhaus in Iglau. Wochenschr. f. Therapie u. Hygiene des Auges.

Chaillous, Blindheit ohne ophthalmoskopische Veränderungen mit Erhaltensein des Lichtreflexes. (Soc. d'Opht. de Paris.) Ref.: Klin. Monatsbl. f. Augenheilk. 44, 1 S. 82.

Chauffard et Laederich, Les inégalités pupillaires dans les pleurésies avec épanchement. Arch. gén. de Méd.

Dupuys-Dutemps, Sur une forme spéciale d'atrophie de l'iris au cours du tabes et de la paralysie générale. Les rapports avec l'irrégularité et les troubles réflexes de la pupille. Ann. d'Ocul. 13 S. 455.

Exner, Über plötzlichen Farbenwechsel der gesunden Regenbogenhaut des Menschen. Verhandl. d. Ges. Deutscher Naturf. u. Ärzte. 76. Vers. zu Breslau. 2, 2 S. 482.

Gasparrini, Delle alterazioni successive alla estirpazione del ganglio simpatico cervicale superiore. Ann. di Ottalm. 34 p. 922.

Gaupp, Einseitiger Hippus bei progressiver Paralyse. Zentralbl. f. Nervenheilkunde. S. 298.

Gilbert, Zwei Fälle seltener kongenitaler Irisanomalien. Zeitschr. f. Augenheilk. 13 S. 14.

Graßmann, Kongenitaler Mangel des M. dilatator pupillae. Brit. med. Assoc. Sect. of Ophth.

Grasset, L'appareil nerveux central de la vision. Chapitre IV du traité des centres nerveux et de physio-pathologie clinique. Paris. Baillière et fils.

Gratiot, Report of a case of congenital corektopia with aphakia etc. Ophth. Record.

Gstettner, Über Farbenveränderungen der lebenden Iris bei Menschen und Wirbeltieren. Pflügers Arch. f. d. ges. Physiol. 105.

Haab, The cortical reflex of the pupil. Arch. of Ophth. 33.

Heddaeus, Zur Frage der Entstehung der Miosis bei reflektorischer Pupillenstarre. Zentralbl. f. Nervenheilk. S. 183.

Heine, Ein Versuch über Akkommodation und intraokularen Druck am überlebenden Kindesauge. v. Graefes Arch. f. Ophth. 60 S. 448.

Hübner, Untersuchungen über die Erweiterung der Pupillen auf psychische und schmerzhafte Reize. (Jahresvers. d. Deutschen Vereins f. Psych. in Dresden.) Neurol. Zentralbl. S. 487.

1905. Jocqs, Valeur séméilogique des troubles pupillaires dans les affections céré-
        bro-spinales. Clin. Opht. p. 269.
    Kinichi Naka, Arch. f. Psych. u. Nervenkrankh. 40.
    Kölpin, Arch. f. Psych. u. Nervenheilk. 45 S. 595.
    Langendorff, Physiologie des Rücken- und Kopfmarks. Nagels Handb.
        d. Physiol. d. Menschen.
    Levinsohn, Über die Bahnen des Pupillenreflexes. Med. Klinik. Nr. 8.
    Lewin und Guillery, Die Wirkungen von Arzneimitteln und Giften auf das
        Auge. Berlin, Hirschwald.
    Liebers, Münch. med. Wochenschr. S. 145.
    Lodato, Neue Untersuchungen über den Zervikalsympathikus in bezug
        auf die Physiologie und Pathologie des Auges. Palermo.
    Markus, A peculiar Pupil phenomen. Lancet. October.
    Medow, Sympathikusresektion bei Glaukom. Inaug.-Diss. Freiburg.
    Moderow, Das Verhalten der Pupillen bei der Konvergenz und Akkommo-
        dation. Inaug.-Diss. Marburg.
    Moeli, Über das zentrale Höhlengrau bei vollständiger Atrophie der Seh-
        nerven. Arch. f. Psych. u. Nervenkrankh. 39 (2).
    v. Monakow, Gehirnpathologie. Wien, Hölder.
    Münch, Zur Anatomie des Dilatator pupillae. Zeitschr. f. Augenheilk. 13 S.1.
    Münch, Die Innervation der Stromazellen der Iris. Zeitschr. f. Augenheilk.
        14 S. 130.
    Oppenheim, Lehrbuch der Nervenkrankheiten.
    Ovio, Movimenti pupillari, intensità luminosa, accommodazione. Studio
        critico et sperimentale. Ann. di Ottalm. 34 p. 102.
    Parsons, Notes on Ophthalmic neurology. Congr. internat. d'Opht. p. 268.
    Parsons, The innervation of the pupil. Ophth. Hosp. Rev. 16 (2).
    Piper, Arch. f. Augenheilk. 51 S. 366.
    Pernot, Troubles oculo-pupillaires dans la tuberculose pulmonaire chronique
        et dans la pneumonie du sommet. Thèse de Paris.
    Raecke, Zur Lehre vom Westphal-Piltzschen Pupillenphänomen. Journ. f.
        Psych. u. Neurol. 1903. 2 S. 202.
    Roche, De l'influenze de la pression du sang sur les dimensions de la pupille.
        Revue méd. de la Suisse romande.
    Saenger, Münch. med. Wochenschr. S. 2343.
    Schottmüller, Über Meningitis zerebro-spinalis epidemica. Münch. med.
        Wochenschr. S. 1617 u. 1683.
    Schreiber, Neue Beobachtungen über Pupillenreflexe nach Sehnervendurch-
        schneidung beim Kaninchen. v. Graefes Arch. f. Ophth. 61 S. 570.
    Steiner, Betrachtungen über progressive Paralyse. Fortschr. d. Med. Nr. 25.
    Straßburger, Demonstration einer Kranken mit »Pupillenträgheit bei
        Akkommodation und Konvergenz«. (Niederrhein. Ges. f. Natur- u. Heilk.
        in Bonn.) Ophth. Klinik.
    de Surel, Pupillomètre clinique; le corescope. Revue gén. d'Opht.
    Tromp, Zur Physiologie der Irisbewegung. Inaug.-Diss. Marburg.
    Uhthoff, The significance of the eye-symptoms in disseminated sclerosis
        of the brain and spinal cord. Ophthalmoscope.
    Veraguth, Zur Prüfung der Lichtreaktion der Pupillen. Neurol. Zentralbl.
        S. 338.
    Vogt, Über die Wirkung des Alkohols auf die Veränderung der Pupillenreaktion.
        Berl. klin. Wochenschr. Nr. 12.
    Weiler, Demonstration eines neuen Pupillenmeßapparates. (3. Jahresvers.
        d. Vereins bayrischer Psychiater in München.) Neurol. Zentralbl. S. 682.
    Wessely, Zur Wirkung des Adrenalins auf Pupille und Augendruck. Zeitschr.
        f. Augenheilk. 13 S. 310.
    Wiesinger, Eine noch nicht beschriebene Pupillenreaktion. Char.-Ann. S. 591.

1905. Wlotzka, Die Synergie von Akkommodation und Pupillenreaktion. Pflügers
Arch. f. d. ges. Physiol. 107 S. 174.

Zéri, Revist. sperim. di Freniatr. 21 p. 580.

1906. Abelsdorff, Linksseitige reflektorische Pupillenstarre nach geheilter linksseitiger Okulomotoriuslähmung. Neurol. Zentralbl. S. 235.

Albrand, Pupillenerscheinungen bei einzelnen Vergiftungen. Halle a. S.,
Marhold.

Albrand, Über wechselnde Pupillenweite und wechselnde Pupillenungleichheit bei Geisteskranken. Wien. klin. Rundschau. Nr. 7.

Albrand und Schröder, Das Verhalten der Pupillen im Tode. Halle a. S.

Alessandro, Pupillenweite und Akkommodation beim Hungern. (18. Vers.
d. Ital. Ophth. Ges.) Ref.: Klin. Monatsbl. f. Augenkeilk. 45 (1) S. 407.

Aurand et Breuil, Contribution à l'étude de l'hippus pathologique. Un cas
d'hippus rythmé monolatéral compliquant une paralysie dissociée de
la troisième pair. Arch. d'Opht. p. 74.

Austin, Ann. méd.-psych. 2 serie No. 8 p. 74.

Axenfeld, Über traumatische reflektorische Pupillenstarre. Deutsche med.
Wochenschr. S. 663.

Axenfeld, Erwiderungen an Herrn Dr. Dreyfuß. Deutsche med. Wochenschr.
Nr. 29.

Baatz, Über Pupillenverhältnisse bei einigen Geisteskranken. Inaug.-Diss.
Tübingen.

Babinski, De l'influence de l'obscuration sur le réflexe à la lumière des
pupilles et sur la pseudo-abolition de ce réflexe. (Soc. d. Neur. Paris.)
Revue gén. d'Opht.

Bach, Über springende Pupille. Ref.: Münch. med. Wochenschr. S. 640.

Bach, Bemerkungen zur Methodik der Pupillenuntersuchung und Demonstration einer Pupillenuntersuchungsmethode. Bericht über d. 33. Vers.
d. Ophth. Ges. zu Heidelberg. S. 270.

Bach, Über das Verhalten der motorischen Kerngebiete nach Läsion der
peripheren Nerven und über die physiologische Bedeutung der
Edinger-Westphalschen Kerne. Zentralbl. f. Nervenheilk. u. Psych.
S. 207.

Ballantyne, Two cases of lid'-closure pupil reflex. Ophthalmoscope. p. 57.

Bertozzi, Lo stato della pupilla in qualite malattia mentale. Ann. di Ottalm.
35 p. 448.

Blie, Les troubles oculaires dans la démence précoce. Revue neurol. No. 4.

Bloch, Über willkürliche Erweiterung der Pupille. Deutsche med. Wochenschr.
S. 1777.

Braillon, Des réflexes pupillaires dans les cardiopathies mitrales. Gaz. des
Hôp. Juni.

Bräutigam, Über reflektorische Pupillenstarre nach Contusio bulbi und
Kopfverletzungen. Inaug.-Diss. Freiburg.

Bumke, Über Pupillenstarre im hysterischen Anfall. Münch. med. Wochenschr.
S. 744.

Bumke, Über die pathologische Anatomie der reflektorischen Pupillenstarre.
Neurol. Zentralbl. S. 585.

Caspár, Arch. f. Augenheilk. 54 S. 53.

Crouzon, Q., De l'inégalité pupillaire dans les lésions de l'aorte. Clin.
méd. de l'Hôtel-Dieu. Paris, Masson et Co.

Dercum, F. X., The pupil in tabes, paresis and syphilis. Journ. of nerv.
and ment. dis. 53 p. 718.

Dreyfuss, Über traumatische reflektorische Pupillenstarre. Bemerkungen
zu der Mitteilung von Herrn Prof. Axenfeld in Nr. 17 dieser Wochenschrift.
Deutsche med. Wochenschr.

Dreyfuss, Über traumatische Pupillenstarre. Münch. med. Wochenschr. S. 355.

1906. Frenkel et Garipay, Sur les rapports de l'inégalité pupillaire avec l'inégalité de réfraction. Ann. d'Ocul. 136 p. 261.

Fröderström, Über die Irisbewegungen als Äquivalente der hysterischen Vorgänge. Monatsbl. f. Psych. u. Neurol. 23 (5).

Fromaget, De l'athétose pupillaire ou Hippus. Arch. d'Opht. No. 10.

Gabriélidès, Le muscle dilatateur de la pupille chez la phaque. Journ. de l'Anat. et de la Physiol. 4.

Géronne, Zur Kenntnis der springenden Pupille. Zeitschr. f. klin. Med. 60.

Gross, O., Untersuchungen über das Verhalten der Pupillen auf Lichteinfall nach Durchschneidung der Sehnerven beim Hund. Pflügers Arch. f. d. ges. Physiol. 2 (2) S. 302.

Harlan, The pupil reflexe in absolute blindness. Univers. med. Mag. 9 (3) p. 157.

Helmbold, Beitrag zur Bestimmung des Pupillenabstandes. Zeitschr. f. Augenheilk. Ergänzungsheft. S. 45.

Hertel, Experimentelles über die Verengerung der Pupille auf Lichtreize. Bericht über d. 33. Vers. d. Ophth. Ges. zu Heidelberg. S. 56 u. v. Graefes Arch. f. Ophth. 65 S. 106.

Hotta, Das Auge des anthropoiden Affen. Beiträge zur vergleichenden Anatomie mit besonderer Berücksichtigung der Irismuskulatur. v. Graefes Arch. f. Ophth. 62 S. 250.

v. Hippel, E., Über seltene Fälle von Lähmung der Akkommodation und von Pupillenstarre. Klin. Monatsbl. f. Augenheilk. 14 (2) S. 97.

Hübner, Apparat zur Untersuchung der Pupillen. Zentralbl. f. Nervenheilk. S. 102.

Hübner, Untersuchungen über die Erweiterung der Pupillen auf psychische und sensible Reize nebst einigen allgemeinen Bemerkungen über Pupillenreaktionen. Arch. f. Psych. u. Nervenkrankh. 41 S. 1016.

Jocqs, Valeur séméilogique des troubles pupillaires dans les affections cérébrospinales. Ref.: Revue gén. d'Opht. p. 47.

Kinichi Naka, Rückenmarksbefunde bei progressiver Paralyse und ihre Bedeutung für die reflektorische Pupillenstarre. Arch. f. Psych. u. Nervenkrankh. 40 (3).

Kocha, Die Verletzungen der Wirbelsäule, zugleich ein Beitrag zur Physiologie des menschlichen Rückenmarks. Mitteilungen aus den Grenzgebieten der Medizin und Chirurgie. 1.

Kreuzfuchs, Über traumatische Pupillenstarre. Münch. med. Wochenschr. S. 460.

Kreuzfuchs, Über den Dilatationsreflex der Pupille auf Verdunkelung. Arb. a. d. neurol. Inst. Wien. S. 275.

Krusius, Über ein Binokular-Pupillometer. Neurol. Zentralbl. S. 154.

Kutner, Abnorme Erschöpfbarkeit der Lichtreaktion der Pupille. (Asthenische Lichtstarre.) Zentralbl. f. Psych. u. Nervenheilk. S. 825.

Laqueur, Über den jetzigen Stand der Lehre von den Pupillenbewegungen. (Naturwissensch. med. Verein in Straßburg.) Münch. med. Wochenschr. S. 1281.

Levinsohn, Über die hinteren Grenzschichten der Iris. Arch. f. Ophth. 62.

Lipschitz, Beiträge zur Lehre von der Fazialislähmung und der Nervenregeneration. Monatsschr. f. Psychol. u. Neurol. 20. Ergänzungsheft.

Lipschütz, Inaug.-Diss. Freiburg.

Loewy, Über die Schmerzreaktion der Pupillen als ein differentialdiagnostisches Zeichen zwischen organischer und psychogener Druckschmerzhaftigkeit. Neurol. Zentralbl. Nr. 20.

Lohmann, Über die typische Exzentrizität des kleinen Irisringes und das Verhältnis der Exzentrizität zu der Ora serrata. Klin. Monatsbl. f. Augenheilk. 44 (1) S. 68.

1906. **Mappes**, Zur Physiologie der Irisbewegung. Inaug.-Diss. Marburg.

Magnoni, Klinischer Beitrag zur Frage der Irisinnervation. Arch. f. Augenkeilk. 55 S. 272.

Marandon et Montyel, Troubles isolés et simultanés des réflexes iriens dans la paralysie générale. Gaz. des Hôp.

Matthieu et Aynaud, Homme cérébral, signe d'Argyll-Robertson. (Soc. anat.) Revue gén. d'Opht. p. 382.

Moderow, Das Verhalten der Pupillen bei der Konvergenz und Akkommodation. Inaug.-Diss. Marburg.

Morax, Hemianopsie und hemianopische Pupillenreaktion im Verlaufe eines orbitalen und intrakraniellen Tumors. Paris. Ophth. Ges. Oktober.

Müller, E., Über ein eigenartiges, scheinbar typisches Symptomenbild bei apoplektiformer Bulbärlähmung (nebst Bemerkungen über perverse Temperaturempfindungen und bulbäre Sympathikusparesen). Deutsche Zeitschr. f. Nervenheilk. 31 S. 452.

Müllerleile, Das Verhalten der Pupillen bei der Tabes und der progressiven Paralyse. Inaug.-Diss. Marburg.

Münch, Über die Mechanik der Irisbewegung. v. Graefes Arch. f. Ophth. 54 S. 339.

Nadal, Troubles pupillaires chez les paralytiques généraux. Thèse de Montpellier.

Obregia, Dilatation pupillaire associée dans les mouvements de latéralité du globe. (Soc. de Neurol.) Ann. d'Ocul. 135.

Ohm, Ein binokulares Pupillometer. Zentralbl. f. prakt. Augenheilk. S. 129.

Parsons, Die Innervation der Pupille. Ophth. Hosp. Rep. 16.

Pfeiffer, Zur Physiologie der Irisbewegung. Inaug.-Diss. Freiburg.

Polimanti, Sulla valenza motoria della pupilla. Arch. di Ottalm. 13.

Riegel, Über springende Mydriasis und Makropsie. Ref.: Münch. med. Wochenschr. S. 298.

Reichardt, Über willkürliche Erweiterung der Pupillen. Deutsche med. Wochenschr. S. 142.

Rodiet et Bricka, Observation clinique et anatomo-pathologique des yeux d'une paralytique générale. L'Encéphale.

Rodiet, Dubois, Pausier, Les symptomes oculaires de la paralysie générale. Arch. de Neurol. 22.

Rodiet et Pausier, Diagnostic du tabes et de la paralysie générale d'après les symptômes oculaires. Provinc. méd. p. 206.

Roepke, Vergleichende Untersuchungen über die Wirkungen der Mydriatika beim Pferde. Veter.-med. Diss. Gießen.

Schaefer, Zur Physiologie der Irisbewegung. Inaug.-Diss. Marburg.

Schlesinger, Ein Fall von passagerer traumatischer Pupillenlähmung. Deutsche med. Wochenschr. S. 1137.

Strzeminski, Ein Fall von markhaltigen Nervenfasern mit Iriskolobom und Polykorie. Postemp. okulist. Nr. 8.

v. Szily, Über die hinteren Grenzschichten der Iris usw. v. Graefes Arch. f. Ophth. 64 S. 141.

Tschirkowsky, Die Bewegung der Pupille nach Optikusdurchschneidung. Arch. f. Augenheilk. 55 S. 119.

Tsuchida, Über die Ursprungskerne der Augenbewegungsnerven usw. Arb. aus dem hirnanat. Institut in Zürich. II. Herausg. von v. Monakow. Wiesbaden.

Uhthoff, Die Augensymptome bei Erkrankungen der Medulla oblongata, des Pons, des vierten Ventrikels, der Hirnschenkel, der Vierhügel und der Zirbeldrüse. Dieses Handb.

Vennemann, Les réflexes de la pupille. Semaine méd.

Weiler, Pupillenuntersuchungen an Geisteskranken. Neurol. Zentralbl. S. 470.

1906. **Wiesinger**, Eine noch nicht beschriebene Pupillenreaktion nebst einer Einführung in die Semiologie der Pupillen. Char.-Ann. 30 S. 591.

Wilbrand-Saenger, Neurologie des Auges. Allgemeine Diagnostik und Symptomatologie der Sehstörungen. Wiesbaden, Bergmann.

1907. **Alt**, On the musculus dilatator pupillae. Amer. Journ. of Ophth. 124, 5.

Anderson, The paralysis of involuntary muscles. On the action of pilocarpin, physostigmin and atropin upon the paralysed iris. Journ. of Physiol. 33 p. 414.

Bach, Über willkürliche Pupillenbewegung. Münch. med. Wochenschr. S. 391.

Bach, Die Beziehungen der Medulla oblongata zur Pupille. Münchn. med. Wochenschr. S. 1221.

Bach, Einfluß des verlängerten Markes und des Großhirns auf die Weite und Lichtreaktion der Pupille. (Ärztl. Verein zu Marburg.) Münch. med. Wochenschr. S. 1756.

Bach und Lohmann, Die Beziehungen der Medulla oblongata zur Pupille. Münch. med. Wochenschr. Nr. 25.

Bielschowsky, Diskussionsbemerkung auf der 79. Naturforschervers. in Dresden.

Brassert, Halswirbelfraktur und reflektorische Pupillenstarre. Münch. med. Wochenschr. S. 266.

Bordier et Noier, Nouveau pupillomètre. Revue génér. d'Opht. p. 529.

Bumke, Über die Beziehungen zwischen Läsionen des Halsmarkes und reflektorischer Pupillenstarre. Klin. Monatsbl. f. Augenheilk. 45, 1 S. 257.

Bumke, Die Physiologie und Pathologie der Pupillenbewegungen. Med. Klinik Nr. 41.

Bumke, Neuere Untersuchungen über die diagnostische Bedeutung der Pupillensymptome. Münch. med. Wochenschr. Nr. 47.

Coppez, Übergang von Mydriasis in Miose bei Kopfneigung. Soc. Belge d'Opht. Brüssel. Ref.: Klin. Monatsbl. f. Augenheilk. 46, 1 S. 556.

Castellain, Contribution à l'étude de l'innervation motrice de l'iris. Arch. d'Opht. p. 310.

Dubois et Castelain, Contribution à l'étude de l'innervation motrice de l'iris. Arch. d'Opht. 27.

Fuchs, Okulomotoriuslähmung ohne Beteiligung der Binnenmuskulatur bei peripheren Läsionen. Arb. a. d. Neurol. Inst. Herausg. von Obersteiner. Leipzig u. Wien.

Hansell, The significance of pupillary inequality. Ophth. S. 197.

Hertel, Experimenteller Beitrag zur Kenntnis der Pupillenverengerung auf Lichtreiz. v. Graefes Arch. f. Ophth. 65 S. 106.

Hess, Untersuchungen über die Ausdehnung des pupillomotorisch wirksamen Bezirkes der Netzhaut und über die pupillomotorischen Aufnahmeorgane. Arch. f. Augenheilk. 58 Heft 2 u. 3 S. 182.

Hummelsheim, Pupillenstudien. I. Verengt sich die Pupille konzentrisch? Arch. f. Augenheilk. 57 S. 33.

Hübner, Beschreibung eines Apparates zur Untersuchung der Pupille. Monatsschr. f. Psych. 22 S. 15.

Krusius, Über ein Unokularpupillometer. Arch. f. Augenheilk. 57 S. 97.

Krusius, Demonstration eines Binokular-Pupillometers. Bericht über die 34. Vers. d. Ophth. Ges. Heidelberg. S. 352.

Krusius, Zur diagnostischen Verwertung des Eserins bei Pupillenstörungen. Zeitschr. f. Augenheilk. 18 S. 442.

Laqueur, Beitrag zur Lehre vom Verhalten der Pupille unter pathologischen Verhältnissen. Arch. f. Augenheilk. 59 S. 327.

Lavastine, Meningomyélite syphilitiqe avec hémianopsie et réaction hémiopique. Progrès méd. 23 Nr. 43 S. 687.

1907. **Levinsohn**, Einseitige reflektorische Pupillenstarre. Deutsche med. Wochenschr. S. 2017 und Med. Klinik S. 1443.

Levinsohn, Zur Frage des experimentellen Nachweises der in der Medulla oblongata gelegenen Pupillenzentren. Klin. Monatsbl. f. Augenheilk. 45 Beilageheft. S. 234.

Levinsohn, Angeborene Okulomotoriuslähmung und kontinuierlicher Pupillenwechsel. Zeitschr. f. Augenheilk. S. 9.

Lewandowsky, Die Funktionen des zentralen Nervensystems. Jena, Fischer.

Liebrecht, Vorhandene Pupillarreaktion auf Licht in einem seit Geburt blindem Auge. (Ärztl. Verein in Hamburg.) Münch. med. Wochenschr. S. 590.

Linde, Pupillenuntersuchungen an Epileptischen. Psych. Arbeiten. Herausg. v. Kraepelin. S. 209.

Marina, Arch. f. Psych. u. Nervenkrankh. 21 S. 156.

Meyer, E., Untersuchungen des Nervensystems Syphilitischer. Berl. klin. Wochenschr.

Münch, Beobachtungen an der eigenen Pupille. 7. Vers. der Württemb. Augenärzte. Ref.: Klin. Monatsbl. f. Augenheilk. 45, 2 S. 120.

Nagel, Pupillenweite und Lichtempfindlichkeit. Berlin. Ophth. Ges. Ref. Klin. Monatsbl. f. Augenheilk. 46, 1 S. 180.

Nepveu, Sur les réactions à la lumière du tissu de l'iris. (Acad. des sciences.) Revue génér. d'Opht. p. 445.

Nepveu, La photo-irritabilité de l'iris. Thèse de Paris.

Neuburger, Angeborene Ectopia pupillae et lentis. (Ärztl. Verein in Nürnberg.) Münch. med. Wochenschr. S. 298.

Ovio, Der Dilatationskoëffizient der Pupille. (19. Vers. d. Ital. Ophth. Ges.) Ref.: Klin. Monatsbl. f. Augenheilk. 46 (1) S. 192.

Périer, Lésions de l'aorte et troubles de la pupille. Thèse de Toulouse.

Pilcz, Zur prognostischen Bedeutung des Argyll-Robertsonschen Phänomens. Monatsschr. f. Psych. u. Nervenkrankh. 21.

Ploeger, Das Verhalten der Pupillen bei der Hysterie, Epilepsie, Neurasthenie, Migräne und Alkoholismus. Inaug.-Diss. Marburg.

Polimanti, Sur la valence motrice de la pupille. Arch. Ital. de Biol. 47 p. 400.

Redlich, Ein neues Pupillenphänomen. (Ophth. Ges. in Wien.) Ref.: Klin. Monatsbl. f. Augenheilk. 48 (1) S. 186.

Reichardt, Über die Beziehungen zwischen Läsionen des Halsmarkes und reflektorischer Pupillenstarre. Arb. aus d. psych. Klinik zu Würzburg. Jena, Fischer.

Retzlaff, Die diagnostische Bedeutung der Pupillenstarre und Pupillenträgheit für die Erkennung von Nerven- und Geisteskrankheiten. Inaug.-Diss. Berlin.

Riegel, Ophthalmoplegia interna. (Nürnberger med. Ges.) Ref.: Münch. med. Wochenschr. S. 2649.

Roch, Hippus persistant coincidant avec inégalité pupillaire et des troubles de la force. Arch. d'Opht. März.

Rose und **Lemaître**, Soc. de neurol. de Paris.

Roubaix, Les symptômes médullaires de la démence précoce. Belge méd. 13 p. 317.

Sachs, Apparat zur Feststellung der hemianopischen Pupillarreaktion. Wien. klin. Wochenschr. Nr. 50.

Schultze, Über Pupillenstarre im hysterischen Anfall (und bei Synkope. Therapie d. Gegenwart. S. 8.

Schwarz, Pupillenstörungen. Enzyklopädie der Augenheilkunde. Leipzig.

Secrêt, Contribution à l'étude de la réaction paradoxale de la pupille à la lumière. Thèse de Lille.

Stadelmann und **Lewandowsky**, Neurol. Zentralbl.

1907. **Trendelenburg und Bumke**, Experimentelle Untersuchungen zur Frage der Bach-Meyerschen Pupillenzentren in der Medulla oblongata. Klin. Monatsbl. f. Augenheilk. 45.

Wassermeyer, Zur Pupillenuntersuchung bei Geisteskranken. Arch. f. Psych. u. Nervenkrankh. 63.

Weber, Zur prognostischen Bedeutung des Argyll-Robertsonschen Phänomens. Monatsschr. f. Psych. u. Neurol. 21 S. 271.

Weidlich, Quantitative Beziehungen zwischen Pupillenweiten und den Akkommodationsleistungen usw. Arch. f. Augenheilk. 57 S. 203.

Westphal, Über ein im katatonischen Stupor beobachtetes Pupillenphänomen sowie Bemerkungen über die Pupillenstarre bei Hysterie. Deutsche med. Wochenschr. S. 1086.

Westphal, Über bisher nicht beschriebene Pupillenerscheinungen im katatonischen Stupor. Allg. Zeitschr. f. Psych. u. psych.-gerichtl. Med. 64 S. 694.

Wunderlich, Das Verhalten des Rückenmarks bei reflektorischer Starre. Inaug.-Diss. Würzburg.

1908. **Abelsdorff**, Über einseitige reflektorische Pupillenstarre als Teilerscheinung einer Okulomotoriuslähmung. Med. Klinik. Nr. 9 S. 289.

Bach, Pupillenlehre. Berlin, Karger.

Best, Die Ausdehnung des pupillomotorisch wirksamen Bezirkes der Netzhaut. Arch. f. Augenheilk. 61 S. 319.

Bryhni, Der Pupillardiameter als Maß für die Schätzung der Lichtstärke besonders beim Photographieren. Norweg. Tidskrift for den norske laegeforening.

Bumke, Über die diagnostische Bedeutung der Pupillensymptome. Verhandl. d. Ges. Deutscher Naturf. u. Ärzte. 79. Vers. zu Dresden. 2, 2 S. 293.

Custodis, Die Verletzung der Arteria meningea media. Bibliothek von Coler. 26.

Davids, Augenbefunde bei Paralytikern. Monatsschr. f. Psych. u. Nervenheilk. 23 Ergänzungsheft S. 1.

Ehrmann, Im Blut vorkommende und andere bisher als Pupillenerweiterer nicht bekannte Substanzen. Deutsche med. Wochenschr. S. 41.

Gaupp, Über die spinalen Symptome der progressiven Paralyse. Psych. Abhandl. herausg. v. Carl Wernicke. Heft 9. Breslau.

Hendersons and Parsons, Die Wirkung des Kokains auf die Pupille. Ophth. Review. Nov.

Hess, Untersuchungen über die Ausdehnung des pupillomotorisch wirksamen Bezirkes der Netzhaut und über die pupillomotorischen Aufnahmeorgane. Arch. f. Augenheilk. 58 S. 182.

Hess, Untersuchungen zur Physiologie und Pathologie des Pupillenspieles. Arch. f. Augenheilk. 60 S. 327.

Jolly, Zur Statistik der Ätiologie und Symptomatologie der progressiven Paralyse. Arch. f. Psych. u. Nervenkrankh. 44 S. 959.

Junius und Ardt, Beiträge zur Statistik, Ätiologie, Symptomatologie und pathologischen Anatomie der progressiven Paralyse. Arch. f. Psych. u. Nervenkrankh. 44 S. 249, 493 u. 971.

Kanngiesser, Vergleichsuntersuchungen zwischen der Licht- und der Konvergenzmiose. Inaug.-Diss. Marburg.

Knapp, Körperliche Symptome bei funktionellen Psychosen. Arch. f. Psych. u. Nervenkrankh. 44 S. 709.

Kopszinski, Wechselnde Ungleichheit der reflektorisch starren Pupillen während der Crises gastriques tabétiques. Ref.: Neurol. Zentralbl. S. 140.

Lachmund, Untersuchungen über die Konvergenzreaktion bei reflektorischer Pupillenstarre. Berl. klin. Wochenschr. S. 1263.

1908. **Langfeld**, Lichtempfindlichkeit und Pupillenweite. Zeitschr. f. Psych. u. Physiol. d. Sinnesorgane. 42 S. 349.

Laqueur, Beitrag zur Lehre von dem Verhalten der Pupille unter pathologischen Verhältnissen. Arch. f. Augenheilk. 59, 4.

Lederer, Klinischer Beitrag zur Lokalisation des Pupillenzentrums. Prag. med. Wochenschr.

Leplat, Mensurateur de l'écart pupillaire. Inaug.-Diss. Lüttich.

Levinsohn, Über Miosis bei reflektorischer Starre. Berl. klin. Wochenschr. Nr. 15.

Lohmann, Über die Frage: Konvergenz- oder Akkommodationsverengerung der Pupille bei der Naheinstellung. Bericht über d. 35. Vers. d. Ophth. Ges. Heidelberg. S. 264.

Mandelstamm, Normale Lichtreaktion bei Amaurose infolge Stauungspapille. (Ophth. Ges. in Kiew.) Ref.: Klin. Monatsbl. f. Augenheilk. 47 (1) S. 660.

Marinesco, **Parhou** und **Goldstein**, Sitzungsber. d. Réunion biol. de Bucarest u. Compt. rend. hebd. des séances et Mém. de la Soc. de Biol. de Paris. p. 88.

Marquez, Paradoxe Pupillenkontraktion. (Span.-amer. Ophth. Ges. Madrid.) Ref.: Klin. Monatsbl. f. Augenheilk. 46 (2) S. 330.

Di Marquez, Paradoxe Pupillenkontraktion. Arch. de Oftalm. Hisp.-Amer. Oct. Ref.: Klin. Monatsbl. f. Augenheilk. 1909. 1 S. 662.

Marx, Abnormale pupilreacties. Nederl. Tijdschr. v. Geneesk. 2 p. 2004.

Nagel, Pupillenweite und Lichtempfindlichkeit. Zentralbl. f. prakt. Augenheilk. S. 14.

Neusell, Das Verhalten der Pupillen bei Alkoholismus. Kraep. psych. Arb. 5 S. 408.

Piltz, Experimentelle Untersuchungen über die Topographie der kortikalen Pupillenbewegungszentren. Journ. f. Psych. u. Neurol. 13 S. 161.

v. Rad, Ein Fall von juveniler Paralyse. (Ärztl. Verein in Nürnberg.) Münch. med. Wochenschr. S. 100.

Redlich, Eine durch kräftige und anhaltende Muskelkontraktion ausgelöste Erweiterung der Pupille. (Ophth. Ges. in Wien.) Zeitschr. f. Augenheilk. 19 S. 171 u. Deutsche med. Wochenschr. Nr. 8. S. 313.

Reichardt, Über die Beziehungen zwischen Läsionen des Halsmarkes und reflektorischer Pupillenstarre. Arbeiten aus d. Psych. Klinik zu Würzburg. Heft 2 S. 28.

Rodiet, L'inégalité pupillaire. Arch. gén. de Méd. S. 423.

Sainton et **Rathery**, Trouble pupillaire etc. L'Encéphale. 3 S. 36.

v. Sarbo, Deutsche Zeitschr. f. Nervenheilk. 23 S. 163.

Sherrington, The integrative action of the nervous system. London.

Stumm, Zur Statistik und Symptomatologie der progressiven Paralyse beim weiblichen Geschlecht. Inaug.-Diss. Kiel.

Veraguth, Zur Frage nach dem pupillomotorischen Feld der Retina. Neurol. Zentralbl. S. 402.

Weiler, Psychische Einflüsse auf den Ablauf der Pupillen- und Patellarreflexe. (80. Vers. Deutscher Naturf. u. Ärzte.) Ref.: Klin. Monatsbl. f. Augenheilk. 46 (2) S. 472.

Wernicke, Tabes und Syphilis. Zentralbl. f. prakt. Augenheilk. Mai.

Weste, Über traumatische Pupillenstörungen, insbesondere über einseitige Lichtstarre traumatischen Ursprungs. Inaug.-Diss. Leipzig.

Zybell, Das Verhalten der Pupille bei Syphilis, der multiplen Sklerose und der Syringomyelie. Inaug.-Diss. Marburg.

1909. **Avramescu**, Die Wichtigkeit der Miosis für die Diagnose der tabetischen Ophthalmoplegien. (Rumänisch.) Spitalul. No. 16.

1909. Bach, Der Sphinkterkern und die Übertragungsbahn des Lichtreflexes der Pupille im Vierhügel. Zeitschr. f. Augenheilk. 22 S. 110.

Bach und Lohmann, Die Beziehungen der Medulla oblongata zur Pupille. Klin. Monatsbl. f. Augenheilk. 47 (1) S. 268.

Behr, Zur topischen Diagnose der Hemianopsie. v. Graefes Arch. f. Ophth. 70 S. 340.

Bernheimer, Weitere experimentelle Studien zur Kenntnis des Sphinkter- und Levatorkerns. v. Graefes Arch. f. Ophth. 70 S. 539.

Cantonnet et Touchard, L'inégalité pupillaire latente dans les affections organiques du système nerveux. Revue neurol. Nr. 17.

Faure und Desvaulx, Über das Argyll-Robertsonsche Zeichen bei Tabes. Ref.: Neurol. Zentralbl. S. 170.

Franke, Angeborene zyklische Okulomotoriuslähmung und Hippus der Regenbogenhaut. Klin. Monatsbl. f. Augenheilk. 47 (2) S. 582.

Franke, Ein neuer Pupillenmesser. Berl. klin. Wochenschr. Nr. 52.

Franke, Springende Pupillen. Deutsche med. Wochenschr. S. 556.

Gantzelet, Adrenalin als Diagnostikum bei okularen Sympathikusstörungen, speziell der Miosis. Arch. d'Opht. April.

Grandclément, Signification séméilogique bien différente chez l'homme de la mydriase monoculaire et le traitement des maladies des centres nerveux. Lyon méd. Nr. 13.

Gudden, Über das Verhalten der Pupillen beim Neugeborenen und im ersten Lebensjahr. Berl. klin. Wochenschr. S. 2216.

Guillain, Rochon-Duvigneaud et Troisier, Le signe d'Argyll-Robertson dans les lésions non syphilitiques du pédoncle cérébral. Revue neurol. p. 449.

Hartmann, L'état de la pupille dans la maladie de Basedow. Thèse de Paris.

Heitz et Haranchipy, De l'absence du signe d'Argyll chez certains tabétiques. Revue de Méd. p. 292.

Hess, Wahre paradoxe Pupillenreaktion. (Ärztl. Verein in Hamburg.) Deutsche med. Wochenschr. S. 1412 u. Neurol. Zentralbl. S. 44.

Hesse, Studien über hemiopische Pupillenreaktion und die Ausdehnung des pupillomotorischen Bezirkes der Netzhaut. Klin. Monatsbl. f. Augenheilk. 47 (1) S. 33.

Kanngiesser, Vergleichungsuntersuchungen zwischen der Licht- und Konvergenzmiosis, zwischen der Atropin- und Eserinwirkung auf Iris- und Ziliarmuskel nebst Bemerkungen über die Form der Pupille. Arch. f. Augenheilk. 63 S. 78.

Karplus und Kreidl, Gehirn und Sympathikus. Pflügers Arch. f. d. ges. Physiol. 129 Heft 3, 4 u. 5 u. 135 Heft 9 u. 10.

Krusius, Isochrome Pupillenskala zur Messung in auf- und durchfallendem Licht. Zeitschr. f. Augenheilk. 21 S. 208.

Krusius, Zur vergleichenden Physiologie des Pupillenspiels. Über einen Pupillenerweiterungsreflex bei Zephalopoden auf psychosensible Reize. Vorläufige Mitteilung. Arch. f. Augenheilk. 64 Ergänzungsheft S. 61.

de Lapersonne, Syphilis héréditaire et ophtalmoplégie interne. Ann. d'Ocul. 141 p. 303.

Lafon, La pathogénie du signe d'Argyll-Robertson. Revue neurol. No. 23.

Levinsohn, Experimentaluntersuchungen über die Beziehungen des vorderen Vierhügels zum Pupillarreflex. v. Graefes Arch. f. Ophth. 72 S. 367 u. (Berl. Ophth. Ges.) Zentralbl. f. prakt. Augenheilk. S. 111.

Levinsohn, Über einen Fall von einseitiger reflektorischer Pupillenstarre der rechten und einseitigen Konvergenzstarre der linken Pupille. Festschrift z. 40jährigen Bestehen der Edelschen Heilanstalt. Berlin, Hirschwald.

1909. Levinsohn, Zum Aufsatze Bachs: »Der Sphinkterkern und die Übertragungsbahn des Lichtreflexes der Pupille im Vierhügel«. Zeitschr. f. Augenheilk. 22 S. 352.

Magitot, Das Auftreten des Lichtreflexes während der fötalen Entwicklung. Ann. d'Ocul. Mars.

Marguliés, Pupillenanomalien bei Alkoholisten. Arch. f. Psych. u. Nervenkrankh. 47, 1.

Markus, Note on a pecular pupil phenomen in cases of partial iridoplegia. Transact. of the Ophth. Soc. of the Unit. Kingd. 26.

Meltzer, Bemerkungen zur Wirkung von Adrenalin auf die Froschpupille. Deutsche med. Wochenschr. S. 575.

Napp, Familiäre einseitige absolute Starre. Klin. Monatsbl. f. Augenheilk. Beilageheft S. 119.

Nonne, Syphilis und Nervensystem. Berlin, Karger.

v. Orzechowsky, Ein Fall von Kopftetanus mit reflektorischer Pupillenstarre. Deutsche Zeitschr. f. Nervenheilk. 37 S. 1.

Percival, Rhythmische Oszillationen der Pupille. Ref.: Klin. Monatsbl. f. Augenheilk. 47 (2) S. 217.

v. Pflugk, Ein handlicher Pupillometer für die Sprechstunde. Klin. Monatsbl. f. Augenheilk. 47 (1) S. 188.

Piltz, Untersuchungen über die Topographie der Rindenzentren der Pupillenbewegungen. Rocznik. 1.

Placzek, Zur pathognomonischen Bedeutung der Pupillenveränderungen. Zeitschr. f. Bahn- u. Bahnkassenärzte. S. 29.

Rakazawa, Pupille während der Inhalationsnarkose. Arch. f. vergl. Ophth. 1 Nr. 1.

Richter, Der muskulöse Apparat der Iris des Schafes und seine Beziehungen zur Gestalt der Pupille. v. Graefes Arch. f. Ophth. 70 S. 407.

Rodiet, Formveränderungen und Unregelmäßigkeiten der Pupillen bei progressiver Paralyse. Recueil d'Opht. 31 S. 27.

Rönne, Ein Fall von myotonischer Pupillenreaktion. Ref.: Klin. Monatsbl. f. Augenheilk. 47 (1) S. 564.

Rönne, Pupil undersögelsens Technik. Hospitalstidende.

Rönne, Über tonische Akkommodationsreaktion lichtstarrer Pupillen. Klin. Monatsbl. f. Augenheilk. 47 (2) S. 41.

Seefelder, Zur pathologischen Anatomie der hyalinen Degeneration des Pupillarrandes. Zeitschr. f. Augenheilk. S. 289.

Shima, Über die Erweiterung der Pupille bei Adrenalineinträufelung usw. Pflügers Arch. f. d. ges. Physiol. 126 u. 269.

Sommer, Zur Pathologie der Pupille. Wochenschr. f. Therapie u. Hygiene des Auges.

Starke, Een hypothese betreffende den convergentie-reflex. Nederl. Tijdschr. v. Geneesk. 2 p. 1125.

Stumm, Zur Statistik und Symptomatologie der progressiven Paralyse beim weiblichen Geschlecht. Inaug.-Diss. Kiel 1908.

Thomson, The formation of pupillary membranes after cataract extraction. Arch. of Ophth. p. 261.

Trendelenburg und Bumke, Experimentelle Untersuchungen über die zentralen Wege der Pupillenfasern des Sympathikus. (34. Wandervers. d. süddeutschen Neurologen u. Irrenärzte.) Münch. med. Wochenschr. S. 1254; Neurol. Zentralbl. S. 730 u. Klin. Monatsbl. f. Augenheilk. 47 (2) S. 481.

Tschirkowsky, Zur Frage der Hemmungszentren der Pupillarreflexe in der Medulla oblongata. (Russisch.) Neurol. Westnik.

Tyson et Clarke, The eye syndrome of dementia praecox. Journ. of the Amer. Med. Assoc.

1909. Westphal, Weitere Beobachtungen über im katatonischen Stupor beobachtete Pupillenphänomene nebst einem Erklärungsversuch der ›katatonischen Pupillenstarre‹. Deutsche med. Wochenschr. S. 1001.
      Wilbrand-Saenger, Neurologie des Auges. Die Pathologie der Netzhaut.
          Wiesbaden.
1910. Antal, Über das Westphal-Piltzsche sogenannte paradoxe Pupillenphänomen.
          Neurol. Zentralbl. S. 149.
      Axenfeld, Besondere Formen von Irisveränderungen mit Verminderung
          der Pupillenerweiterung. (Soc. Belge d'Opht.) Ref.: Klin. Monatsbl.
          f. Augenheilk. 49 (1) S. 111.
      Behr, Der Reflexcharakter der Adaptationsvorgänge etc. v. Graefes Arch.
          f. Ophth. 75.
      Best, Zur topischen Diagnose der Hemianopsie. Münch. med. Wochenschr.
          Nr. 34.
      Bielschowsky, Die Motilitätsstörungen des Auges. Dieses Handbuch.
      Buchbinder, Pupillenreaktionen im epileptischen Krampfanfall. Med.
          Klinik. Nr. 21.
      Bumke, Über die Pupillenstörungen bei der Dementia praecox. Münch.
          med. Wochenschr. S. 2688.
      Bumke, Die Störungen des sympathischen Systems. Lewandowskis Handb.
          d. ges. Neurol. 1.
      Bumke, Die exogenen Vergiftungen des Nervensystems. Lewandowskis
          Handb. d. ges. Neurol. 3.
      Cords, v. Graefes Arch. f. Ophth. 75.
      Ferrier and Turner, Experimental lesion of the corpora quadrigem.
          Brain.
      Deutschmann, Über einige außergewöhnliche Reflexphänomene. Beitr.
          z. Augenheilk. Heft 79.
      Elmiger, Beitrag zur pathologischen Anatomie hochgradiger Miosis mit
          Pupillenstarre. Arch. f. Psych. u. Nervenkrankh. 46.
      Finkelnburg, Deutsche Zeitschr. f. Nervenheilk. 23.
      Fodor, Ungleiche Reaktion der Pupillen gegen Lichtreiz als Frühsymptom
          der Lungentuberkulose. Wien. med. Wochenschr.
      Gleichen, Über die Stellung der Pupille innerhalb des optischen Systems
          des menschlichen Auges. Arch. f. Augenheilk. 66 S. 106.
      Groenouw, Über die Wirkung von Atropin und Eserin auf das Leichenauge. Bericht über d. 36. Vers. d. Ophth. Ges. Heidelberg.
      Gudden, Das Verhalten der Pupillen beim Neugeborenen und im ersten
          Lebensjahr. Münch. med. Wochenschr. S. 405.
      Jamada, Über einen Fall von Polykorie. (Japanisch.) Ref.: Klin. Monatsbl.
          f. Augenheilk. 49 (1) S. 119.
      Karplus und Kreidl, Zeitschr. f. biolog. Technik u. Methodik. 2.
      Kooy und de Kleijn, Über einige seltene Fälle von Optikusleiden usw.
          v. Graefes Arch. f. Ophth. 77.
      Krusius, Klinische Beiträge zur Frage des topischen Wertes des hemianopischen Prismenphänomens und Hemikinesie bei hemianopischen Störungen. Arch. f. Augenheilk. 65.
      Lafon, The physiology of pupillary movements. Ann. of Ophth. p. 1.
      Laignel et Cantonnet, Les dissociations du syndrôme de Horner selon
          la siège des lésions. Gaz. des Hôp. No. 19.
      Lewandowsky, Über die Automatie des sympathischen Systems usw.
          Sitzungsber. d. Berl. Akad. d. Wissensch. 52.
      Marguliés, Pupillenanomalien bei Alkoholisten. Arch. f. Psych. u. Nervenkrankh. 47 S. 316.
      Meyer, E., Pupillenstörungen bei Dementia praecox. Deutsche med.
          Wochenschr.

1910. **Meyer, E.,** Die körperlichen Erscheinungen bei Dementia praecox. Zeitschr. f. Psych. u. Nervenkrankh. 66 S. 5.

Michailow, Die Entwicklung der Pupillen- und anderer Augenreflexe bei neugeborenen Säugetieren. Pflügers Arch. f. d. ges. Physiol. 133 S. 71.

Müller und Dahl, Die Beteiligung des sympathischen Nervensystems an der Kopfinnervation. Deutsches Arch. f. klin. Med. 99 S. 62.

Neusochin, Über das Bumkesche Phänomen bei der Dementia praecox. (Fehlen der Pupillenerweiterung auf sensible und psychische Reize.) Inaug.-Diss. Heidelberg.

Ormond, Mydriasis in beiden Augen. 2. Vorübergehende Miose mit Kopfweh. (Ophth. Soc. of the Unit. Kingd.) Ref.: Klin. Monatsbl. f. Augenheilk. 48 (1) S. 687.

Pagenstecher, Eine bisher unbekannte Form von Pupillendifferenz und ihre Erklärung. Deutsche med. Wochenschr. Nr. 17 S. 820.

Pförtner, O., Die körperlichen Symptome bei dem Jugendirresein. Monatsschrift f. Psych. u. Neurol. 28.

Prieur, Essai sur la mydriase traumatique. Thèse de Paris.

Rau, Ein Fall von angeborener reflektorischer Pupillenstarre. Zentralbl. f. prakt. Augenheilk. 34.

Rhoads, Mydriatic ozena. Ophthalmology. S. 584.

Rodiet et Pansier, Contribution à l'étude des troubles de la formation irienne chez les paralytiques généraux. Arch. de Neurol.

Sachs, Zum Nachweis der hemiopischen Pupillarreaktion. Pflügers Arch. f. d. ges. Physiol. 136 S. 402.

Shimazaw, Über adrenalinähnliche Wirkung des Blutserums von Beriberikranken auf das Froschauge. Deutsche med. Wochenschr.

Sioli, Über die A. Westphalschen Pupillenstörungen usw. Neurol. Zentralbl. Nr. 10.

Stephenson, Postdiphtherische Lähmung der Akkommodation und der Pupille. Ophthalmoscope. S. 13.

Straub, Die Wirkung von Adrenalin usw. Pflügers Arch. f. d. ges. Physiol. 134 S. 15.

Tomachny und Meyer, E., Die körperlichen Erscheinungen bei Dementia praecox. Allg. Zeitschr. f. Psych. 66.

Tommasi e Colbacchini, A proposito di un nuovo fenomeno pupillare. Riv. di Patol. nerv. e ment. 15 Bd. 3.

Tschirkowsky, Zur Frage der Pupillenreflexzentren im verlängerten Mark. Neurol. Westn. 16.

Weiler, Untersuchungen der Pupille und Irisbewegungen beim Menschen. Zeitschr. f. d. ges. Neurol. u. Psych. 2.

Westphal, Pupillenstörungen bei Hysterie und Katatonie. Deutsche med. Wochenschr. S. 388.

Windmüller, Die Augenstörungen bei beginnender multipler Sklerose. Zeitschr. f. Augenheilk. 38.

1911. **Adler,** Über passagere Anisokorie. (Vers. Deutscher Augenärzte Böhmens u. Mährens. Prag.) Ref.: Klin. Monatsbl. f. Augenheilk. 49 S. 751.

Aswadurow, Über die Sympathikussymptome bei Migräne, insbesondere über die Anisokorie. Inaug.-Diss. Berlin.

Axenfeld, Special forms of atrophy of the iris. Ophthalmology.

Axenfeld, Über besondere Formen von Irisatrophie, besonders die hyaline Degeneration des Pupillensaumes und die pupillare Pigmentatrophie des Irishinterblattes. Bericht über d. 37. Vers. d. Ophth. Ges. Heidelberg. S. 255.

Barnes, Pupillary disturbances in the alcoholic psychose. Bullet. No. 3. Washington.

1911. **Bartels**, Zur Methode der Pupillenuntersuchung bei Gasglühlicht. Zeitschr. f. Augenheilk. 11.

Bartels, Zu den Bemerkungen zur Prüfung der Lichtreaktion von den Herren Oppenheim und Schuster. Neurol. Zentralbl.

Bing, Diskussionsbemerkung zu dem Vortrag von Vogt. (5. Vers. d. Schweiz. Neurol. Ges. in Aarau.) Ref.: Neurol. Zentralbl. S. 1065.

Bittorf, Mydriatische Wirkung von Organextrakten. Berl. klin. Wochenschr.

Bumke, Die Pupillenstörungen bei Nerven- und Geisteskrankheiten. 2. Aufl. Jena, Fischer.

Bumke und Trendelenburg, Beiträge zur Kenntnis der Pupillarreflexbahnen. Klin. Monatsbl. f. Augenheilk. 49 (2) S. 145.

Bumke und Trendelenburg, 36. Vers. d. südwestdeutschen Neurol. u. Irrenärzte in Baden-Baden. Autoreferat. Neurol. Zentralbl. S. 892.

Catapano, Mydriatische Wirkung von Organextrakten und -Flüssigkeiten. Berl. klin. Wochenschr.

Charpentier et Jumentié, Signe d'Argyll-Robertson unilatéral. Soc. de Neurol.

Contino, Sulla determinazione del diametro della pupilla. Clin. Ocul. p. 761.

Cords, Die Adrenalinmydriasis und ihre diagnostische Bedeutung. Wiesbaden.

Cords, Zur Beurteilung der Adrenalinmydriasis. Zeitschr. f. Augenheilk. 25 S. 350.

Cramer, Springende Mydriasis bei einem gesunden 7jährigen Mädchen. Klin. Monatsbl. f. Augenheilk. 49 (1) S. 201.

Dimmer, Ein Fall von tonischer Reaktion der Pupille und des Ziliarmuskels. Klin. Monatsbl. f. Augenheilk. 49 (2) S. 332.

Edinger, Vorlesungen über den Bau der nervösen Zentralorgane. 2. Aufl. Leipzig.

Elmiger, Beitrag zur pathologischen Anatomie hochgradiger Miosis mit Pupillenstarre. Arch. f. Psych. u. Nervenkrankh. 47, 2.

Feilchenfeld, Sanduhrform der Pupille. Zentralbl. f. prakt. Augenheilk. S. 68.

Goldflam, Über eine einfache handliche Methode zur Untersuchung der Pupillen und über einige weniger bekannte Phänomene am Auge. Berl. klin. Wochenschr.

Goldflam, Zur Frage der Pupillenreaktion bei der Konvergenzbewegung. Berl. klin. Wochenschr.

Groenouw, Über die Wirkung von Atropin und Eserin auf das Leichenauge. Klin. Monatsbl. f. Augenheilk. 49 (1) S. 659.

Grunert, Zur Ätiologie der Ophthalmoplegia interna. Bericht über d. 37. Vers. d. Ophth. Ges. Heidelberg.

Hamburger, Einige Fälle funktioneller Erkrankungen bzw. Simulation derselben. Wien. med. Wochenschr.

Helmbold, Zur Prüfung der Pupillarreaktion. Med. Klinik. S. 1817.

Hey, Bemerkungen zur Prüfung der Pupillarlichtreaktion. Neurol. Zentralbl. S. 978.

Hey, Weitere Bemerkungen zur Prüfung der Pupillarlichtreaktion. Neurol. Zentralbl.

Jackson, Degeneration of the iris in locomotor ataxia. Ophth. Record.

Karplus und Kreidl, Pflügers Arch. f. d. ges. Physiol. 143 S. 112.

Lohmann, Über Mitbewegung von Pupille und Augapfel. Klin. Monatsbl. f. Augenheilk. 49 (2) S. 376.

Macgruder, Congenital miosis. Ophth. Record.

Magitot, Contraction myotonique de la pupille et signe d'Argyll-Robertson unilatéral. Ann. d'Ocul. p. 258.

Magitot, Über die Miose beim Hornerschen Symptomenkomplex und die mydriatische Wirkung des Adrenalins. (Soc. d'Opht. de Paris.) Ref.: Klin. Monatsbl. f. Augenheilk. 49 (2) S. 282.

1911. Marguliés, Über eine Stichverletzung des Tractus opticus. Prag. med.
    Wochenschr. S. 97.
Michaelow, Die Entwicklung der Pupillen- und anderer Reflexe bei neu-
    geborenen Säugetieren. Pflügers Arch. f. d. ges. Physiol. 113 S. 71.
Mills, Hemichorea, Hemiataxia, Hemiparesis and dilated pupil, probably
    due to a lesion near the nucleus ruber. Ann. of Ophth. p. 65.
Miloslavich, Über springende Mydriasis. Wien. klin. Rundschau. Nr. 1.
Oppenheim, Bemerkungen zur Ausführung der Pupillarlichtreaktion. Neurol.
    Zentralbl.
Pierre Marie-Camus, Rev. gén. d'Opht. p. 526.
v. Rad, Über Pupillenstarre bei multipler Sklerose. Neurol. Zentralbl.
    S. 584.
Sachs, Zum Nachweis der hemiopischen Pupillarreaktion. Pflügers Arch.
    f. d. ges. Physiol. 132.
Salus, Okulomotoriuslähmung mit automatischem Wechsel der Pupillen-
    weite. Münch. med. Wochenschr. S. 2533.
Sattler, C. H., Über wurmförmige Zuckungen des Sphincter iridis. Klin.
    Monatsbl. f. Augenheilk. 49 S. 739.
Schlesinger, Pupillenverengerung durch willkürliche Muskelbewegung.
    Deutsche med. Wochenschr. S. 1748.
Schuster, Zu der Bemerkung zur Prüfung der Pupillarlichtreaktion von
    Herrn Prof. Oppenheim. Neurol. Zentralbl.
Sébileau et Lemaitre, Réaction pupillaire à l'adrénalin dans les cas de
    syndrôme de Horner. (Soc. d'Opht. de Paris.) Ref.: Klin. Monatsbl. f.
    Augenheilk. 49 (1) p. 522.
Sirozew, Ein Beitrag zur Polykorie. Westnik Ophth.
Stapel, Das Verhalten der Pupille bei der akuten Alkoholintoxikation.
    Alkoholversuche mit psychisch Gesunden und Minderwertigen. Monats-
    schrift f. Psych. u. Neurol.
Uhthoff, Über die Augensymptome bei den Erkrankungen des Nerven-
    systems. Dieses Handb. 2. Aufl. Bd. 11.
Veraguth, Diskussionsbemerkung zum Vortrag von Vogt. (5. Vers. d. Schweiz.
    Neurol. Ges. in Aarau.) Ref.: Neurol. Zentralbl. S. 1065.
Vogt, Demonstrationsvortrag. (5. Vers. d. Schweiz. Neurol. Ges. in Aarau.)
    Ref.: Neurol. Zentralbl. S. 1065.
Westphal, Hemicrania ophthalmica mit anfallsweise auftretender absoluter
    Pupillenstarre. Deutsche med. Wochenschr. Nr. 36 S. 1677.
Winter, Ein kasuistischer Beitrag zu den A. Westphalschen Pupillen-
    störungen bei Katatonie. Inaug.-Diss. Bonn.
1912. Attias, v. Graefes Arch. f. Ophth. 81 S. 405.
Augstein, Eine einfache Methode zur Prüfung der Pupillenreaktion mit
    zwei Hohlspiegeln verschiedener Stärke. Klin. Monatsbl. f. Augenheilk.
    50 (2) S. 366.
Axmann, Ein neuer einfacher Pupillometer. Med. Klinik. S. 696.
v. Bakody, Pupillenveränderungen bei Krankheitsprozessen mit Demenz.
    Gyógyászat. Nr. 18. Ref.: Neurol. Zentralbl. 1913. S. 515.
Beauvieux et Delorme, Anomalies congénitales de l'iris (Aniridie, poly-
    corie, hétérochromie). Opht. Provinc. 9.
Behr, Die Bedeutung der Pupillenstörungen für die Herddiagnose der homo-
    nymen Hemianopsie und ihre Beziehungen zur Theorie der Pupillen-
    bewegung. Deutsche Zeitschr. f. Nervenheilk. 46 S. 88.
Biermann, Diabetes mit reflektorischer Pupillenstarre. Neurol. Zentralbl.
    S. 1203.
Bistis, Die Sympathikuslähmung in der Ätiologie der Heterochromie. Arch.
    d'Opht. Ref.: Klin. Monatsbl. f. Augenheilk. 1913. S. 547.

1912. Dreyfuss, Wassermannreaktion, Untersuchung der Spinalflüssigkeit und Salvarsan in ihrer Bedeutung für die Beurteilung isolierter Pupillenphänomene. (Kongr. f. inn. Med. zu Wiesbaden.) Ref.: Neurol. Zentralbl. S. 655.

Erlenmayer, Beschreibung von periodischem Auftreten einer wandernden Pupille. Berl. klin. Wochenschr. Nr. 12.

Fernandez, Mydriase due à l'adrénalin. Revue gén. d'Opht. S. 433.

Franke, Rechtsseitige reflektorische Pupillenstarre nach Kopftrauma. (Ärztl. Verein in Hamburg.) Münch. med. Wochenschr. S. 279.

Goldflam, Zur Klinik der Pupillenphänomene. Wien. klin. Wochenschr. Nr. 26 u. 27.

Goldflam, Nachtrag zur »Klinik der Pupillenphänomene«. Wien. klin. Wochenschr. Nr. 38.

Helmbold, Weiterer Beitrag zur Bestimmung des Pupillarabstandes. Med. Klinik. S. 1354.

Helmbold, Zur Prüfung der Pupillarreaktion. Med. Klinik. S. 1817.

v. Hess, Vergleichende Physiologie des Gesichtssinnes. Jena.

Hesse, Beitrag zur Mechanik der Irisbewegung nebst Bemerkungen über die Innervation der Irismuskulatur. Klin. Monatsbl. f. Augenheilk. 50 (1) S. 211.

Hesse, Über die Verengerung der Pupille beim Nahesehen. Klin. Monatsbl. f. Augenheilk. 50 (1) S. 740.

Hirschberg, Über wurmförmige Zuckungen des Schließmuskels der Regenbogenhaut. Zentralbl. f. prakt. Augenheilk. S. 1.

Isakowitz, Einige Bemerkungen zu der Arbeit von Dr. Rob. Hesse: »Über die Verengerung der Pupille beim Nahesehen. Klin. Monatsbl. f. Augenheilk. 50 (2) S. 228.

Jess, Über die hemianopische Pupillenstarre und das hemianopische Prismenphänomen. Arch. f. Augenheilk. 62 S. 66.

Karplus und Kreidl, Affen ohne Großhirn. Wien. klin. Wochenschr. S. 107.

Karplus und Kreidl, Über experimentelle reflektorische Pupillenstarre. (Verein f. Psych. u. Neurol. in Wien.) Wien. klin. Wochenschr. 1913. S. 83.

Karplus und Kreidl, Über die Pupillarreflexbahn. Klin. Monatsbl. f. Augenheilk. 50 (1) S. 586.

de Kleijn, Zur Kenntnis des Verlaufes der postganglionären Sympathikusbahnen für Pupillenerweiterung, Lidspaltenöffnung und Retraktion der Nickhaut bei der Katze. Zentralbl. f. Physiol. 26 S. 4.

Klippel et Weil, L'inégalité pupillaire au cours de l'hémiplégie cérébrale. Semaine méd. S. 66.

Leplat, Ophtalmoplégie externe unilatérale avec exophtalmie et tachycardie. Clin. Opht. 18 p. 466.

Lindahl, Über die Pupillaröffnung des Augenbechers in früheren Entwicklungsstadien, mit besonderer Rücksicht auf die Bedeutung der Formverhältnisse derselben für unsere Auffassung von der Entstehung der Iriskolobome. Arch. f. Augenheilk. 72 S. 213.

Lindemann, Zur Kokainmydriasis. Münch. med. Wochenschr. S. 2610.

van Lint, Myosis paralytique; réaction pupillaire à l'adrénalin. Revue gén. d'Opht. 1913.

Löhlein, W., Zur Physiologie der Irisbewegung. Inaug.-Diss. Marburg.

Maas, Zwei Eunuchoide. (Berl. Ges. f. Psych. u. Nervenkrankh.) Neurol. Zentralbl. 1913. S. 72.

Massi, Vergleichende Untersuchungen über die Pupillenreaktion bei verschiedenen Tieren. Mitt. d. med. Ges. zu Tokio. 27, 1. Ref.: Neurol. Zentralbl. 1913. S. 499.

Meyer, E., Weiteres zu den Pupillenstörungen bei Dementia praecox. Neurol. Zentralbl. S. 1281.

1912. Montgomery, A simple method for the study of entoptic phenomens. Journ. of Philos. 9 p. 204.

Mosso, La sindromo del Parinaud. Ann. di Ottalm. 41.

Münch, Zur Mechanik der Irisbewegung. Klin. Monatsbl. f. Augenheilk. 50 (1) S. 443.

Münch, Zur Frage der wurmförmigen Zuckungen am Sphincter pupillae. Klin. Monatsbl. f. Augenheilk. 50 (1) S. 745.

Nonne, Alkoholismus: a) mit Ataxie, b) mit Sehstörungen, c) mit reflektorischer Pupillenstarre. Deutsche med. Wochenschr. S. 437.

Nonne, Klinische und anatomische Untersuchung eines Falles von isolierter echter reflektorischer Pupillenstarre ohne Syphilis bei Alcoholismus chronicus gravis. Neurol. Zentralbl.

Oppenheim, Ein neuer Pupillendistanzmesser. Klin. Monatsbl. f. Augenheilk. 50 (1) S. 570.

Rose, Le signe d'Argyll-Robertson dans les affections non syphilitiques. Semaine méd. No. 14.

Salus, Okulomotoriuslähmung mit abnormer zyklischer Innervation der inneren Äste. Klin. Monatsbl. f. Augenheilk. 50 S. 66.

Sattler, C. H., Zur Frage der wurmförmigen Zuckungen vom Sphincter pupillae. Klin. Monatsbl. f. Augenheilk. 50, 2 S. 349 u. 745.

Schlesinger, E., Über den Schwellenwert der Pupillenreaktion und die Reflexbreite des Fundus. (6. Jahresvers. d. Ges. Deutscher Nervenärzte. Hamburg.) Neurol. Zentralbl. S. 1316.

Sergent, L'inégalité pupillaire dans les affections pleuropulmonaires. Progr. méd. p. 284.

Siebert, Beiträge zur Pathologie der Pupillenbewegung. Inaug.-Diss. Würzburg.

Stieren, The pupil in health and disease. Pennsylvania Med. Journ. and Ophthalmology. 9.

Strauss, Report of two cases of occipital abscess with Wernickes pupillary phaenomen. New York Med. Journ. 1911 and Amer. Journ. of Ophth. 29 p. 380.

Thomas, Les nerfs ciliares et le signe d'Argyll-Robertson. Ann. d'Ocul. 147 p. 302 and Clin. Opht. p. 217.

Terrien et Hillion, Paralysie isolée de la convergence. Ann. d'Ocul. 149 p. 47.

Udvarhelyi, Vestibulare Nervenverbindungen. Zeitschr. f. Ohrenheilk. 67.

Uhthoff, Die Augenveränderungen bei den Erkrankungen des Gehirns. Dieses Handb. Bd. 11.

Uhthoff, Ein Fall von totaler Irideremie. (Med. Sekt. d. Schles. Ges. f. vaterl. Kultur.) Klin. Monatsbl. f. Augenheilk. 50 (1) S. 475.

Verrey, Un cas de mydriase unilatérale d'origine dentaire. Evolution retardée de la dent de sagesse. Ann. d'Ocul. p. 189.

Vinaver, Le signe d'Argyll-Robertson. Étude anatomique, physiologique, pathogénique et sémiologique. Thèse de Paris.

Weekers, Pupillenreaktion auf Adrenalin bei Sympathikuslähmung. Arch. d'Opht. Ref.: Klin. Monatsbl. f. Augenheilk. 1913. S. 399.

Westphal, Weiterer Beitrag zur Pathologie der Pupille. Deutsche med. Wochenschr. Nr. 38.

Wilbrand-Saenger, Neurologie des Auges. Bd. 5. Die Erkrankungen des Sehnervenkopfes. Wiesbaden.

1913. Assmann, Über das Verhalten der Zerebrospinalflüssigkeit bei isolierten Pupillenstörungen. Deutsche Zeitschr. f. Nervenheilk. 49, 4—6.

Behr, Zur Physiologie und Pathologie des Lichtreflexes der Pupille. Arch. f. Ophth. 86.

1913. B u k o l t , Das Auftreten einer Pupillendifferenz bei einseitigen Lungen-
      erkrankungen. Inaug.-Diss. Breslau u. Wien. klin. Rundschau. Nr. 35,
      36, 37 u. 39.
B u m k e , Die materiellen Voraussetzungen des Lichtreflexes und der reflek-
      torischen Pupillenstarre. Deutsche med. Wochenschr. S. 584.
D o r r e l l , Der sensorische Pupillenreflex bei der Tabak-Alkoholamblyopie.
      (Ophth. Soc. of the Unit. Kingd.) Ref.: Klin. Monatsbl. f. Augenheilk.
      S. 737.
D r e s s l e r , Über das Verhalten der Lichtempfindlichkeit und der Pupillar-
      reaktion bei Dunkelaufenthalt von Pferden und Hunden. Pflügers
      Arch. f. d. ges. Physiol. 153 S. 137.
D r e y f u s s , Isolierte Pupillenstörungen. Ärztl. Verein Frankfurt a. M. Febr.
F é r o n , Contribution à l'étude de l'anisocorie. Internat. Kongr. f. Neurol. u.
      Psych. in Gent.
F r y , The rebounding pupil. Journ. of nerv. and ment. dis. No. 7.
G r e e f f , Über das Vorkommen geschlitzter Pupillen beim Menschen. Arch.
      f. Augenheilk. 74 S. 1.
H e r t e l , Über Veränderungen des Augendruckes durch osmotische Vorgänge.
      Klin. Monatsbl. f. Augenheilk. 54 (2) S. 351.
H o r o v i t z , Der Einfluß von Kokain und Homatropin auf Akkommodation
      und Pupillengröße. Zeitschr. f. Augenheilk. 28 S. 530.
J e s s , Eine Modifikation des v. Hess schen Hemikinesimeters. Klin. Monatsbl.
      f. Augenheilk. 52 S. 147.
K a r p l u s und K r e i d l , Über experimentelle reflektorische Pupillenstarre.
      Neurol. Zentralbl. S. 82—85.
K r a u s s , Halssympathikus und Sehorgan. Münch. med. Wochenschr. S. 2897.
J e n n i n g e r , Gun shot-wound of orbit, causing blindness of left eye and
      complete temporary paralysis of motor oculi. St. Louis Med. Soc.
      Ophth. Sect.
L a u b e r , Ein Fall von zyklischer Okulomotoriuslähmung. Wien. klin.
      Wochenschr. S. 707.
L a n g e n h a n , Sur un cas d'hémiatrophie faciale avec signe d'Argyll-Robertson
      contralatéral. Revue neurol. No. 21.
M a a s , Zur Bewertung der reflektorischen Pupillenstarre. Neurol. Zentralbl.
      S. 958—963.
M a t t i r a l o e G a m m a , Die kombinierte Einwirkung des Kokains und
      Adrenalins auf die Pupille. Riv. crit. di clin. Med. 14. Ref.: Klin.
      Monatsbl. f. Augenheilk. S. 747.
M e e s , Über alkoholische reflektorische Pupillenstarre. Münch. med. Wochen-
      schrift. Nr. 22.
M o s s o , Midriasi alternante. Spasmi clonici-tonici oculopalpebrali. Paralisi
      congenita unilaterale. Ann. di Ottalm. 42 S. 231.
P a d e r s t e i n , Familiäre Pupillendifferenz. (Berl. Ophth. Ges.) Ref.: Klin.
      Monatsbl. f. Augenheilk. S. 105.
P a n z a c c h i , Boll. delle science med. Margo.
P e l t z e r , Seltener Fall einer Pupillenstörung. Fortschr. d. Med. Nr. 45.
P e r r o d , Sulla midriasi traumatica e permanente. Ann. di Ottalm. 44 p. 863.
P o c z y s k i , Über den Einfluß des Dionins auf das Verhalten der Pupille
      und der Tension normaler Augen. Zeitschr. f. Augenheilk. 28, 1.
P o l l a k , Wien. klin. Wochenschr. Nr. 29.
R e i c h e , Einseitige reflektorische Pupillenstarre und Pupillenstörungen nach
      Trauma. Inaug.-Diss. Bonn.
R o c h o n - D u v i g n e a u d et H e i t z , J., De l'évolution des troubles pupillaires
      chez les tabétiques à la période d'état. Revue neurol. No. 3.
R u n g e , Pupillenuntersuchungen bei Geisteskranken und Gesunden. Arch.
      f. Psych. u. Nervenkrankh. 54 p. 968.

1913. **Schlesinger**, Über den Schwellenwert der Pupillenreaktion und die Ausdehnung des pupillomotorischen Bezirkes der Retina. Deutsche med. Wochenschr. S. 163.

Sicard et Galezowski, Soc. de neurol. de Paris. 10. Juli.

Siebert und Harald, Beiträge zur Pathologie der Pupillenbewegung. Inaug.-Diss. Würzburg 1912.

Siemerling, Gliosis spinalis und Syringomyelie. Starke Beteiligung des Halssympathikus mit Zerstörung der Hinterstränge bei erhaltener Pupillarreaktion. Gliastift am Boden des IV. Ventrikels. Arch. f. Psych. u. Nervenkrankh. 50, 2.

Somagyi, Das vagotonische Pupillenphänomen. Wien. klin. Wochenschr. Nr. 33.

Stiefler, Isolierte reflektorische Pupillenstarre. Wien. klin. Wochenschr. S. 1185.

Stursberg, Pupillenstarre nach Kopfverletzung? Deutsche med. Wochenschrift. Nr. 44 S. 2163.

Terrien, Examen clinique de la pupille et de ses réflexes. Clinique (Paris). 8 p. 663.

Uhthoff, Über einen Fall von periodischen und kontinuierlichen Schwankungen im Durchmesser der Pupille bei **angeborener oder wenigstens frühzeitig erworbener linksseitiger Okulomotoriuslähmung** bei einem 9jährigen sonst gesunden Mädchen. Klin. Monatsbl. f. Augenheilk. 51 (2) S. 344.

Velter, Des lésions des voies optiques et de l'appareil oculomoteur dans la sclérose en plaques. Arch. d'Opht. 32 p. 725.

Weekers, Réaction pupillaire à l'adrénalin lors de miosis due à une paralysie du sympathique oculaire. Arch. d'Opht. 32 p. 610.

Westphal, Weiterer Beitrag zur Pathologie der Pupille. Deutsche med. Wochenschr. S. 1769.

Westphal, Neurol. Zentralbl.

Wilbrand-Saenger, Die Neurologie des Auges. Die Erkrankungen des Optikusstammes. **Wiesbaden.**

1914. **Antoni, Adrenalin und Pupille.** Neurol. Zentralbl. S. 674—676.

van Bouwdyk, Der diagnostische Wert der hemiopischen Pupillenreaktion. Nederl. Tijdschr. v. Geneesk. No. 15.

Coats, Angeborene partielle Okulomotoriuslähmung mit zyklischer Verengerung und Erweiterung der Pupille. (Ophth. Soc. of the Unit. Kingd.) Ref.: Klin. Monatsbl. f. Augenheilk. S. 888.

Déjérine, Sémiologie du système nerveux. Paris.

Dreyfuss, Isolierte Pupillenstörung und Liquor cerebrospinalis. (39. Wandervers. d. Südwestdeutschen Neurol. u. Irrenärzte. Baden-Baden.) Ref.: Neurol. Zentralbl. S. 865 u. Zeitschr. f. d. ges. Neurol. u. Psych.

Finkelnburg, Doppelseitige reflektorische Pupillenstarre nach Schädeltrauma. Deutsche med. Wochenschr. Nr. 20.

Finkelburg, Doppelseitige Pupillenstarre nach Trauma. Med. Klinik. S. 304.

Firth, The pupil and its reflexes in insanity. Journ. of ment. Science. p. 82 and 224.

Gradle, A subjective examination of the pupillary reflexes. Arch. of Ophth. 43.

Groethuysen, Jahresber. f. Neurol. u. Psych. S. 548.

Helmbold, Vergleichende Untersuchungen über den Pupillenabstand zu einigen Maßen des übrigen Körpers. Zeitschr. f. ophth. Optik. 2 S. 1.

Hess, C., Vorführrug eines Apparates für Pupillenuntersuchungen. 34. Vers. Rhein.-Westf. Augenärzte. Köln.

v. Hippel, Klin. Monatsbl. f. Augenheilk. 52 S. 99.

1914. **Kehrer**, Zur Ätiologie der reflektorischen Pupillenstarre. (39. Wandervers. d. Südwestdeutschen Neurol. u. Irrenärzte. Baden-Baden.) Ref.: Neurol. Zentralbl. S. 865.

Lerperger, Tonische Reaktion der Pupille und des Ziliarkörpers. (Ophth. Ges. in Wien.) Ref.: Zeitschr. f. Augenheilk. 32 S. 187.

Loewy und **Rosenberg**, Beobachtungen über die Natur des O. Loewyschen Pupillenphänomens. (Berl. Physiol. Ges.) Ref.: Berl. klin. Wochenschr. S. 1559.

Lohmann, Fast völlige amaurotische Starre der Pupille bei fast völlig normaler zentraler Sehschärfe. Arch. f. Augenheilk. 77 S. 43.

Metzner und **Wölfflin**, Über pupillodilatatorische Sympathikusfasern, welche durch das Mittelohr verlaufen. Zentralbl. f. Physiol. 28.

zur Nedden, Pupillendifferenz infolge einseitiger zentraler Hornhautnarben. Klin. Monatsbl. f. Augenheilk. Juni.

Nonne, Über die Bedeutung der Liquoruntersuchungen für die Prognose von isolierten syphilogenen Pupillenstörungen. (39. Wandervers. d. Südwestdeutschen Neurol. u. Irrenärzte. Baden-Baden.) Ref.: Neurol. Zentralbl. S. 864 u. Deutsche Zeitschr. f. Nervenheilk. 51, 3—6.

Nonne und **Wohlwill**, Über einen klinisch und anatomisch untersuchten Fall von isolierter reflektorischer Pupillenstarre bei Fehlen von Paralyse, Tabes und Syphilis cerebrospinalis. Neurol. Zentralbl. S. 611.

Oloff, Über die myotonische Konvergenzreaktion der Pupille. Klin. Monatsbl. f. Augenheilk. 53 S. 493.

Pick, Historische Notiz. Neurol. Zentralbl. S. 943.

Piltz, Neurol. Zentralbl. S. 1124.

Reichmann, Über Pupillenstörungen bei Dementia praecox. Arch. f. Psych. u. Nervenkrankh. 53 S. 1.

Rindfleisch, Akute Brückenaffektion mit doppelseitiger Blicklähmung, Pupillenstarre und eigentümlicher Ganglähmung. Med. Klinik. Nr. 15.

Sala, Note istopatologiche relative al ganglio ciliare dell' uomo. Contributo alla conoscenza della patogenesi del segno di Argyll-Robertson. Boll. della Soc. med.-chir. di Pavia. Ref.: Neurol. Zentralbl. S. 697.

v. Sarbó, Zur Technik der Pupillenuntersuchung und eine neue einfache Art zur Prüfung der Pupillenlichtreaktion. Neurol. Zentralbl. S. 339.

Schlesinger, Demonstration eines Pupillenmeßapparates. (Berl. Ges. f. Psych. u. Nervenkrankh.) Ref.: Neurol. Zentralbl. S. 863.

Schlesinger, Die hemianopische Pupillenreaktion, ihre physiologische Grundlage und ihre lokaldiagnostische Bedeutung. Zeitschr. f. d. ges. Neurol. u. Psych. 25 S. 115.

Schoenhals, Pupillenstarre. (Berl. Militärärztl. Ges.) Ref.: Arch. f. Augenheilk. S. 85.

Sicard und **Galezowski**, Horners Symptomkomplex und Argyll-Robertsonsches Zeichen in einem Falle von Syringomyelie. (Soc. de Neurol. de Paris.) Ref.: Neurol. Zentralbl. S. 207.

Stoecker, Über eigenartige Unterschiede im Pupillarverhalten bei progressiver Paralyse der Erwachsenen und der sogenannten juvenilen Paralyse. (Verein d. Augenärzte Schlesiens.) Ref.: Klin. Monatsbl. f. Augenheilk. 53.

Terrien, Examen clinique de la pupille et de ses réflexes. Clinique. Paris. 8.

Ulbrich, Instrument zur Prüfung der hemiopischen Pupillenreaktion. Wien. Ophth. Ges. 9. Febr.

Vasoin, Esame clinico della pupilla. Gazz. del osp. e del clin. No. 35.

Walker, Further observations on the hemiopic pupillary reaction obtained with a new clinical instrument. Journ. of the Amer. Med. Assoc. Sept.

Wilbrand-Saenger, Die Neurologie des Auges. Bd. VI. Die Erkrankungen des Chiasma.

1915. Bergl, Doppelseitige reflektorische Pupillenstarre nach Schädeltrauma durch Granatfernwirkung. Deutsche med. Wochenschr. S. 1161.
Bird, A pupillary phenomen. Ophthalmology. 11 p. 517.
Dünner, Vorübergehende Pupillenstarre bei Diabetes. Therapie d. Gegenwart.
Forster und Schlesinger, Über die physiologische Pupillenunruhe und die Psychoreflexe der Pupille. Therap. Monatshefte. Heft 5 u. Monatsschr. f. Psych. u. Neurol. 37.
v. Hess, Messende Untersuchungen zur vergleichenden Physiologie des Pupillenspiels. v. Graefes Arch. f. Ophth. 90 S. 382.
Hilbert, Ein Fall von Hippus. Zentralbl. f. prakt. Augenheilk. S. 38.
Kaelin, Deutsche Zeitschr. f. Chir. 134.
Klejn und Socin, Zur näheren Kenntnis des Verlaufs der postganglionären Sympathikusbahnen zur Pupillarerweiterung, Lidspaltenöffnung und Nickhautretraktion bei der Katze. Pflügers Arch. f. d. ges. Physiol. 160 S. 407.
Metzner und Wölfflin, Klinische und experimentelle Untersuchungen über Halssympathikuslähmung. I. Klinischer Teil von Dr. Wölfflin. v. Graefes Arch. f. Ophth. 89 S. 308.
Noll, Über das Sehvermögen und das Pupillenspiel großhirnloser Tauben. Arch. f. Anat. u. Physiol. Physiol. Abt.
Nonne, Ein weiterer Fall von alkohologener reflektorischer Pupillenstarre. Neurol. Zentralbl. S. 254.
Pichler, Plötzliche Pupillenlähmung als erstes Zeichen einer metastatischen Ophthalmie. Klin. Monatsbl. f. Augenheilk. 54 S. 682.
Rusteff, Zwei Fälle von Lähmung des Halssympathikus mit Augenerscheinungen bei Kriegsverletzten. Zeitschr. f. Augenheilk. S. 291.
van der Scheer, Adrenalinmydriasis bei Geisteskranken und Gesunden. Neurol. Zentralbl. Nr. 17—19.
Tibor, Neurol. Zentralbl. S. 515.
Uhthoff, Über die Augensymptome bei den Erkrankungen des Nervensystems. Dieses Handb. 2. Aufl. Bd. XI.
Wiener und Wolfner, A reaction of the pupil, strongly suggestive of arteriosclerosis with increased blood pressure. Journ. of the Amer. Med. Assoc. 65.
1916. Bachstez, Einseitige reflektorische Pupillenstarre nach Schädigung des Okulomotoriusstammes. Zeitschr. f. Augenheilk. 35.
Curschmann, Zur Diagnose nervöser, besonders thyreogener Herzbeschwerden mittels der Adrenalin-Augenprobe usw. Med. Klinik. S. 255.
Goldflam, Zur willkürlichen Innervation der Pupille. Ref.: Neurol. Zentralbl. S. 978.
v. Hess, Das Differentialpupilloskop. Arch. f. Augenheilk. 80.
Kehrer, Zur Ätiologie der reflektorischen Pupillenstarre. Arch. f. Psych. u. Nervenkrankh. 55.
Koegel, Pupillenabstand und Refraktion. Zeitschr. f. ophth. Optik. 3 S. 130.
Koegel, Pupillenabstand und andere Körpermaße. I. Zeitschr. f. ophth. Optik. 4 S. 1—11.
Mayou, Two cases of the sympathetic paralysis associated with cervical rib. Ophthalmoscope. Juni.
Sarbó, Einige Worte über Pupillenuntersuchung und über die sogenannte paradoxe Lichtreaktion der Pupille. Wien. klin. Wochenschr. Nr. 14.
Walter, Einseitige reflektorische Pupillenstarre. Deutsche med. Wochenschrift. Nr. 10.
Walter, Über transitorische Pupillendifferenz bei Nervengesunden. Neurol. Zentralbl. 35. Jahrg. S. 619.
Zsakó, Pupillenveränderungen infolge mechanischer Einwirkungen. Zeitschr. f. d. ges. Neurol. u. Psych. 33.

1917. Cutting, The reaktion of the pupil to colored light. Journ. of nerv. and
       ment. disease. 46 Nr. 4.
    Fuchs, A., Die diagnostische Bedeutung der Pupillenstörungen bei der
       Dementia praecox. Psych.-neurol. Wochenschr. 19 Nr. 21—25.
    Gross, Münch. med. Wochenschr. Nr. 33.
    Hahn, Die militärärztliche Bewertung der isolierten Pupillenstarre. Münch.
       med. Wochenschr. Feldärztl. Beilage. S. 961.
    Levinsohn, Zur Kenntnis der Physiologie und Pathologie der Pupillen-
       bahnen. Deutsche Zeitschr. f. Nervenheilk. 56 S. 300.
    Maas, Robertsonsches Phänomen bei nichtsyphilitischen Krankheiten?
       Neurol. Zentralbl. S. 787.
    Netoušek, Zur Kasuistik der traumatischen Hämatomyelie vom Typus der
       Brown-Séquardschen Halbseitenlähmung. Neurol. Zentralbl. S. 98.
    Noehte, Pupillenanomalien bei viszeraler Lues. Deutsche med. Wochen-
       schrift. Nr. 9.
    Roche, Les inégalités pupillaires dans les lésions de la région maculaire
       et paramaculaire. Arch. d'Opht. p. 680.
    Roemheld, Über Pupillenstörungen und tabesähnliche Kranheitsbilder nach
       Hals- und Kopfschüssen. Deutsche Zeitschr. f. Nervenheilk. 56 S. 282.
    Suchy, Über Pupillenreaktion. Wien. klin. Wochenschr. S. 663.
    Uhthoff, Kriegsneurologisch-ophthalmologische Mitteilungen. Arch. f. Psych.
       u. Nervenkrankh. 58, 1—3.
    Westphal, Über einen Fall von vorübergehender reflektorischer Pupillen-
       starre nebst anderen Erscheinungen von Seiten des Nervensystems
       bei Diabetes mellitus (mit anatomischer Untersuchung). Neurol. Zen-
       tralbl. S. 514.
    Zsakó, Pupillenreaktion in bewußtlosem Zustand. Zeitschr. f. d. ges. Neurol.
       u. Psych. 35.
1918. Barrie, Inequality of the pupils. Brit. med. Journ. Nov.
    Bauer, Zur Pathologie der Pupillenbewegung. Deutsche Zeitschr. f. Nerven-
       heilk. 61, 1—6.
    Berger, Ist die Pupillenstarre in jedem Fall gleichbedeutend mit einer
       organischen Erkrankung des Nervensystems? Med. Klinik. S. 649.
    Fromaget, Anisocorie fonctionellé. Arch. d'Opht. Sept./Oct.
    Igersheimer, Syphilis und Auge. Berlin, Springer.
    Krüger, Drei Beobachtungen einseitiger reflektorischer Pupillenstarre.
       Neurol. Zentralbl. Nr. 8.
    Lutz, The light pupillary reflex, its path and its abolition called immobility
       of the pupil to the light reflex and report of a case of unilateral
       Argyll-Robertson pupil, in which consensual reaction existed in both
       eyes. Arch. of Ophth. 47.
    Mayer, Nicht luetisch bedingte reflektorische Pupillenstarre. Neurol. Zen-
       tralbl. Nr. 8.
    Reichardt, Zur Frage der pathologisch-anatomischen Grundlage der reflek-
       torischen Pupillenstarre. Neurol. Zentralbl. S. 7.
    Reitsch und Röper, Schußverletzung des unteren Halsmarkes. Günstiger
       Operationserfolg. Einseitige willkürliche Pupillenerweiterung. Neurol.
       Zentralbl. S. 98.
    Rollack, Signe d'Argyll-Robertson unilatéral par éclat d'obus intraoculaire.
       Arch. d'Opht. p. 106.
    Weve, Untersuchungen über die Pupillarreaktion im komplementären Licht
       und die Behrsche Theorie der doppelten Kreuzung der zentripetalen
       Pupillenfasern. (Nederl. Ophth. Ges.) Ref.: Klin. Monatsbl. f. Augen-
       heilk. 62 S. 122.
    Weve, Vorrichtung zur Untersuchung der hemianopischen Pupillarreaktion.
       Ref.: Klin. Monatsbl. f. Augenheilk. 64 S. 140.

1919. Abelsdorff, Zur Frage der Existenz besonderer Pupillarfasern im Sehnerven. Klin. Monatsbl. f. Augenheilk. 62 S. 170.

Bartels, Klin. Monatsbl. f. Augenheilk. 62 S. 673.

Cemach, Beiträge zur Kenntnis der trochlearen Reflexe. Beitr. z. Anat.,
Physiol., Path. u. Therapie d. Ohres, d. Nase u. d. Halses 14 S. 1.

v. Domarus, Über myotonische Pupillenbewegung. Münch. med. Wochenschrift. Nr. 35.

Dujardin et Rasquin, Les raports de la syphilis avec l'irrégularité
pupillaire. Ann. d'Ocul. p. 89.

Engelking, Der Schwellenwert der Pupillenreaktion und seine Beziehungen
zum Problem der pupillomotorischen Aufnahmeorgane. Zeitschr. f.
Sinnesphysiol. 50 S. 319.

Franke, F., Pupillenstörung nach Grippe. Münch. med. Wochenschr. Nr. 8.

Fridenthal, Ref.: Klin. Monatsbl. f. Augenheilk. 64 S. 849.

Hoessly, Mitt. a. d. Grenzgeb. d. Med. u. Chir. 30, 1.

Kempner, Ein Fall von Pupillenstörung im hysterischen Anfall. Neurol.
Zentralbl. Nr. 7.

Löwenstein, Traumatische Pupillenstarre. (Verein Deutscher Ärzte in Prag.)
Münch. med. Wochenschr.

Löwenstein, Über wurmförmige Kontraktionen des Sphincter pupillae.
Klin. Monatsbl. f. Augenheilk. 62 S. 818.

Nonne, Isolierte reflektorische Pupillenstarre bei einem gesunden Erwachsenen als Ausdruck einer Lues congenita. Neurol. Zentralbl. Nr. 1.

Römer, Pupillenveränderung.bei Veronalvergiftung. Deutsche med. Wochenschrift. S. 1305.

Ruttin, Über die Reaktion der normalen und kranken Pupille auf den
faradischen Strom. Zeitschr. f. Augenheilk. 41 S. 195.

Strohmayer, Fälle mit reflektorischer Pupillenstarre und Westphalschem
Zeichen als Anlageanomalie. Münch. med. Wochenschr.

Weve, Zur Physiologie des Lichtreflexes der Pupille. v. Graefes Arch. f.
Ophth. 101 S. 137.

Wodak, Über einen vestibularen Pupillenreflex. Internat. Zentralbl. f.
Ohrenheilk. 17, 9.

Wodak, Zur Frage der auropalpebralen Reflexe. Deutsche med. Wochenschrift. Nr. 9.

1920. Barkan, Über tonische Reaktion der Pupille. Arch. f. Augenheilk. 87 S. 189.

Behr, Die Weite der Pupille bei den typischen Pupillenstörungen. Klin.
Monatsbl. f. Augenheilk. 66 S. 363.

Behr, Über die Lidschlußreaktion der Pupille. Bericht d. Deutschen Ophth.
Ges. 41 S. 189.

Behr, Über die tonische Konvergenzreaktion scheinbar lichtstarrer Pupillen
(Pupillotonie). Klin. Monatsbl. f. Augenheilk. 66 S. 770.

Behr, Zur Klinik der pathologischen Mitbewegung der Pupille. I. Teil. Das
Abduktionsphänomen. Klin. Monatsbl. f. Augenheilk. 67 S. 369. II. Teil.
Die Mitbewegungen der Pupille mit einzelnen vom Okulomotorius ver-
sorgten Muskeln. Ebenda. S. 381.

Blumenthal, Ungleichheit der Pupillen bei Erkrankungen von Lungen und
Rippenfell. Med. Klinik. 16 S. 122.

Cemach, Beiträge zur Kenntnis der cochlearen Reflexe. Beitr. z. Anat.,
Physiol., Path. u. Therapie d. Ohres, d. Nase u. d. Halses. 14 S. 1.

Chenet et Noyer, Étude sur la réaction de Tournay. Arch. d'Opht. 38 p. 336.

Cobb and Scarlett, A report of eleven cases of cervical sympathetic
injury, causing the oculopupillary syndrom. Arch. of Neurol. and
Psych. 3 p. 636.

Cockcroft, Loewis adrenalin mydriasis as a sign of pancreatic insufficiency.
Brit. med. Journ. Nr. 3098. p. 669.

1920. Déjerine et Reguard, Troubles visuels et pupillaires etc. Presse méd.
       28 p. 673.
Dickinson, Ocular manifestations in cerebellar syphilis. Amer. Journ. of
       Ophth. 3 p. 89.
Dimitz und Schilder, Über Pupillennystagmus. Neurol. Zentralbl. Nr. 39.
       S. 561.
Economo, Wien. klin. Wochenschr. Nr. 16 u. 17.
Engelking, Vergleichende Untersuchungen über die Pupillenreaktion bei
       der angeborenen totalen Farbenblindheit. Klin. Monatsbl. f. Augen-
       heilk. 69 S. 177.
Fleck, Isolierte reflektorische Pupillenstarre bei einem gesunden Erwachsenen
       als Ausdruck einer Lues congenita. Zeitschr. f. d. ges. Neurol. u. Psych.
       65 S. 34.
Fleischer, Springende Pupille bei Veronalvergiftung. Deutsche med.
       Wochenschr. S. 630.
Fleischer und Nienhold, Beitrag zur traumatischen reflektorischen
       Pupillenstarre. Klin. Monatsbl. f. Augenheilk. 64.
Frank, C., Über zwei unbekannte Kerne im Mittelhirn des Menschen.
       Journ. f. Psych. u. Neurol. 26 S. 200.
Gehrcke, Über tonische Konvergenzbewegung der Pupille und tonische
       Akkommodation. Neurol. Zentralbl. 40 S. 93.
Groethuysen, Über das Verhalten der motorischen und optischen Unter-
       schiedsempfindlichkeit bei Erkrankungen des Sehorgans. Bericht d.
       Deutschen Ophth. Ges. 42 S. 225.
Groethuysen, Über die Beziehungen zwischen motorischer und optischer
       Unterschiedsempfindlichkeit usw. Arch. f. Augenheilk. 87 S. 152.
Hyatt, Guigan and Rettig, The action of chloral on the pupil. Journ.
       of Pharmacol. and exp. Ther. 15 p. 415.
Jellinek, Einseitige Pupillenstarre und Horners Symptomenkomplex nach
       elektrischem Trauma. Zeitschr. f. Augenheilk. 46 S. 142.
Junius, Kann Grippe reflektorische Pupillenstarre bedingen? Zeitschr. f.
       Augenheilk. 44 p. 44.
Kato and Watanabe, The paradoxical action of adrenalin on the pupil
       of the eye in animals etc. Tohoku Journ. of exp. Med. 1 p. 73.
Landolt, Suggestions on methical examination of the pupils. Amer.
       Journ. of Ophth. 3 p. 81.
Levinsohn, Auge und Nervensystem. Bergmann.
Löwenstein, Experimentelle Beiträge zur Lehre von den katatonischen
       Pupillenveränderungen. Monatsschr. f. Psych. u. Neurol. 47 S. 194.
Lowrey and Benedict, Pupillary and reflex disturbance in two hundred
       and seventy-five cases of neurosyphilis. Journ. of nerv. and ment.
       dis. 52 p. 106.
Meyer, Neurol. Zentralbl. Ergänzungsheft 1921. S. 67.
Oloff, Kriegserfahrungen über die hemianopische Pupillenstarre. Bericht
       d. Deutschen Ophth. Ges. 42 S. 196.
Pick, Konvergenz- oder Akkommodationsmiose. Ref.: Zeitschr. f. Augen-
       heilk. 44 S. 329.
Rasquin, La forme de l'irrégularité pupillaire syphilitique. Ann. d'Ocul.
       83 p. 162.
Redlich, Zur Charakteristik des von mir beschriebenen Pupillenphänomens.
       Monatsschr. f. Psych. u. Neurol. 49.
Rizzo, Rigidità pupillare e ganglio ciliare. Sperimentale. 74 p. 148.
Roques et Condat, Manifestations oculaires dans un cas de tétanos.
       Gaz. des Hôp. civ. et mil. 93 p. 1370.
Sommerfeld, Ein Fall von Ganglioneurom am Halse. Norsk Magaz. f.
       Laegevidenskaben. 81 p. 911.

1920. Speidel, Münch. med. Wochenschr. Nr. 22.

Trendelenburg, Ein einfacher Apparat zur genauen Messung des Augenabstandes, der Pupillenweite usw. Klin. Monatsbl. f. Augenheilk. 65.

Udvarhelyi, Bemerkungen zu Dr. Ernst Wodacks Aufsatz: »Über einen vestibulären Pupillenreflex. Internat. Zentralbl. f. Ohrenheilk. 18 S. 223.

Westkamp, Der Mechanismus der Pupillenbewegungen. Revue méd. Rosario. 10 p. 189.

Westphal, Über ein bei Katzen beobachtetes Pupillenphänomen. Neurol. Zentralbl. 39 S. 146.

Westphal, Über Pupillenphänomene bei Katatonie, Hysterie und myotonischen Symptomenkomplexen. Monatsschr. f. Psych. u. Neurol. 47 S. 187.

Wessely, Zur Frage der Existenz eines Dilatator iridis. Bericht d. Deutschen Ophth. Ges. 42.

Wick, Doppelseitige reflektorische Pupillenstörung nach Schädeltrauma. Klin. Monatsbl. f. Augenheilk. 65 S. 868.

Wodak, Erwiderung auf obige »Bemerkung« Udvarhelys. Internat. Zentralbl. f. Ohrenheilk. 18 S. 225.

Wodack, Über einen vestibularen Pupillenreflex. Internat. Zentralbl. f. Ohrenheilk. 17 S. 169.

Sachverzeichnis.

Die Mikroskopie des lebenden Auges. Von Professor Dr. **Leonhard Koeppe,** Privatdozent für Augenheilkunde an der Universität Halle a. S., Professer h. c. für Augenheilkunde der Universität Madrid.

Erster Band: **Die Mikroskopie des lebenden vorderen Augenabschnittes im natürlichen Lichte.** Mit 62 Textabbildungen, 1 Tafel und 1 Porträt. 1920.
23 Goldmark / 5,50 Dollar

Zweiter Band: **Die Mikroskopie der lebenden hinteren Augenhälfte im natürlichen Lichte** nebst Anhang: Die Spektroskopie des lebenden Auges an der Gullstrandschen Spaltlampe. Mit 42 zum Teil farbigen Textabbildungen. 1922.
8,40 Goldmark / 2 Dollar

Grundriß der Augenheilkunde für Studierende. Von Professor Dr. **F. Schieck,** Geh. Med.-Rat, Direktor der Universitäts-Augenklinik in Halle a. S. Dritte, verbesserte und vermehrte Auflage. Mit 125 zum Teil farbigen Textabbildungen. 1922.
Gebunden 6,50 Goldmark / Gebunden 1,55 Dollar

Syphilis und Auge. Von Professor Dr. **Josef Igersheimer,** Oberarzt an der Universitäts-Augenklinik zu Göttingen. Mit 150 zum Teil farbigen Textabbildungen. 1918.
31 Goldmark / 7,40 Dollar

Die Krankheiten des Auges im Zusammenhang mit der inneren Medizin und Kinderheilkunde. Von Professor Dr. **L. Heine,** Geh. Med.-Rat, Direktor der Universitäts-Augenklinik Kiel. Mit 219 zum größten Teil farbigen Textabbildungen. (Aus: Enzyklopädie der klinischen Medizin. Spezieller Teil.) 1921.
21 Goldmark / 5 Dollar

Der Augenhintergrund bei Allgemeinerkrankungen. Ein Leitfaden für Ärzte und Studierende. Von Dr. med. **H. Köllner,** a. o. Professor an der Universität Würzburg. Mit 47 großenteils farbigen Textabbildungen. 1920.
11,50 Goldmark; gebunden 13,40 Goldmark / 2,75 Dollar; gebunden 3,20 Dollar

Die augenärztliche Therapie. Ein Leitfaden für Studierende und Ärzte. Von Dr. **Ernst Franke,** fr. a. o. Professor der Augenheilkunde und Leiter der 2. Augenklinik an der Universität Hamburg, Augenarzt in Kolberg. 1924.
4,80 Goldmark / 1,15 Dollar

Die binokularen Instrumente. Von Professor Dr. phil. **M. v. Rohr,** Jena. Nach Quellen und bis zum Ausgang von 1910 bearbeitet. Zweite, vermehrte und verbesserte Auflage. Mit 136 Textabbildungen. (Band II der Naturwissenschaftlichen Monographien und Lehrbücher. Herausgegeben von der Schriftleitung der »Naturwissenschaften«.) 1920.
8 Goldmark; gebunden 11 Goldmark / 1,95 Dollar; gebunden 2,65 Dollar

Die Bezieher der »Naturwissenschaften« haben das Recht, die »Naturwissenschaftlichen Monographien« zu einem dem Ladenpreise gegenüber um 10% ermäßigten Vorzugspreis zu beziehen.

Grundzüge der Lehre vom Lichtsinn. Von **Ewald Hering,** Professor in Leipzig. (Sonderabdruck aus »Handbuch der Augenheilkunde«. I. Teil, XII. Kapitel.)

1. Lieferung. Mit Figur 1—13 und Tafel I. (Bogen 1—5.) 1905.
2 Goldmark / 0,50 Dollar
2. Lieferung. Mit Figur 14—33 und Tafel II und III. (Bogen 6—10.) 1907.
2 Goldmark / 0,50 Dollar
3. Lieferung. Mit Figur 34—65. (Bogen 11—15.) 1911. 2 Goldmark / 0,50 Dollar
4. (Schluß-)Lieferung. Mit Figur 66—77 im Text. (Bogen 16—19.) 1920.
2,30 Goldmark / 0,55 Dollar

Die Lehre vom Raumsinn des Auges. Von **Franz Bruno Hofmann,** Professor an der Universität Marburg. Erster Teil. Mit 78 Textfiguren und 1 Tafel. 1920.
7,50 Goldmark / 1,80 Dollar